U0304251

《运动医学影像诊断学》丛书

运动医学影像诊断学
膝关节分册

丛书主编　程敬亮　袁慧书　程晓光
主　　编　龚向阳　何　波

科学出版社
北　京

内 容 简 介

本书共分八章，内容涉及解剖与影像学检查方法、关节对合关系异常、膝关节各附属结构损伤等，收录了大量的膝关节正常MRI解剖对照图谱、典型疾病图谱和部分简笔绘图等，图像清晰，实用性强。本书纳入的疾病既有典型的运动损伤，如交叉韧带撕裂等，也有与运动有一定的相关性，但不是直接因果关系的疾病，如髌骨不稳。另外，还特意加入了临床查体部分，有助于影像医师更深入地了解运动损伤。

本书可为影像科、骨科、运动医学科、康复科、疼痛科等专业的医生能更好地掌握膝关节损伤影像诊断提供有价值的帮助。

图书在版编目（CIP）数据

运动医学影像诊断学．膝关节分册／龚向阳，何波主编．—北京：科学出版社，2020.12
　ISBN 978-7-03-067082-3

Ⅰ．①运… Ⅱ．①龚…②何… Ⅲ．①运动医学－影像诊断②膝关节－关节疾病－影像诊疗 Ⅳ．① R87；R684

中国版本图书馆 CIP 数据核字（2020）第 241545 号

责任编辑：高玉婷／责任校对：郭瑞芝
责任印制：李 彤／封面设计：吴朝洪

科 学 出 版 社 出版
北京东黄城根北街 16 号
邮政编码：100717
http://www.sciencep.com

北京捷迅佳彩印刷有限公司 印刷
科学出版社发行 各地新华书店经销
*
2020 年 12 月第 一 版 开本：889×1194 1/16
2023 年 4 月第三次印刷 印张：14
字数：453 000
定价：158.00 元
（如有印装质量问题，我社负责调换）

丛书编者名单

丛 书 主 编 程敬亮 郑州大学第一附属医院

袁慧书 北京大学第三医院

程晓光 北京积水潭医院

丛书副主编 （按姓氏笔画排序）

于爱红 北京积水潭医院

李绍林 中山大学附属第五医院

何 波 昆明医科大学第一附属医院

郎 宁 北京大学第三医院

姚伟武 上海交通大学医学院附属同仁医院

龚向阳 浙江省人民医院

曾献军 南昌大学第一附属医院

分册编者名单

主　编　龚向阳　何　波

副主编　张振光　张联合　何　东

编　者（按姓氏笔画排序）

邓亚敏　昆明医科大学第一附属医院

叶　琴　浙江省人民医院

严　俊　昆明医科大学第一附属医院

李玉丹　昆明医科大学第一附属医院

杨　磊　昆明医科大学第一附属医院

杨　巍　浙江省人民医院

吴　迪　昆明医科大学第一附属医院

何　东　浙江省人民医院

何嫒婷　昆明医科大学第一附属医院

张丽芳　昆明医科大学第一附属医院

张建军　浙江医院

张建强　昆明医科大学第一附属医院

张振光　昆明医科大学第一附属医院

张峭巍　浙江大学医学院附属邵逸夫医院

张联合　武警浙江省总队医院

明　帅　浙江省人民医院

赵　雯　昆明医科大学第一附属医院

郭宏磊　昆明医科大学第一附属医院

黄　帅　浙江省人民医院

龚向阳　浙江省人民医院

崔思嘉　浙江省人民医院

蒋元明　昆明医科大学第一附属医院

傅颖颖　浙江省浦江县中医医院

曾小敏　昆明医科大学第一附属医院

雷立昌　昆明医科大学第一附属医院

随着广大人民生活水平的提高，热衷于体育运动的人越来越多，由此产生的运动损伤也相应增多，与此同时，人们对生活质量的要求也不断变高，更加关注生活中的急性或慢性累积性损伤，多方面的因素造成了由于运动创伤来就诊的患者不断增多的现象，运动创伤影像诊断就显得尤为重要。中华医学会放射学分会和中国医师协会放射医师分会的骨关节影像专家在全国进行运动创伤的学术交流和病例分享时受到了国内众多影像同道的肯定，很多同道热切期盼能把这些临床经验在全国范围内分享，这也是我们决定撰写这套丛书的最初的动力。经过一年多的筹划、撰写、审稿，《运动医学影像诊断学》丛书终于跟读者见面了，本书的编者主要是中华医学会放射学分会骨关节学组和中国医师协会放射医师分会肌骨学组的专家，他们多年从事骨关节系统影像诊断工作，有着丰富的理论知识和临床经验，所在的医院也都有大量的运动创伤病例，为本书的编写奠定了坚实基础。各位专家将这些经验进行总结，病例资料汇集成册，奉献给读者，力求通过这套丛书使读者对运动医学相关的影像诊断有更深入的认识，对日后的生活和工作有所帮助。

丛书分为肩肘关节、髋关节、膝关节、踝关节四个分册，内容涉及解剖与影像学检查方法、关节各附属结构损伤等，分别阐述疾病的病因、临床表现、分类和分级、影像学表现及临床治疗等。本书一大特色是加入了临床查体部分，有助于影像医师更深入地了解运动创伤，影像诊断阐述得非常详细，辅以清晰病例图像，对于临床医生来说，具有一定的参考作用。各分册既与丛书保持体例上的一致性，也有分册各自的特色。本书可为影像科、骨科、运动医学科、康复科、疼痛科等专业的医师提供帮助，具有较高的医学价值。

感谢所有编者的辛勤付出，认真查阅文献、撰写书稿、确定适合病例，并结合自身积累的丰富临床经验，以饱满的热情投入写书工作。丛书编写期间正值新型冠状病毒肺炎疫情期间，各位编者在抗击疫情繁重的临床工作之余，按时保质地完成撰写工作，实属不易。还要感谢科学出版社的编辑，感谢所有愿意提供本书内病例图片的患者们。

尽管编者们竭尽全力进行编写，并经过数次讨论修订，但水平有限，不当之处在所难免，敬请同道们批评指正。

程敬亮　郑州大学第一附属医院
袁慧书　北京大学第三医院
程晓光　北京积水潭医院
2020 年 12 月

运动损伤是指体育运动中发生骨骼、肌肉、关节等器官结构的损伤。近年来，人们生活方式正在发生巨大的转变，热衷于体育运动或锻炼的人越来越多，由此产生的运动损伤也相应增多。同时，运动损伤的内涵也在不断地扩大，患者人群已不局限于运动员或运动爱好者，人们日常生活中急性或慢性累积性损伤，也逐渐被纳入运动损伤，因此运动医学逐渐成为骨科非常热门的分支学科。

运动损伤微创治疗技术的快速发展，离不开精准的影像学诊断和术前术后评估，尤其是磁共振技术，它是运动医学不可或缺的重要帮手。程敬亮教授、袁慧书教授、程晓光教授组织中华医学会放射学分会骨关节学组和中国医师协会放射医师分会肌骨学组的专家，联合编撰《运动医学影像诊断学》丛书，是一项对中国运动医学发展有意义的工作。膝关节由骨、软骨、半月板、韧带、肌肉、肌腱、滑膜、血管、神经等结构组成，是人体关节结构最复杂、关节面积最大、关节滑膜最宽阔的关节，加之运动负荷大、相对欠灵活，使膝关节成为全身最容易损伤的关节之一。我们能够参与并承担《膝关节分册》的主编工作，深感荣幸。

全书共分八章，内容涉及解剖与影像学检查方法、关节对合关系异常、膝关节各附属结构损伤等，分别阐述疾病的病因、临床表现、分类和分级、影像学表现及治疗等。既与丛书保持体例上的一致性，也有分册的特色。纳入的疾病既有典型的运动损伤，如交叉韧带撕裂等；也有与运动有一定的相关性，但不是直接因果关系的疾病，如髌骨不稳等。本书收录了膝关节正常MRI解剖对照图谱、典型疾病图谱和部分简笔绘图等数百幅，使阅读理解更加直接明了。本书可为影像科、骨科、运动医学科、康复科、疼痛科等专业的医师提供有价值的帮助。

感谢张联合主任、何东主任、张振光主任和所有编者的辛勤付出，他们在繁忙的工作之余抽出宝贵时间，认真查阅文献和典型病例，结合自身积累的实践经验撰写本书。编撰本书恰逢新型冠状病毒肺炎疫情期间，各位编者坚持按时、保质完成撰写工作，尤为不易。我们还要感谢科学出版社的编辑，以及本书内所有图片的患者们。

虽然所有编者尽心竭力，但限于水平，书中不妥之处敬请各位同道提出宝贵建议，指正不足之处，以便后续修订和提高。

龚向阳　浙江省人民医院
何　波　昆明医科大学第一附属医院
2020年10月

目　录

第一章

解剖与影像学检查方法

第一节　膝关节解剖及影像对照

膝关节是人体最大、最复杂的关节。在这个关节中，存在三个功能间隙：股骨-胫骨内侧间隙、股骨-胫骨外侧间隙和髌骨-股骨间隙。各部分周围有关节囊、肌腱和韧带结构固定，其中股骨-胫骨内侧间隙、股骨-胫骨外侧间隙有半月板结构存在。此外，关节软骨、滑膜皱襞、血管、神经等结构在关节创伤的诊断中，也需要关注，本节将对膝关节及其重要的附属结构解剖进行阐述。

一、骨性结构和关节软骨

膝关节的骨性结构包括股骨下端、髌骨和胫骨上端三个部分。

（一）股骨下端

股骨下端膨大形成内外两个髁，分别为股骨外侧髁与股骨内侧髁。股骨外侧髁宽广而较为突出，股骨内侧髁狭长而靠后。两髁的前面、后面及下面均为光滑的关节面，其中前方关节面相连构成髌面，与髌骨关节面形成关节。髌面中部凹陷形成髁间切迹，两侧微凸，内侧部较狭窄而靠前，外部则较宽广而平坦。内外侧髁之间后方为髁间窝。股骨滑车是股骨前缘的关节沟，其内容纳髌骨，股骨滑车个体差异较大。Dejour 分类将滑车形态异常分为四种类型：A 型是滑车的形状正常，但具有浅的滑车槽；B 型显示倾斜或凸出的滑车；C 型具有不对称的滑车面，具有高外侧关节和发育不全的内侧关节，其与髌骨形成倾斜取向的关节面；D 型具有 C 型的特征，但在内侧和外侧滑车面之间具有额外的类似悬崖的台阶。髁间窝外侧壁为外侧髁的内侧面，其后部为前交叉韧带的附着部；内侧壁为内侧髁的外侧面，其前部为后交叉韧带的附着部；髁间窝与腘平面之间有一条隆起线，称为髁间线，为关节囊及腘斜韧节附着部。内侧髁的内侧面及外侧髁的外侧面均粗糙而隆凸，分别称为股骨内上髁与股骨外上髁，内上髁为胫侧副韧带的附着部。髁顶部三角形小结节称为收肌结节，是大收肌腱的附着点。结节后面三角形小面，为腓肠肌内侧头的附着部。股骨外上髁有腓侧副韧带附着，股骨外侧髁上有腓肠肌外侧头附着。

（二）髌骨

髌骨是人体内最大的籽骨，包裹在股四头肌肌腱中，在维护膝关节正常功能中发挥重要作用。全骨扁平，呈三角形，位于膝关节前方的股四头肌腱中。其前面粗糙而隆凸，后面光滑，称为关节面，与股骨下端的髌面形成髌股关节。髌面有一纵行钝嵴将此面分为内外两部，外侧部宽阔，内侧部狭窄，髌骨的上缘称为髌底，宽广而肥厚，有股四头肌腱附着。髌骨的内外缘均锐薄，为髌内外侧支持带的附着部，两缘均向下相互移行为髌尖，其下部粗糙，为髌韧带的附着部。髌骨的骨化过程可有数个骨化中心，髌骨可发生一侧或双侧缺如，有时也可出现二分髌骨。二分髌骨是髌骨的正常变体，约 2% 的人存在这种情况，通常是单侧而不是双侧的。根据附属骨化中心的位置，二分髌骨分类为：Ⅰ型位于髌下极；Ⅱ型位于髌侧缘；髌骨背侧缺损是与髌骨外侧软骨内骨化相关的另一种变异，表现为圆形、界限分明的软骨下缺损，周围硬化，关节软骨完整。髌骨形态 Wiberg 分类描述髌骨后缘内外侧关节面的不对称性；Ⅰ型或 A 型中内侧和外侧面的长度大致相等；Ⅱ型或 B 型是最常见的形态，其中内侧关节面比外侧关节面小；Ⅲ型或 C 型是内侧关节面很小以至于中嵴几乎不明显，与髌骨不稳定有关。后来 Baumgartl 补充了另外 3 型，即 Ⅱ / Ⅲ、Ⅳ 和 Jagerhut 型。

（三）胫骨上端

胫骨上端膨大，其两侧向内外突出，分别称内侧髁与外侧髁，前者较大，后者比较突出。两髁的上面均为凹陷的卵圆形关节面，称为上关节面，与股骨内外侧髁形成关节。左右上关节面之间为髁间隆起，其尖端有内外二个小结节，分别称为髁间内侧结节和髁间外侧结节。髁间隆起的前后各有一窝，分别称为髁间前区与髁间后区，为膝关节前、后交叉韧带及半月板的附着部。内侧髁的后面有一深沟，为半膜肌肌腱附着部。外侧髁的外下侧有朝向外下方圆形的关节面，称为腓关节面，与腓骨头形成关节，其周缘粗糙，为韧带的附着部。胫骨上端前面有三角形的胫骨粗隆，被一微嵴分为上下两部，上部凸隆而光滑，是髌韧带的附着部。

二、膝关节周围韧带

膝关节周围韧带分为前、后、内、外和中央五个群。

（一）前群

1.髌韧带　肥厚而坚韧，位于关节囊的前部，为股四头肌腱的延续部分。上方起自髌尖和髌关节面的下方，向下止于胫骨粗隆及胫骨前嵴的上部；其内外两缘分别移行为髌内侧支持带和髌外侧支持带。韧带与关节囊的滑膜之间为脂肪垫。与胫骨之间以髌下深囊相隔。伸膝时髌韧带松弛，屈膝时则紧张。

2.髌内侧支持带　为股内侧肌肌腱的延续部分，起自股内肌肌腱及髌底，沿髌韧带的内侧向下，止于胫骨上端的内侧面。

3.髌外侧支持带　为股外肌肌腱的一部分。起自股外肌肌腱及髌底，沿髌韧带的外侧向下，止于胫骨上端的外侧面。此韧带的外侧与髂胫束复合。髌内、外侧支持带，可防止髌骨向外脱位，其中，以髌内侧支持带的作用更为重要。

4.膝横韧带　也称为半月板韧带或前横韧带，呈圆索状，根据其插入部位分为三种类型：Ⅰ型最常见，连接在内侧和外侧半月板的前角；Ⅱ型连接内侧半月板前缘和外侧半月板前方的关节囊；Ⅲ型不附着于半月板，而是连接半月板前方内侧和外侧关节囊。有25%的患者不存在横韧带。

5.内侧髌股韧带（MPFL）　与髌内侧支持带、髌半月板韧带和内侧髌胫骨韧带构成膝内侧支持带复合体，抵抗髌骨外侧脱位的主要稳定结构。

（二）后群

1.腘斜韧带　扁宽，位于关节囊的后面，为半膜肌肌腱的延续部分。其起自胫骨内侧髁的后部，沿关节囊的后部斜向外上方，止于股骨的外上髁，有一部分纤维与关节囊后部的纤维层复合，该韧带有防止膝关节过度前伸的作用。

2.腘弓状韧带　位于关节的后外侧，起自腓骨头后面，斜向后上方，分为前后两部，前部与腓肠肌的外侧头复合，后部附着于胫骨髁间后区的后缘。

（三）内侧群

1.胫侧副韧带，也称内侧副韧带，扁宽而坚韧，位于关节的内侧，上方起自股骨内上髁，向下止于胫骨内侧髁及胫骨体的内侧面。韧带的前部与髌内侧支持带复合，其与关节囊之间有滑膜囊相隔，其后部则与关节囊及内侧半月板复合。有学者将胫侧副韧带分为三层：表层为缝匠肌的深层筋膜，中间层为胫侧副韧带纵行纤维，深层为胫侧副韧带深层和关节囊。

2.后斜韧带位于胫侧副韧带后方，与胫侧副韧带纤维复合，起源于收肌结节的远端后侧，向下向后呈扇形，后方与关节囊复合，曾被认为是后内侧关节囊。

（四）外侧群

1.腓侧副韧带　也称外侧副韧带，为索状坚韧的纤维束，位于关节的外侧。上方起自股骨外上髁，向下止于腓骨头外侧面的中部。此韧带与关节囊之间有疏松结缔组织相隔。与半月板之间，以腘肌腱相隔，二者不直接相连。当屈膝及小腿旋内时，胫侧与腓侧副韧带均松弛；相反，伸膝及小腿旋外时则紧张，因此，有限制膝关节过度伸展及旋外的作用。

2.半月板腓骨韧带 是增厚的关节囊，位于腘肌腱的前面，从外侧半月板的后2/3向后、向外、向下固定在同侧腓骨头的顶端上，附着点位于膝关节囊腓骨头附着点的近端，是膝关节后外侧角的稳定性结构之一。

（五）中央群

1.前交叉韧带 起自胫骨髁间前区的内侧，斜向后外上方止于股骨外侧髁内侧面的上部。此韧带分别与内侧半月板的前端和外侧半月板的前端相复合。膝交叉韧带的主要功能是使胫、股两骨紧密相接，防止胫骨沿股骨下端向前过度移位，限制胫骨前移。

2.后交叉韧带 居前交叉韧带的后内侧，较前交叉韧带短而强韧，起自胫骨髁间后区与外侧半月板的后端，斜向内上方，止于股骨内侧髁的外侧面，后交叉韧带有限制胫骨后移的作用。

3.半月板–股骨后韧带（Wrisberg韧带） 起自外侧半月板的后缘，沿后交叉韧带的后方，斜向内上方止于股骨内侧髁的外侧面，Wrisberg韧带的出现率约为94.67%。

4.半月板–股骨前韧带（Humphrey韧带） 起自外侧半月板的后部，沿后交叉韧带的前方，斜向内上方，止于股骨内侧髁的外侧面。Humphrey韧带出现率约为13%。当足部固定而屈膝时，板股后韧带与板股前韧带可推动外侧半月板的后端，向前内方移动，减少股骨外侧髁对外侧半月板的压迫，另外，上述两条韧带还有防止因肌收缩而向后方牵拉外侧半月板的作用。

5.斜半月板韧带（oblique intermeniscal ligament，OML） 也称为斜半月板–半月板韧带（oblique menisco-meniscal ligament，OMML），连接一个半月板的前角和另一个半月板的后角，根据其前部的附着部位将其命名为内侧或外侧，是一种罕见的正常变异，患病率为1%～4%。

6.前内侧半月板股韧带（anteromedial meniscofemoral ligament） 是一种罕见的正常变异，出现率低于1%，起源于内侧半月板的前角，与前交叉韧带类似的走行过程附着于髁间窝，可能会被误解为前交叉韧带的纤维，也可能被误认为突出的髌下皱襞，但起源于内侧半月板的前角而不是Hoffa脂肪垫是鉴别点。

三、膝关节周围肌腱

膝关节周围肌腱，根据其起止点位置，可分为前群、后群、内群、外群。

（一）前群

股四头肌肌腱包括股直肌、股内侧肌、股中间肌和股外侧肌四块肌肉的肌腱，股四头肌肌腱是多层结构，由股直肌（前层）、股内侧肌和股外侧肌（中间层）、股中间肌（深层）的肌腱形成，在股骨下端汇合成扁腱，跨越膝关节前方止于胫骨粗隆。肌腱在髌骨上部称为股四头肌腱，髌骨下部称为髌韧带。值得注意的是，存在髌前股四头肌延续，称为髌骨腱膜。

（二）后群

1.腓肠肌 位于小腿后面皮下，比目鱼肌的表面，有内外两个头，外侧头起自股骨外上髁；内侧头较高，起自股骨内上髁。两个头的肌束向下与深面的比目鱼肌腱膜复合，构成粗大跟腱止于跟骨结节。

2.腘肌 斜位于腘窝底，起自股骨外侧髁的外侧面上缘，移行为肌腱后穿过腘肌腱裂孔，止于胫骨的比目肌线以上的骨面。

3.半膜肌 位于大腿后侧、半腱肌的深面，以扁薄的腱膜起自坐骨结节，终止于胫骨内侧髁后面。

4.跖肌 是退化的肌肉，但不少人有残存。跖肌肌腹短小、肌腱细长，起自股骨外上髁腓肠肌外侧头的上方，游走于小腿后侧的腓肠肌与比目鱼肌之间，止于跟骨的内缘或附着于跟腱。

（三）内群

1.缝匠肌 起自髂前上棘，肌纤维向内下绕过股骨内收肌结节的后方，止于胫骨粗隆。

2.半腱肌　与股二头肌长头共同起于坐骨结节，肌束向下逐渐与二头肌分离而移行为一长腱，止于胫骨粗隆内侧。

3.股薄肌　位于大腿浅层，以腱膜起自耻骨下支，向下于股骨内上髁平面移行为条索状肌腱，止于胫骨粗隆内侧；缝匠肌、股薄肌、半腱肌三块肌肉的肌腱在胫骨近段内侧附着点相互复着，外形类似鹅掌（足），称为鹅掌（足）腱。

（四）外群

1.髂胫束　是阔筋膜外侧增厚部分，起自髂嵴前份的外侧缘，下部的纵行纤维明显增厚呈扁带状，下行形成髂胫束，主要腱部附着在胫骨近端的前外侧的Gerdy结节，其他纤维附着在胫骨后外侧、股骨外侧上髁、股骨干和髌骨的外侧面。

2.股二头肌　位于大腿后外侧皮下，长头起于坐骨结节，短头起于股骨粗线的外侧唇下半及外侧肌间隔，两头在股骨下1/3处合并为总腱止于腓骨头。

四、膝关节半月板

半月板由纤维软骨组成，内外各有一块，位于膝关节的关节间隙，分别位于胫骨内侧髁与外侧髁的关节面上，膝关节被分成股骨-半月板、半月板-胫骨两组连结。内侧、外侧半月板的前份与膝横韧带相连。半月板的结构呈半环形，外周较厚，内缘薄锐，上面凹陷与股骨髁相适应，下面平坦胫骨平台相适应。内侧、外侧半月板的外侧区肥厚而凸隆，借冠状韧带与胫骨两髁的周缘相连，含毛细血管网，又称血管区（红区）；内缘锐薄而凹陷，为无血管区（白区）；上面光滑而微凹，与股骨的两髁相接；下面平坦，覆盖在胫骨两髁的关节面上。半月板的外1/3中含较粗大的胶原纤维束，呈环形排列；内2/3含放射状排列的胶原纤维束，其表面有与关节面平行排列的较细的纤维束。这些与半月板所承受的力相一致，即其中部主要承受压力，外周主要承受张力。

（一）内侧半月板

内侧半月板呈"C"形，周径较大，前端窄而后部宽。前角附着在前交叉韧带附着点之前、胫骨内外侧髁之间，后角附着在胫骨髁间窝，内侧半月板体部与内侧副韧带后部及内侧关节囊紧密相连，活动度较小。

（二）外侧半月板

外侧半月板较内侧半月板周径小而面积广，呈环形，近似"O"形。它中部稍宽，前后端略窄，全长均比内侧半月板宽。其前角附着在前交叉韧带后面，并与前交叉韧带相复合；后角附着于髁间隆起的后方、内侧半月板后角附着点的前方，外侧半月板后角与关节囊和腓侧副韧带不连，其后缘间隙内有腘肌腱通过，外侧半月板活动度较大。外侧半月板后缘的固定结构包括腘肌-半月板筋膜、半月板-腓骨韧带等。

（三）半月板的组织学结构

半月板构成细胞可分为：①纤维软骨细胞，主要位于半月板内侧1/2，该部分主要承受压应力；②成纤维样细胞，主要位于外周区域，富含纤维成分，主要与半月板抗张力有关；③浅层区域细胞，主要位于半月板表面区域，将半月板组织与关节滑液相分隔。半月板的纤维软骨组织，主要由胶原纤维交织形成的框架和多种不同的细胞组成。基质是半月板的主要成分，由胶原纤维、蛋白多糖和蛋白聚糖构成。胶原纤维主要分布于半月板的外周区域，呈环状走行方向分布，主要用于抵抗作用于半月板上的张应力，而辐射状走行的胶原纤维主要位于半月板中部，也可以位于半月板表面，这些辐射状纤维可作为环状分布纤维相互连接的节点。

（四）半月板的分型

半月板形态存在个体差异，有学者将半月板分为极窄型、窄型、中等型、宽型、极宽型和盘型。

五、关节囊

膝关节囊薄而松弛，但很坚韧，由纤维膜、滑膜和少量滑液构成。纤维囊起自股骨两髁关节面的周缘与髁间窝的后缘，向下止于髌骨的上面及其内外侧缘，并延伸至胫骨两髁的前缘；外侧与腘肌腱相连；内侧与胫侧副韧带复合。纤维膜深面的部分纤维与半月板的周缘及邻近的胫骨两髁边缘相连，称为冠状韧带。关节囊滑膜宽阔，除关节软骨与半月板的表面外，纤维膜的内面、交叉韧带、髁间窝和髁间隆起等处均被覆一层滑膜。髌下部两侧滑膜和纤维膜突入关节腔内，形成滑膜皱襞，称为翼状襞。两侧翼状襞向上方复合成一条带状的皱襞，称为髌滑膜襞。关节腔宽广，由交叉韧带及髌滑膜襞分为内外两部，并由半月板分为上下两层，彼此间均互相交通。

六、膝关节周围滑膜囊

膝关节周围有许多滑膜囊，有的与关节相交通，有的不通，可根据位置分为前组、后组、内组、外组。

（一）前组

1.髌前皮下囊　较大，位于髌骨前面的皮下，与关节腔不相通。

2.髌前筋膜下囊　位于阔筋膜与股四头肌腱之间。

3.髌前腱下囊　位于股四头肌腱与髌骨的骨膜之间。

4.髌下深囊　位于髌韧带内面与胫骨之间，于胎儿时期即已出现。

5.髌下皮下囊　位于胫骨粗隆的下部与皮肤之间，有无不定，与关节腔不交通。

6.髌上囊　是膝部最大的滑膜囊，位于髌底的上方和股四头肌腱的内面，胎儿时期及大部分儿童中，均为独立的滑膜囊，与关节腔不通；成年后，与关节腔之间则广泛相通，构成关节腔的一部分。

（二）后组

1.腓肠肌内侧囊　位于腓肠肌内侧头起始部的深部，与关节腔及半膜肌囊相交通。

2.腓肠肌内侧头－半膜肌肌腱囊　位于腓肠肌内侧头的浅部与半膜肌肌腱之间，与关节腔相通的约占1/3，该囊形成的滑膜囊肿（Baker's囊肿）是最常见的腘窝囊肿。

3.腓肠肌外侧囊　位于腓肠肌外侧头与关节囊之间，有时与关节腔相交通。

4.腘肌囊　位于腘肌的起始部与关节囊之间。于胎儿时期，与关节腔不交通：成年后则相通。

（三）内组

1.鹅足囊　位于缝匠肌、股薄肌及半腱肌三个肌腱与胫侧副韧带之间，此囊于胎儿时期即已出现。

2.半膜肌固有囊　位于半膜肌肌腱与胫骨内侧髁及腓肠肌内侧头之间，有时与关节腔相通。

3.胫侧副韧带滑囊　位于胫侧副韧带浅层与深层之间。

（四）外组

1.股二头肌囊　位于股二头肌腱与腓侧副韧带之间，一般在新生儿即已出现。

2.髂胫束滑囊　在髂胫束与股骨外上髁之间的滑囊，用以润滑髂胫束的滑动，减少其与股骨的摩擦作用。

七、脂肪垫与滑膜皱襞

（一）脂肪垫

膝关节前方有三个脂肪垫，分别是髌下（Hoffa）脂肪垫、髌上（股四头肌）脂肪垫和股前脂肪垫，脂肪垫介于关节囊和滑膜之间，脂肪垫用作关节面之间的保护垫，并有助于分配滑液。脂肪垫有丰富的血管和神经，脂肪垫遭受撞击可能是前膝疼痛的来源。

（二）滑膜皱襞

滑膜褶皱是膝关节滑膜的正常胚胎残余，没有已知的功能，但可能是膝关节疼痛的来源。有四种潜在的褶皱，按发生频率依次为髌下皱襞、髌上皱襞、髌内侧皱襞和髌外侧皱襞。髌上皱襞：从股骨干骺端的前部至股四头肌腱的后部，附着在髌骨上方。髌下皱襞：也称为韧带黏膜，起源于髁间，向下穿过髌下脂肪垫，远端附着于髌骨下极。其在矢状位图像上位于前交叉韧带前方并平行于前交叉韧带，容易误认为前交叉韧带。髌内侧皱襞：起源于膝关节的内侧壁并下降至髌下脂肪垫，是最常见的症状性皱襞。髌外侧皱襞：是膝关节最不常见的皱襞，占不到1%的人群，它起源于关节间隙的侧壁，并插入髌下脂肪垫，几乎总是临床无症状。

八、膝关节的血管与神经

（一）膝关节的动脉

主要来自膝降动脉、膝上内动脉、膝下内动脉、膝下外动脉、膝中动脉、旋股外侧动脉的降支、胫前返动脉及胫后返动脉。半月板的动脉来自滑膜，这些动脉在半月板周缘的上下面均形成动脉网，并发出分支，分布到半月板的周缘及前后端。半月板的中央部一般无血管分布。

（二）膝关节的淋巴管

关节囊有毛细淋巴管网，主要分布在纤维膜的深浅层与滑膜，彼此间相交通。

（三）膝关节的神经

膝关节的前面主要由股神经分布，还有隐神经、股二头肌肌支及闭孔神经；关节的后面主要由腓总神经和胫神经分布，还有隐神经、股二头肌肌支及闭孔神经的分布。半月板的神经主要来自关节周围的神经丛，随血管分布到半月板的中部及前后两端。

九、膝关节解剖MRI图谱（图1-1-1～图1-1-28）

横断面

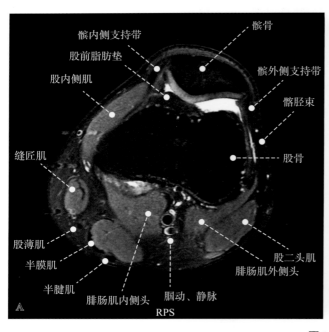
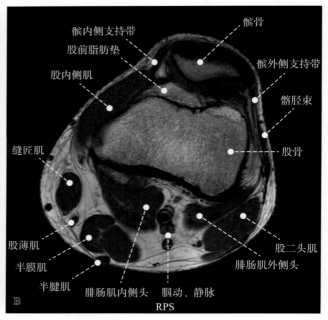

图 1-1-1

A.FS PDWI；B.T$_1$WI

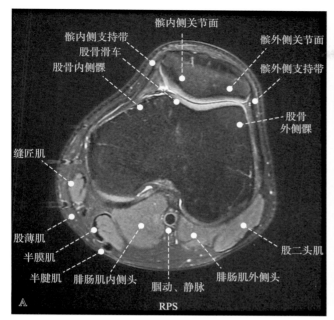
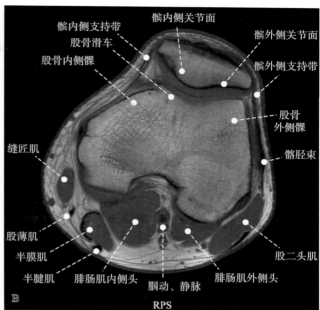

图 1-1-2

A.FS PDWI；B.T$_1$WI

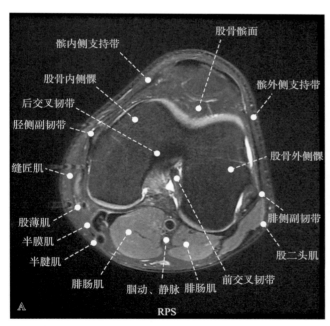
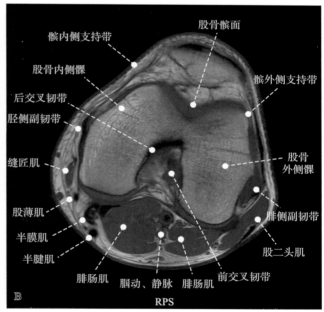

图 1-1-3

A.FS PDWI；B.T$_1$WI

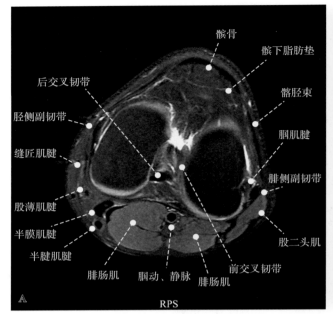
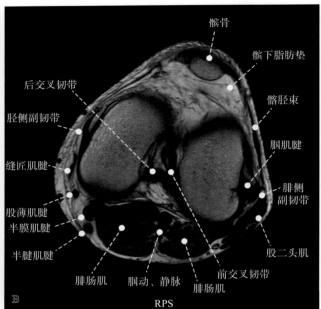

图 1-1-4

A.FS PDWI；B.T$_1$ WI

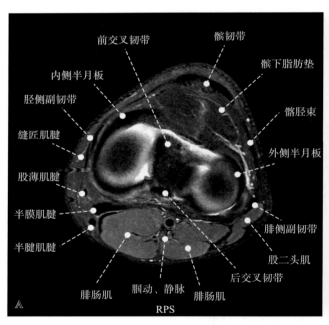
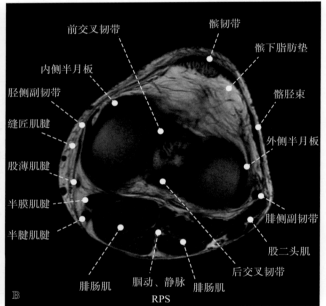

图 1-1-5

A.FS PDWI；B.T$_1$ WI

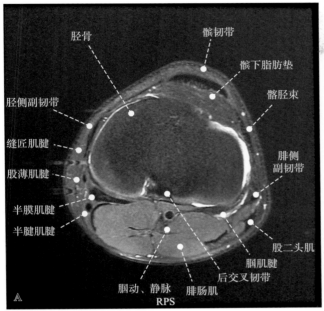
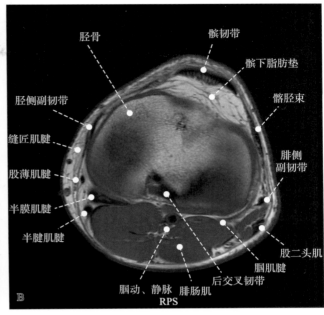

图 1-1-6

A.FS PDWI；B.T₁WI

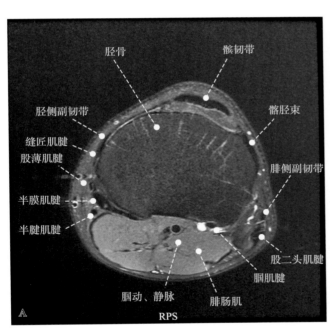
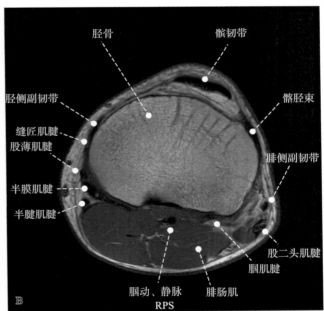

图 1-1-7

A.FS PDWI；B.T₁WI

冠状位

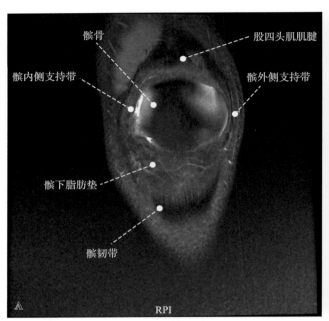

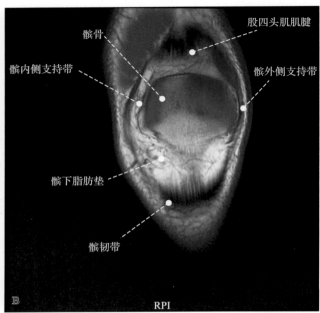

图 1-1-8

A.FS PDWI；B.T₁ WI

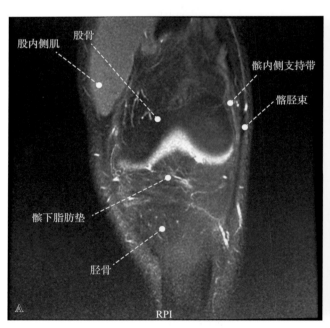

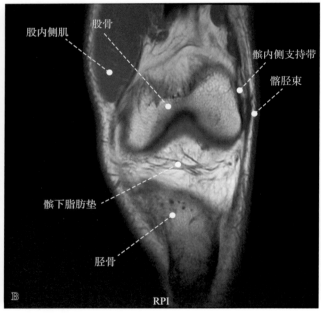

图 1-1-9

A.FS PDWI；B.T₁ WI

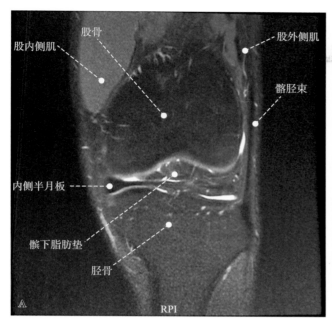
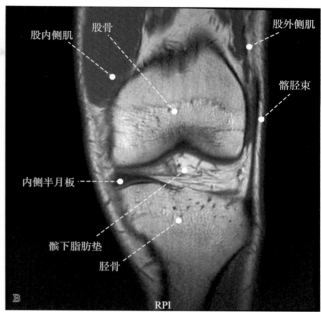

图 1-1-10

A.FS PDWI；B.T₁WI

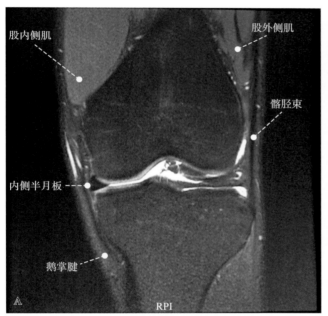
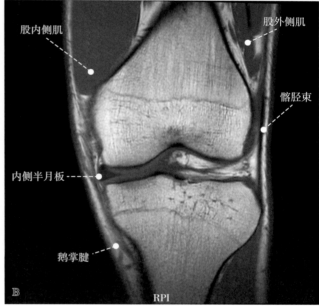

图 1-1-11

A.FS PDWI；B.T₁WI

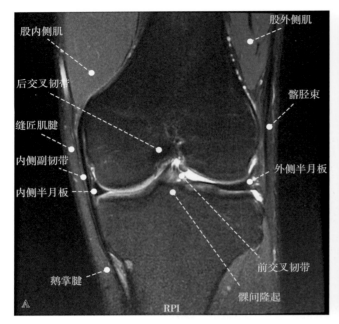
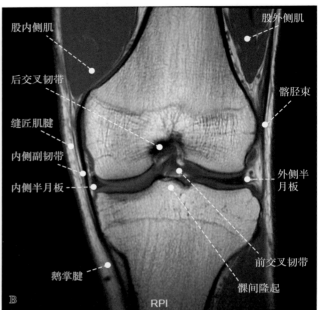

图 1-1-12

A.FS PDWI；B.T₁ WI

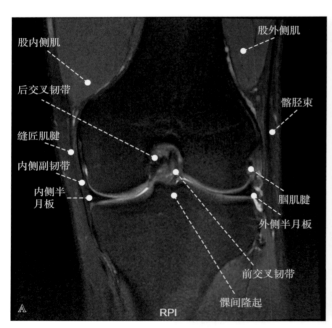
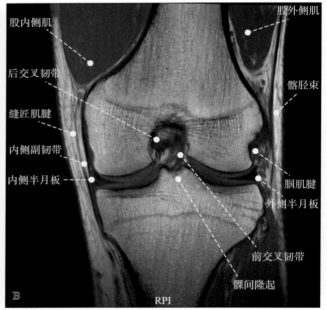

图 1-1-13

A.FS PDWI；B.T₁ WI

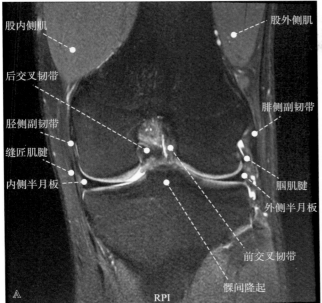

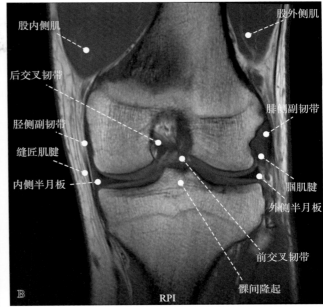

图 1-1-14

A.FS PDWI；B.T₁ WI

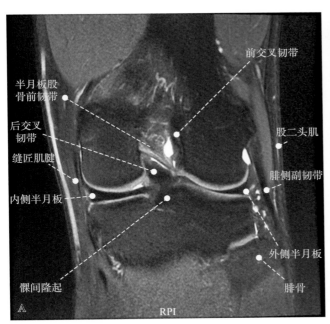

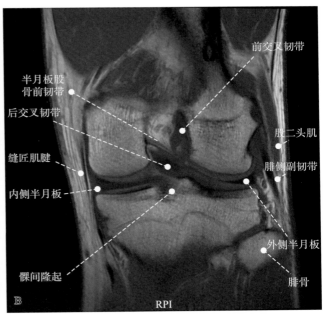

图 1-1-15

A.FS PDWI；B.T₁ WI

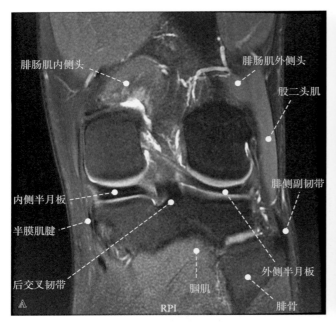
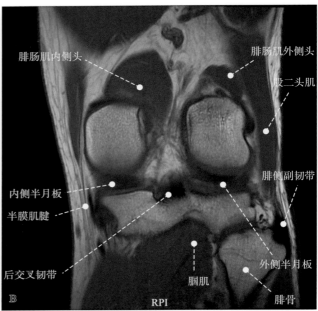

图 1-1-16

A.FS PDWI；B.T₁ WI

矢状位

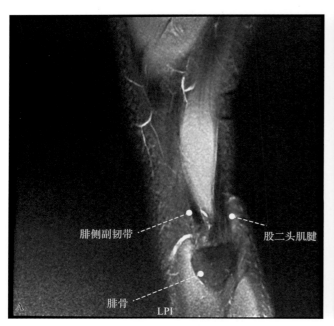
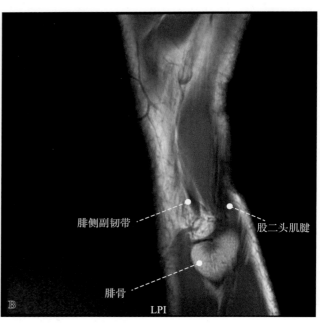

图 1-1-17

A.FS PDWI；B.T₁ WI

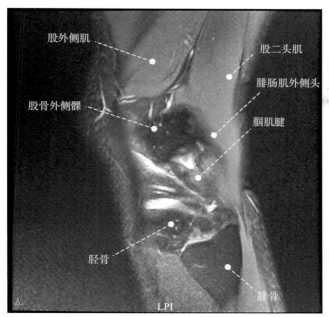
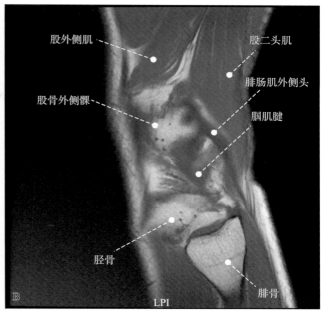

图 1-1-18

A.FS PDWI；B.T$_1$WI

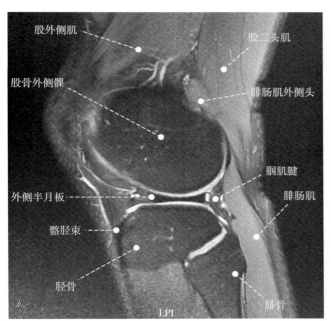
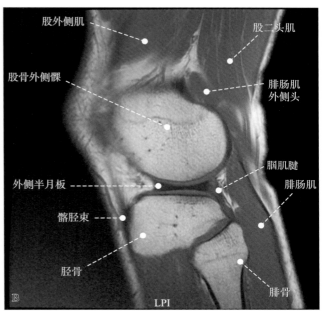

图 1-1-19

A.FS PDWI；B.T$_1$WI

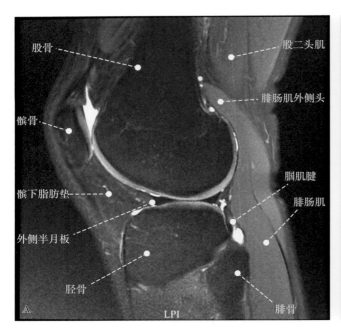
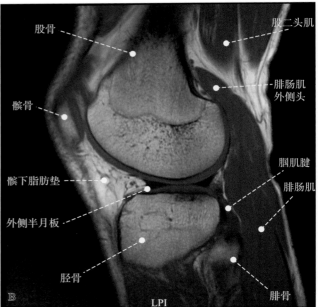

图 1-1-20

A.FS PDWI；B.T$_1$ WI

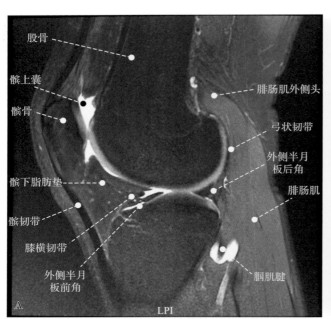
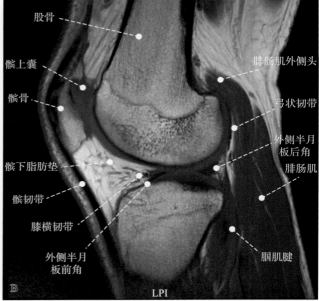

图 1-1-21

A.FS PDWI；B.T$_1$ WI

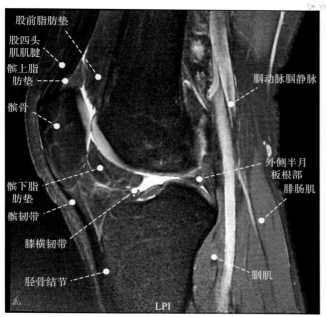
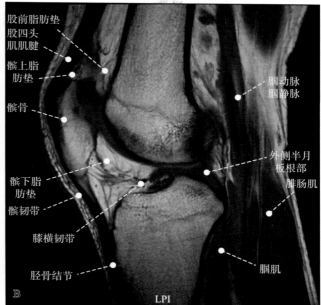

图 1-1-22

A.FS PDWI；B.T₁ WI

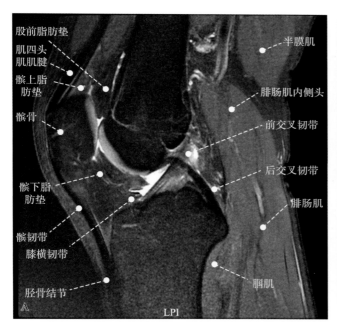
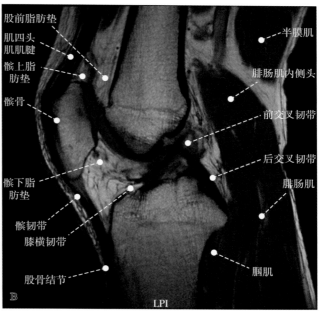

图 1-1-23

A.FS PDWI；B.T₁ WI

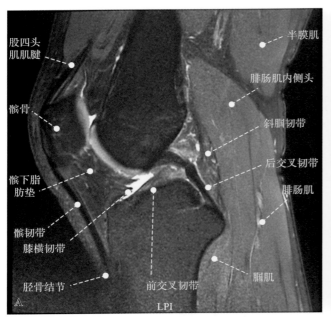
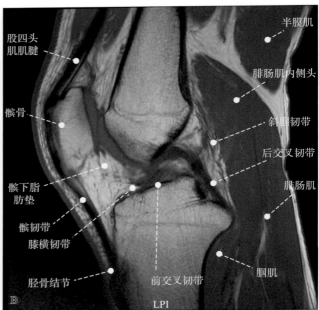

股四头肌肌腱

半膜肌

髌骨

腓肠肌内侧头

斜腘韧带

髌下脂肪垫

后交叉韧带

髌韧带
膝横韧带

腓肠肌

胫骨结节

前交叉韧带

腘肌

图 1-1-24

A.FS PDWI；B.T₁ WI

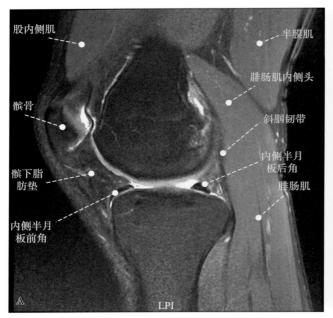
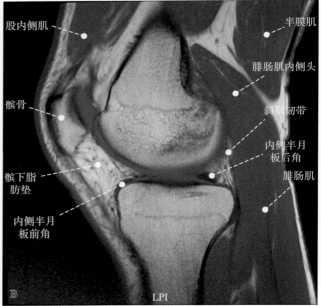

股内侧肌

半膜肌

髌骨

腓肠肌内侧头

斜腘韧带

髌下脂肪垫

内侧半月板后角

内侧半月板前角

腓肠肌

图 1-1-25

A.FS PDWI；B.T₁ WI

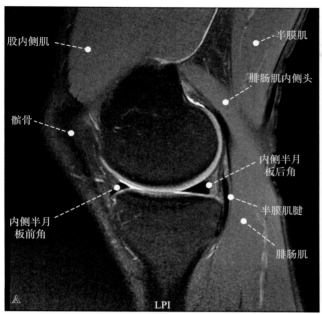

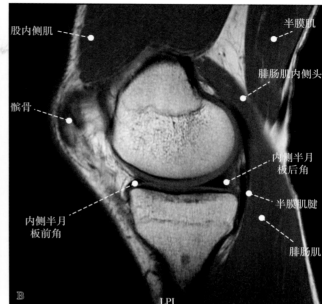

图 1-1-26

A.FS PDWI；B.T₁ WI

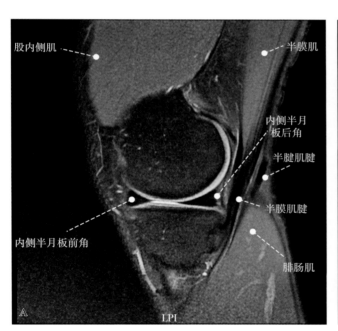

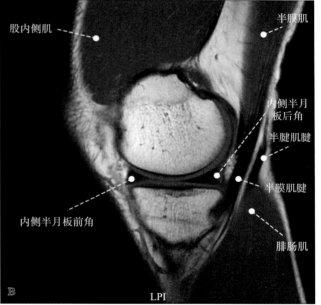

图 1-1-27

A.FS PDWI；B.T₁ WI

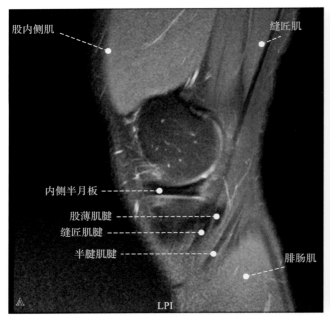
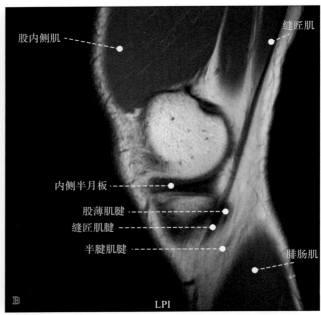

图 1-1-28

A.FS PDWI；B.T₁ WI

（龚向阳）

第二节　膝关节影像学检查方法

各种影像学方法在膝关节疾病诊断和评估中均有不同的价值，传统X线摄影是膝关节骨损伤、关节炎及退行性骨关节病首选的检查方法，能提供解剖学和病理学的定性评价。CT断层图像克服了图像重叠的问题，且提供了极好的骨与软组织对比，尤其是评估骨结构方面是一项极好的检查方法。MRI基于组织的相对水和脂肪含量显示软组织的差异对比度，通过各种脉冲序列（通常为T_1加权、T_2加权或质子密度加权图像），对许多损伤，包括韧带撕裂、半月板撕裂和软骨损伤的诊断具有高度的敏感性和特异性。

一、X线检查

（一）常规X线检查

1.膝关节正位片

（1）摄片技术要点：摄片体位要求患者仰卧或坐于检查床上，下肢伸直，足呈中立位。髌骨下缘置于投照野中心，小腿长轴与图像接收板长轴平行。投照野必须包括股骨下1/3和胫骨上1/3；中心线对准髌骨下缘1cm处，垂直入射。

（2）图像质量要求：图像必须包括股骨远端、膝关节间隙和胫腓骨近端，膝关节间隙位于图像中心，腓骨头与胫骨稍重叠，软组织层次分明。

（3）临床应用：膝关节的基础性影像检查技术，广泛适用于包括创伤在内的各种膝关节疾病（图1-2-1 A）。

2.膝关节侧位片

（1）摄片技术要点：摄片体位要求患者侧卧于检查床上，被检侧紧靠床面。对侧下肢伸向前上方，患侧屈膝20°～35°，外侧靠近探测器。髌骨下缘置于投照野中心。踝部用垫子垫高，使髌骨与床面垂直，股骨内外髁相互重叠。膝关节位于投照野中心，前缘超出皮肤1cm，尽可能包括更多的股骨和胫腓骨部分。中心线对准胫骨上端，垂直射入。

（2）图像质量要求：图像包括股骨远端、膝关节间隙和胫腓骨近端。膝关节间隙位于图像中心，股骨内、外侧髁重叠良好。髌骨呈侧位显示，髌骨与股骨间隙显示清楚，关节面无双边。股骨髁与胫骨平台关节面重叠极小，软组织显示清楚。

（3）临床应用：膝关节的基础性影像学检查技术，广泛适用于包括创伤在内的各种膝关节疾病，常与膝关节正位片配合使用（图1-2-1 B）。

3.髌骨轴位片

（1）摄片技术要点：摄片体位推荐采用可移动的图像接收板，坐位，将图像接收板抱于胸前，膝关节屈曲，使胫骨和股骨延长线的夹角分别为30°、60°及90°；在没有可移动的图像接收板时，可使患者俯卧于摄影床上，股骨长轴与床面长轴平行，小腿屈曲，胫骨与床面夹角分别为30°、60°及90°；髌骨位于图像接收板下1/3处；投照野仅包括髌骨和股骨内、外侧髁前部；管球从足侧向头侧倾斜，从髌骨下缘一指处穿过髌股关节间隙射入。采用可移动的图像接收板时，调整接收板角度，使其尽可能垂直于射线。

（2）图像质量要求：此位置显示髌股关节轴位影像。髌骨呈三角形，髁间窝位于图像中心。髌骨无双边，上下缘重合，髌股关节间隙呈倒"人"字形，显示清晰。

（3）临床应用：用于评价髌股关节和髌骨疾病，如髌骨不稳等（图1-2-1 C）。

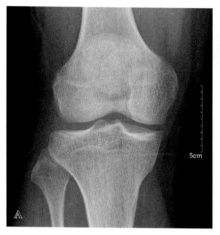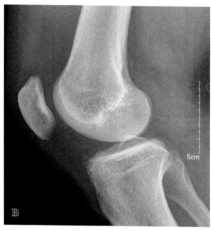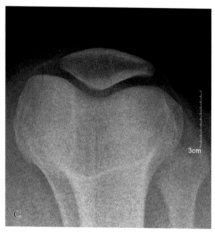

图1-2-1　膝关节X线检查
A.膝关节正位片；B.膝关节侧位片；C.髌骨轴位片

（二）膝关节负重位摄片

1.摄片技术要点　双膝关节伸直站立于摄影台前，采用"前后位或后前位"投照，双膝并拢紧贴暗盒；单侧膝关节侧位投照时，被照侧伸直，另一侧抬腿踩到阶梯上。正侧位投照X线中心线均对准髌骨下缘射入暗盒中线，焦-片距90cm，为减少散射线的影响，宜缩小光圈与感兴趣区，包括股骨下端1/3至胫腓骨上端1/3。在进行双下肢全长负重位X线片检查时，要注意膝关节尽量伸直，下肢位于旋转中立位，髌骨垂直指向正前方。

2.图像质量要求　同膝关节正侧位片。

3.临床应用　膝关节负重位摄片能模拟生理状态下膝关节，对显示膝关节间隙、下肢力线有较大帮助。双下肢全长负重位X线片主要用于膝关节内、外翻畸形的测量，能比较准确地反映骨结构异常和软组织不平衡对膝关节内外翻的最终影响。只有双下肢全长负重位X线片才能准确反映患者畸形关节在负荷状态下的关节间隙情况，在术前X线评估十分重要（图1-2-2）。

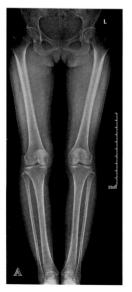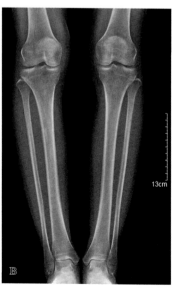

图1-2-2　双膝关节负重位片
A.站立位双下肢全长摄片；B.站立位双侧膝关节正位片

（三）膝关节数字断层融合摄片

数字断层融合（digital tomosynthesis，DTS）成像是一种操作简单又相对经济的X线断面成像方法，可以通过特殊的后处理重建算法重建出数目不受限的、任意深度的断层影像（图1-2-3）。

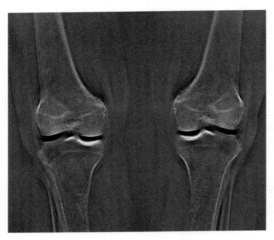

图1-2-3　数字断层融合成像
双膝关节数字断层融合成像（DTS），清晰显示双侧膝关节面和关节间隙
（本图像由岛津公司提供）

1. DTS技术基本原理　DTS成像是在X线束穿行轨迹中允许产生任意数量的目的层，X线管在连续的位置上多角度投照获取图像，X线管与探测器做平行于患者的同步反向运动，一系列的投影图像被快速采集，使用像素偏移、叠加的程序完成图像重组，任何设定高度的一个物体的断层图像均可以被重建出来。它是借助平板探测器技术在X线检查方面的一项重大突破。

2.检查方法　将检查部位置于检查床中心，X线管距床面距离1100mm，选用系统程序，曝光条件根据部位厚度不同分别设定，膝关节正侧位55 ～ 65KV，1.25mAs，X线管移动角度40°。扫描获得的原始图像自动传入后处理工作站，选择相应部位参数进行重建，重建图像层厚为2mm，重建间距2mm。

3.主要优势　透视下定位，一次采集可以获取同一方位的多层面图像，用于骨骼系统，图像堪与CT媲美；受体内金属伪影的影响较小，可用于某些因特殊体位或体内金属异物而不适合做CT或MRI的患者；与CT相比辐射剂量小，检查费用低，图像空间分辨率高。

4.临床应用　DTS在骨创伤诊断中的优势：DTS克服了组织重叠对图像的影响，能够清晰显示结构复杂的部位及关节内的隐蔽骨折、微小骨折，对胫骨平台骨折的分型有一定的价值。

二、CT检查

（一）膝关节CT平扫

1.检查技术要求　扫描范围从股骨下段至胫腓骨上段；扫描角度垂直身体长轴，横断面扫描；层厚≤5mm；重建算法选用标准算法重建图像，通过软组织窗和骨窗分别观察软组织和骨结构。推荐使用软组织算法和骨算法观察上述结构。重组方法常规采用横断面、矢状面、冠状面重组图像，必要时补充曲面、容积再现等三维图像。横断面平行于胫骨平台所在平面。矢状面平行于股骨干正中矢状面，层厚≤3mm。冠状面平行于股骨干正中冠状面，层厚≤3mm。

2.图像质量要求　清楚显示股骨内侧髁、股骨外侧髁、胫骨平台、腓骨头、髌骨及软组织。须包括骨窗及软组织窗，应包括定位像及定位线。

3.临床应用　关节创伤的常用检查方法，特别是对于多发损伤、患肢活动障碍、DR不能明确是否伴骨折、伴软组织损伤时常用（图1-2-4）。

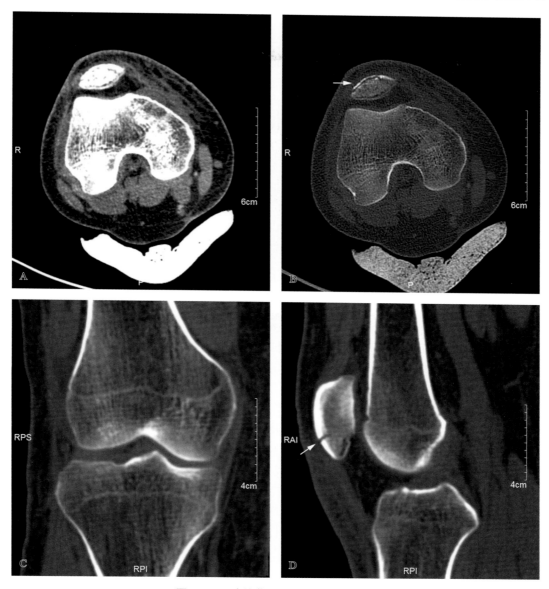

图 1-2-4　膝关节CT平扫及MPR重建

A.髌骨下极平面横断位图像（软组织窗），显示膝前内侧皮下软组织肿胀；B.髌骨下极平面横断位图像（骨窗），显示髌骨可疑骨折（箭）；C.冠状位MPR重建图像；D.矢状位MPR重建图像，髌骨下极骨折清晰显示（箭）

（二）膝关节CT增强扫描

1.检查技术要求　增强扫描前须有膝关节CT平扫；推荐行动脉晚期扫描，必要时行动脉晚期和静脉期双期扫描；检查技术要点同膝关节CT平扫。

2.图像质量要求　动脉晚期图像要求扫及层面动脉及其主要分支明显强化；静脉期要求静脉内对比剂填充，余同膝关节CT平扫。

3.临床应用　普通膝关节创伤无须常规强化，对怀疑病理性骨折、出血、血管闭塞或假性动脉瘤形成等情况，可考虑CT增强扫描。

三、超声检查

随着超声设备、技术不断发展，基于其简便、快捷、经济、可重复性高等特点，超声在膝关节损伤诊断中作用逐渐引起临床重视。

膝关节超声检查与其他的骨关节超声检查一样，一般可以根据观察对象的不同而采用不同频率的探头。较表浅的解剖结构以较高的频率探头为主，如表浅滑囊、肌腱、韧带等；而深层结构如关节内深面滑膜、软骨、半月板后角等则可以采用3～5MHz的探头；在膝关节后交叉韧带、膝关节周围肌肉软组织如小腿三头肌、股四头肌等的检查中则可以使用5～10MHz频率的探头。特殊患者如过度肥胖者亦相应调整不同频率的探头。

各向异性伪像是肌骨关节检查必须克服的重要内容。在一些肌腱的起止点处，由于肌纤维弯曲的走行与超声声束相一致，从而形成各向异性伪像，出现回声明显减低或失落而导致显示不清或假阳性，防止的方法就是在熟悉所检查部位的解剖特点基础上，通过手法调整探头检查角度予以避免。

膝关节超声检查常规可分为4个区域进行检查，包括膝前区、膝内侧区、膝外侧区和膝后区。采用动态扫查，配合膝关节不同的体位以改变肌腱、韧带的功能状态，并与健侧对比。难以明确者可与其他影像学检查结果（包括CT、MRI等）对照或与临床骨科医师联系。

膝关节检查按常规分为以下4区。

（一）膝前区

1.检查内容　股四头肌腱、髌腱、髌支持带、髌骨及股骨远侧的皮质。膝关节滑囊包括髌上囊、髌前皮下囊、髌下浅囊及深囊。

2.检查体位　患者可卧可坐，膝关节微屈15°～30°，下方可垫一高度合适的枕头。此体位适合除关节软骨面结构外的膝前区大部分解剖结构的显示。患者取坐位，抱膝以使膝关节呈最大屈位，超声探头置于膝前正中横切，对于股骨开端内外髁间软骨病变的显示较好。

（二）膝内侧区

1.检查内容　髌内侧支持带、内侧半月板浅方、内侧副韧带、鹅足腱及滑囊。

2.检查体位　患者取仰卧位或侧卧位，微屈膝屈髋，髋关节轻度外旋。

（三）膝外侧区

1.检查内容　髌外侧支持带、外侧半月板浅方、外侧副韧带、髂胫束及滑囊。

2.检查体位　患者取仰卧位或侧卧位，膝微屈并内旋。

（四）膝后区

1.检查内容　包括腘窝，半膜肌，半腱肌，腓肠肌内、外侧头的肌肉和肌腱，滑囊，后交叉韧带及半月板的后角。

2.检查体位　患者取俯卧位，下肢分开；如果不能俯卧则采用侧卧位，但被检查的膝关节尽量伸直。

四、MRI检查

（一）膝关节MRI常规平扫

1.线圈　以硬质、相控阵、多通道关节专用线圈为最佳，如条件不允许，也可以用软线圈或多功能线圈代替，但不建议使用体线圈进行膝关节MRI检查。

2.体位　被检者取仰卧位，足先进，双手自然放于身体两侧，人体长轴与床面长轴平行，足尖向前。被检侧膝关节屈曲10°～15°，以使前交叉韧带处于拉直状态，置于膝关节线圈内或用软线圈包绕，用软垫和沙袋固定，线圈中心对准髌骨下缘。定位线对准线圈中心确认位置后进入磁体中心。

3.成像方位　膝关节MRI以矢状位、冠状位和横断位为主。矢状面定位线在横断位像上与股骨内、外侧髁后缘的连线垂直，在冠状位像上平行于股骨与胫骨的长轴，范围覆盖内、外侧髁（图1-2-5）。若怀疑前后交叉韧带损伤则扫描基线在横断位上分别从内前到外后、与正中矢状位形成15°～20°角。冠状位定位线在横断位像上平行于内、外侧髁后缘的连线，矢状位像上平行于胫骨的长轴，与胫骨平台关节面垂直，范围前至髌骨前缘，后达股骨内、外侧髁连线后方或覆盖病灶（图1-2-6）。横断位定位线在冠状位像和矢状位像上平行胫骨平台关节面，范围上包髌骨，下达胫骨粗隆或病灶（图1-2-7）。

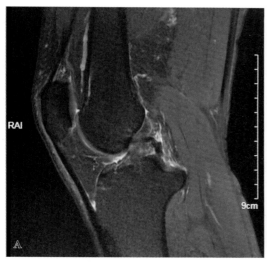

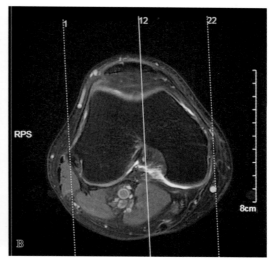

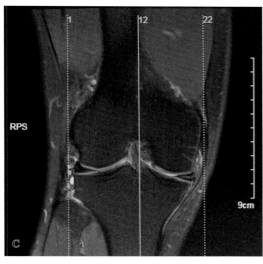

图1-2-5　膝关节矢状位成像定位方法
A.矢状位成像；B.定位线在横断位像上与股骨内、外侧髁后缘的连线垂直；C.定位线在冠状位像上平行于股骨与胫骨的长轴，范围覆盖内、外侧髁

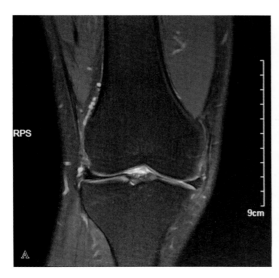

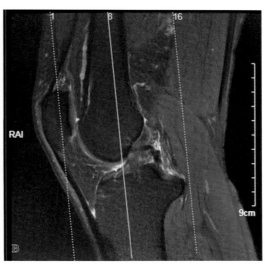

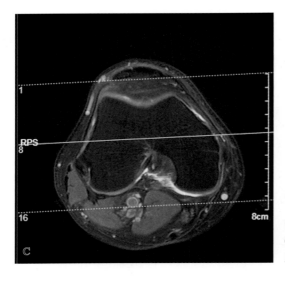

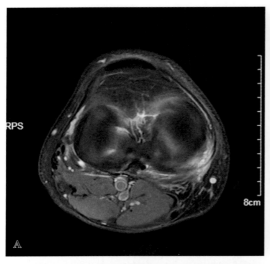

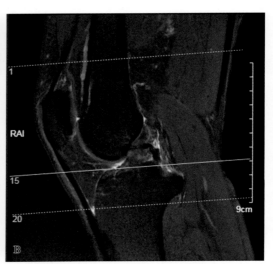

图1-2-6　膝关节冠状位定位方法
A.冠状位成像；B.定位线在矢状位像上平行于胫骨的长轴，与胫骨平台关节面垂直，范围前至髌骨前缘；C.定位线在横断位像上平行于内、外侧髁后缘的连线，后达股骨内、外侧髁连线后方或覆盖病灶

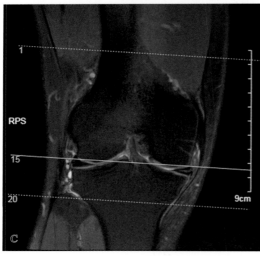

图1-2-7　膝关节横断位定位方法
A.横断位成像；B、C.定位线在冠状位像上和矢状位像上平行胫骨平台关节面，范围上包髌骨，下达胫骨粗隆或病灶

4.序列和参数　非增强膝关节MRI常规做矢状位FS PDWI、T₁WI，冠状位FS PDWI和横断位FS PDWI，高场磁共振推荐频率选择饱和法FS技术。为了更好地显示膝关节半月板、关节软骨等结构，目前许多学者推荐使用介于PDWI和T₂WI之间的中等加权的FS序列（intermediate-weighted with fat signal suppression），其TE时间为40～60ms，相比较短TE的PDWI，该序列能较好地兼顾半月板、关节面软骨、肌腱和韧带等

的显示。观察后交叉韧带可加做斜矢状位PDWI。FOV的选择宜根据被检者膝关节的大小在150～170mm调整，建议选择矩形FOV。相位编码方向矩阵应≥256，而频率编码矩阵应为250～384，层厚建议选择3～4mm，不应超过5mm。平均次数1～2次。欲更好地观察关节软骨可加做矢状位抑脂3D T₁WI或抑脂T₁WI。根据实际情况和具体要求在一定范围内优化（表1-2-1，图1-2-8）。

表1-2-1 膝关节MRI序列及推荐参数

序列	TR（ms）	TE（ms）	FOV（mm）	矩阵	层厚（mm）	层间距（mm）	平均次数	翻转角	压脂方式
矢状位 T₁WI	500～600	16～20	160×160	256×256	3	0.6	1	90	/
矢状位 PDWI	3000～4000	30～60	160×160	256×256	3	0.6	2	150	FAT SAT
冠状位 PDWI	3000～4000	30～60	160×160	256×256	3	0.6	2	150	FAT SAT
横断位 PDWI	3000～4000	30～60	160×160	256×256	3	0.6	2	150	FAT SAT

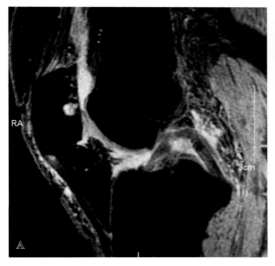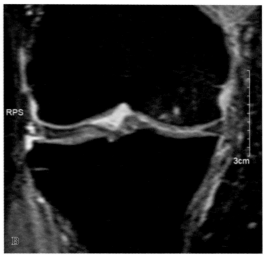

图1-2-8 3D FSP GR序列

A.3D FSPGR序列显示关节面软骨，髌骨后缘软骨缺损及关节面下小囊样改变；B.冠状位重组显示股骨内侧关节面下小囊样变

（二）膝关节MRI增强检查

1.检查技术要点 增强扫描前须至少有一个方位的T₁WI FS T₁WI图像；注射对比剂后进行横断面、冠状面FST₁WI扫描，保证至少有一个序列与平扫T₁WI方位相同、参数相当，辅助检查序列3D FS快速序列、FST₁WI高信号病灶建议使用减影技术。

2.图像质量要求 扫描区域血管内可见明显的对比剂充盈。余同前述膝关节MRI常规平扫。

（三）磁共振特殊序列的应用

常规MRI技术能清晰显示膝关节解剖结构的异常，但有些损伤早期组织的解剖结构看起来可能正常，如关节面软骨，常规T₁WI、PDWI等序列并不能检测出来。MRI特殊序列可以检测反映早期组织生化或结构含量的细微改变；可以非侵入性地跟踪软骨修复手术或韧带重建之后组织的生物学变化；也可用于研究膝关节的生物力学功能，如在韧带重建之后。MRI技术的不断进步为早期软骨病变检测提供了各种新方法。MRI可以无创性定量检测软骨成分的改变，可以在软骨形态改变之前反映软骨的生理或病理生理相关过程。目前用来研究软骨的MRI技术主要有T_2 mapping、$T_1 \rho$ -mapping、软骨延迟增强MRI（delayed gadolinium-enhanced MRl of cartilage，dGEMRIC）和动态增强MRI等。磁共振各种软骨成像技术同样可以应用于半月板早期损伤的检测。

1.超短回波时间（ultrashort echo time，UTE）　UTE脉冲序列可以激发短T_2成分，并在其衰减之前快速采集信号，是一种直接显示短T_2成分的方法。通常情况下骨皮质、骨膜、关节软骨深层、纤维软骨、肌腱韧带的T_2时间小于10ms，传统MR序列成像上表现为低信号或无信号。使用UTE脉冲序列可以进行皮质骨的形态学及矿盐和水含量的定量分析，分析肌腱韧带起止点的组织成分，区分纤维软骨（半月板）的分区等。

2.T_2 mapping　通过软骨的横向弛豫时间评估水分子及胶原分子间的变化以显示软骨细胞外基质内胶原成分的改变。

3.$T_1 \rho$ -mapping　采用自旋锁定脉冲序列的$T_1 \rho$ -mapping是一种检测水分子在软骨基质大分子中缓慢运动及其交互作用的方法，通过测量$T_1 \rho$ 值可以反映软骨细胞外基质的改变，尤其是蛋白多糖含量的变化。

4.dGEMRIC技术　是敏感而有效测量软骨内糖胺聚糖（GAG）含量的方法，利用dGEMRIC方法测得的T_1值可反映软骨GAG的含量。

5.动态增强MRI　是一种无创性评价组织血流灌注情况的技术，是在快速成像序列基础上进行的动态扫描，即在快速注射对比剂的同时行MR扫描，获得对比剂在毛细血管网和组织间隙内分布状况的动态生理信息，从而反映组织的微循环，灌注和毛细血管通透性的变化。

6.骨形态定量　膝关节组成骨形态与关节损伤的发生、发展及手术治疗方案选择、预后等均有密切关系。CT是骨形态定量研究的主要手段，但MRI同样可以使用图像分割和来自多个不同序列的后处理提供胫骨和股骨的骨骼形状，包括双回波稳态水激发和T_2WI快速自旋回波图像。生成股骨和胫骨的3D模型，用于识别与各种病理状态或疾病进展相关的关键骨特征。

7.关节动态成像　膝关节是一个运动复杂的关节，静态的影像学检查可能难以评估负荷或运动状态下的关节，如行走时关节动态和功能的观察。动态运动MRI（dynamic kinematic MRI）可以在体评估软组织与关节运动功能，而没有透视或CT的电离辐射的风险。扫描序列包括电影相位对比和动态SPGR-VIPR，以及实时径向FLASH MRI。

（四）直接法膝关节MR造影

直接法膝关节MR造影是将穿刺针穿刺进入关节后，将对比剂直接注入膝关节腔。直接法关节造影的优点：能够将关节腔充分扩展开，以显示关节内韧带及其他结构的异常缺损及间隔间的不正常交通；在脂肪抑制T_1WI序列，高信号的对比剂进入撕裂的裂隙，能够提高图像的信噪比；缺点主要是有创操作。

1.具体操作方法　使用1∶200稀释的混合含钆MR对比剂进行关节造影，用20ml针管，先抽吸5ml非离子型碘对比剂、5ml的1%利多卡因、10ml生理盐水，然后加0.1 ml MR对比剂（Gd-DTPA）。于X线下选择好进针部位，严格执行无菌操作。一般选用22～25G针头，当穿刺针进入关节后，先抽吸一下关节液，如有关节液回流，说明针头在关节内，如发现关节液混浊，应立即停止操作，将关节液送实验室检查，以排除化脓性关节炎。如果关节液清亮，则尽量将关节液抽吸干净，然后注入对比剂，在注入对比剂的过程中，间断透视观察对比剂的分布情况，当关节充分扩展开后，即可停止注射。注射完对比剂后要将关节被动活动几次，但不可过度活动，随后需立即进行MR扫描，通常从注射完对比剂到扫描之间的间隔建议不要超过30 min，因为间隔时间过长对比剂会被吸收或渗透到周围组织，增加诊断困难。

2.临床应用价值　膝关节MRI关节造影主要是检查半月板修复后的再撕裂；由于修复后残留的半月板通常有外形异常、变小、外形不规则及信号增加，而这些征象是常规诊断半月板撕裂的主要依据，即在没有手术修复过的半月板，当见线状高信号延伸到半月板表面时，可诊断为半月板撕裂。但手术后半月板内的高信号可以代表愈合的半月板或者半月板的退行性变。此外，膝关节MRI关节造影有助于诊断膝关节内游离体和评价剥脱性骨软骨炎的稳定性。

（五）间接法膝关节MRI造影

间接法MRI关节造影即在MRI检查前向静脉内注入对比剂，30～60 min后（即对比剂已渗透到关节腔内）行MRI扫描，若进行关节活动，可促进关节内对比剂的均匀分布，等候时间可缩短至10～15 min。但因进入到关节腔内的对比剂相对较少，关节扩张欠佳，其敏感性、特异性远不及直接关节造影，此方法仅适用于非常恐惧关节穿刺的患者。

（龚向阳）

第三节　膝关节影像读片项目列表

各种影像学技术在膝关节创伤中均有广泛的应用，其中X线、CT及MRI的应用尤为广泛，本节就上述三项影像学检查的读片程序和结构化报告内容进行介绍。需要强调的是，影像读片并不仅仅是针对图像中的黑白灰进行分析和解读，在分析影像之前和之中，需要获取尽可能多的临床信息，包括患者性别、年龄、损伤时间、损伤方式、临床症状和体征，甚至体格、运动习惯、运动时的保护装备等，从损伤机制入手进行全面而深入的解读。例如，疲劳性骨折常见于体格瘦弱、平时运动较少、骤然增加运动量的患者；髌腱炎常见于起跳投篮频繁的篮球爱好者等。因此，影像读片绝不是看见什么说什么，而是要像"侦探"一样，根据所见的影像和临床信息，探究损伤的机制及原因，印证、还原损伤方式和过程，获取全面而贴近临床的诊断，这也是运动损伤影像学诊断的魅力所在。

一、X线检查

（一）膝关节正侧位片

1.骨质改变　膝关节组成骨包括股骨下端、胫骨上段和髌骨，需注意各骨的骨质连续性和骨质密度改变，准确判断是否存在骨折，以及骨质增生、骨质疏松、骨质破坏、骨膜反应等骨的基本X线病变。

2.关节面　应了解有无软骨下骨质增生硬化、缺损或囊性变等。

3.关节间隙　是否存在狭窄、内外侧关节间隙不对称、关节脱位或对合不良。

4.关节囊　各关节囊有无积液、积气、肿胀、分层等征象。

5.脂肪垫　各脂肪垫是否清晰可见，有无脂肪混浊、积气等表现。

6.周围软组织　有无皮下脂肪和软组织肿胀、积气、异物、缺损等征象。

（二）膝关节轴位片

1.髌骨形态　仔细观察和描述髌骨的形态、位置和骨质情况，对存在髌骨不稳可能性的患者，应报告髌骨wiberg分型。

2.髌骨、股骨关节面　仔细观察髌骨关节面和关节间隙，是否存在关节面骨质缺损、增生硬化等表现，了解内外侧髌股关节间隙是否对称等。

3.髌骨不稳测量指标　应熟悉髌骨不稳各项测量指标的X线测量方法与正常参考值。

二、CT检查

螺旋CT薄层扫描配合多平面重建，细致观察膝关节骨性结构和关节周围软组织病变，可提供较平片更加丰富的诊断信息。当X线观察到可疑骨折或损伤，或者临床质疑但X线无法提供确切的肯定或否定诊断时，应及时建议CT进一步检查。

1.膝关节组成骨　观察膝关节各组成骨的形态和密度，应以原始横断位骨算法薄层扫描图像为基础，参考MPR图像，不应以重建图像观察代替横断位图像，更不可以单纯凭容积再现（VR）图像进行诊断。

2.膝关节面　CT对于髌骨-股骨关节面的显示非常理想，可以轻松地评估关节面的连续性和光滑度，并可测量髌股关节的各个参数，提供髌骨不稳的诊断依据。但胫股关节面与扫描平面平行，横断位CT图像显示不佳，应结合冠状位和矢状位重建图像。

3.膝关节囊　关节囊有无肿胀、积液、积气和液平等，如膝关节周围骨折，常伴髌上囊内骨髓脂肪漏出和出血，产生特征性的"脂血征"。

4.膝关节周围软组织　应重视软组织的观察，软组织损伤的判断能够为正确诊断提供有价值的诊断线索。CT对软骨、肌腱、韧带和半月板等结构显示较差，通常难以判断正常和病变，但对膝关节周围软组织的显示仍有一定的价值，特别是在创伤急诊的情况下，应仔细观察，为临床提供尽可能多的疾病信息。

5.血管　临床怀疑血管损伤，或平扫CT观察到血肿形成时，应仔细判断与周围大血管的关系，如不能排除血管损伤、真性或假性动脉瘤形成时，应果断建议进一步CTA或增强CT检查，以免贻误临床治疗时机。

三、MRI检查

1.膝关节组成骨　常规MRI能够较好地显示骨骼的形态和骨髓信号，对骨骼的早期病变较X线和CT敏感许多。应了解正常骨髓信号随年龄的动态变化过程，以及骨骼的不同解剖部位（关节面下、骨骺、干骺端及骨干等）骨髓信号的变化规律。MRI能清晰显示关节面软骨下骨（骨性终板），应仔细观察软骨下骨的连续性、厚度及信号等，为损伤的诊断和分期提供有价值的信息，如自发性骨坏死常累及股骨髁软骨下骨。

2.关节面软骨和髌软骨　MRI是目前唯一能够在体显示软骨的影像学技术，关节面软骨、髌软骨及软骨生长板损伤是关节损伤评估的重要内容，关系到关节损伤的严重性和疾病的预后。

3.半月板　是膝关节的特殊解剖结构，应熟悉半月板的正常形态、解剖变异、信号、附着和固定结构等，对半月板的损伤进行全面评价，包括信号变化、撕裂位置、撕裂形态、游离半月板碎片等进行细致准确描述，避免笼统地诊断半月板损伤。对于术后半月板的评价，不应套用术前诊断经验，轻易地诊断"半月板撕裂"，因充分了解手术的相关情况，慎重下诊断，必要时可以通过关节MRI造影协助诊断。

4.韧带和肌腱　膝关节周围韧带和肌腱极其复杂，正确诊断依赖于对关节解剖和正常MRI表现的熟知。仔细了解损伤方式、临床症状和体征、损伤机制等对于诊断至关重要，如一过性髌骨脱位，患者能明确地描述损伤过程中髌骨脱位历史，但等患者就诊时髌骨已经复位，MRI能够通过髌内侧支持带结构、髌骨内侧与股骨外侧髁骨"对吻"挫伤等线索，还原患者的创伤过程，做出明确的诊断。

5.滑囊和关节囊　滑囊与关节囊改变是许多关节创伤的间接反映和有价值的线索，应熟悉各个滑囊与关节囊的解剖位置，这对滑囊病变与膝关节周围众多的囊性病变相鉴别有重要的价值。应熟悉各滑囊改变与常见疾病的关系，如髌前滑囊炎常因跪地习惯或相关职业摩擦造成，髂胫束滑囊炎与长跑密切相关等。

6.滑膜皱襞和脂肪垫　应熟悉滑膜皱襞的存在和变异，滑膜皱襞通常没有临床意义，不应将正常滑膜皱襞误诊为其他病变，部分患者也可因滑膜皱襞冗长引起"滑膜皱襞综合征"。膝关节周围脂肪垫是正常结构，通过脂肪垫的信号和形态异常，能够为膝关节的损伤提供诊断线索和依据。

7.血管神经　膝关节周围血管丰富，MRI能够在不增强扫描的前提下对血管进行大致地判断，常见的有静脉曲张、动脉扩张或狭窄等。当然，如怀疑血管性疾病存在，可建议进一步CTA或CE-MRA检查。平扫磁共振对神经的显示不足，通常情况下难以进行判断，但在意外发现膝部肿瘤的情况下，可以通过"神经出入征"诊断神经鞘瘤。

8.膝部周围其他软组织　包括肌肉、脂肪间隙、皮下脂肪、皮肤等，MRI均能提供较好的评价。

（龚向阳）

第四节　临床查体

膝痛是膝关节急性和慢性损伤的常见症状，约25%的成年人有膝痛病史。临床病史和查体是疾病的诊断中不可或缺的一步。仔细了解患者病史非常重要，包括年龄、疼痛的位置、发作和持续时间、疼痛的程度、疼痛的发生机制、是否存在系统性疾病、关节肿胀情况、疼痛的诱发因素、以及有无相关的医疗或手术史等。要快速评估是否存在紧急的情况，需要紧急处置的患者通常有严重疼痛、肿胀、关节不稳定、无法承重，或有关节感染的迹象，如发热、肿胀、红斑和活动范围有限。膝关节的临床检查方法包括望诊、触诊、运动范围和力量评估、神经血管评估和特殊（激发性）测试。

一、病史

在评估膝关节疼痛时，患者的病史是关键，包括以下内容：①年龄、疼痛的位置、发作、持续时间和程度；②局部或系统症状；③肿胀史；④任何诱发创伤的描述；⑤相关的医疗或外科手术病史。损伤严重的患者通常伴有严重疼痛、立即出现的肿胀、关节不稳或无法承量，这些通常意味着骨折、脱位、肌腱或韧带断裂。

二、疼痛部位

（一）前方

局限性膝关节前方疼痛常提示髌骨、髌腱或其附着物受累。膝前隐痛或疼痛，并因久坐或爬楼梯而加重，是髌股疼痛综合征的常见症状。运动员或其他成年人因过度跑步或跳跃运动，可发展成股四头肌腱或髌腱病（Jumping knee）。青少年在快速生长期隐匿性膝关节前疼痛伴过度使用提示 Osgood-schlater 病（胫骨骨骺炎）或 Sinding-Larsen-Johansson 综合征（髌骨远端骨骺炎）。髌前滑囊炎也可引起髌骨局部疼痛和肿胀，可伴有局部钝性损伤、感染等。

（二）内侧或外侧

膝内侧或外侧疼痛伴压痛可由急性和慢性损伤引起，可能提示半月板紊乱或副韧带扭伤或断裂。鹅足滑囊炎是过度使用或钝性损伤引起膝内侧疼痛的常见原因，膝关节的屈伸可使疼痛加剧。青少年膝关节内侧疼痛伴或不伴髋关节疼痛时，应评估由股骨头（生长板）骨折引起的股骨头骨骺滑脱。跑步或自行车爱好者的慢性膝关节外侧疼痛，需考虑髂胫束综合征。

（三）后方

孤立性后膝疼痛较少见，可由症状性腘窝囊肿（Baker's cyst）引起。急性创伤后膝关节疼痛需考虑后交叉韧带、半月板后部、肌腱损伤或神经血管结构损伤。慢性膝后疼痛可提示肌腱病变。

（四）弥漫性

50 岁以上成年人的慢性弥漫性膝关节疼痛通常可归因于膝关节退行性骨性关节炎，特别是疼痛表现为晨轻暮重或负重活动而加剧。急性发作的弥漫性非创伤性膝关节疼痛（在数小时或数天内）可提示感染性关节炎、痛风或类风湿关节炎，当疼痛为双侧或同时发生在其他关节时，尤其怀疑是后者。在青少年中，活动后加重的非创伤性或不明原因的弥漫性膝关节疼痛，需要影像学评估是否存在骨软骨炎。休息时持续或在夜间加重的疼痛应怀疑恶性肿瘤。

三、机械症状

机械症状，如交锁、屈曲或卡滞，提示关节内部紊乱或不稳定，也可发生在内侧皱襞综合征。半月板或韧带撕裂时可出现爆裂感。膝关节屈曲"锁定"且不能伸展时，应检查半月板是否撕裂。

四、肿胀

如果患者有急性损伤，膝关节积液强烈提示内部紊乱。损伤后立即（几分钟到几小时）出现的肿胀表明韧带断裂、关节内骨折或髌骨脱位；数小时至几天内出现的肿胀表明半月板撕裂。非创伤性肿胀伴红斑或可触摸到皮温升高，意味着痛风或假性痛风、关节感染。局限于髌骨前缘的肿胀提示髌前滑囊炎。

五、损伤机制

在确定损伤机制时，收集有关疼痛发作、损伤期间和之后髌骨的位置，以及随后的负重状态信息很重要。半月板撕裂通常是由负重膝关节扭伤引起的。韧带断裂可能是由于暴力施加在负重、固定的下肢上引起，可以是过大的减速力或直接打击外侧或内侧膝关节。当患者在受伤后和首次就诊时不能行走或跛行至少四步时，应考虑骨折。

六、病史或手术史

初诊医师应该询问患者之前膝关节或其他关节疼痛、损伤或手术。医师还应询问全身疾病情况（如自身免疫或传染病、性传播感染），并回顾自身免疫和退行性疾病的家族史。膝关节损伤、手术史、关节置换的家族史等是膝关节骨性关节炎的危险因素。膝关节骨性关节炎的其他危险因素包括年龄大于50岁、女性和超重等。

七、体格检查

膝关节检查的系统方法包括检查、触诊、活动范围和力量评估、神经血管评估和特殊（激发性）测试等。

（一）检查

体格检查应注意红斑、肿胀、瘀伤、裂伤、严重畸形、变色和任何骨或软组织标志不对称，包括萎缩、外翻或内翻畸形。

（二）触诊

触诊应评估所有骨和软组织标志，了解有无疼痛、皮温升高和渗出。鹅足滑囊炎表现为胫骨近端内侧约3cm远的关节线上的软性结节，而滑膜皱襞可呈现内侧关节线附近或上方一条薄的组织带。关节处比关节上、下组织温暖表明感染或炎症。应在患者仰卧、膝关节伸直的情况下，通过球囊试验和髌上囊"挤奶样"动作来评估积液。

（三）运动范围和力量

膝关节的屈曲和伸展应使用活动范围（主动和被动）和力量测试（0～5级）来评估。膝关节运动范围：0°～ -10°伸展，0°～ 135°屈曲。在运动范围检查期间，检查者应评估髌骨外侧轨迹（"J"征）与髌股关节正常轨迹。

（四）神经血管评估

神经血管评估包括评估轻触觉、髌腱和跟腱的深腱反射（0～4＋），以及对腘、足背和胫后脉搏（0～4＋）的双侧触诊。

（五）特殊（刺激性）试验

特殊（激发性）试验用于评估膝关节的特定结构；这些测试的准确性各不相同，疼痛和积液可能会限制这些测试在急性情况下的有效性，需要重复测试或推迟到积液消退。

（六）膝关节常用查体操作

1. 前交叉韧带

（1）前抽屉试验（anterior drawer test）：患者仰卧于检查台上，将臀部弯曲至45°，膝盖弯曲至90°。

检查者坐在患者足背上以固定，双手环绕腿筋（确保这些肌肉放松），分别在小腿中立位、30°外旋和30°内旋三种位置下，向前牵拉胫骨上端。观察胫骨结节向前移位的程度，移位＞5mm的为异常。

（2）拉赫曼试验（Lachman test）：它和反Lachman试验都是用于检查由于前或后交叉韧带损伤导致的胫骨向前或向后的过度活动。患者仰卧或俯卧位，屈膝约30°角。检查者用一只手固定大腿，另一只手试图向前（Lachman试验）或向后（反Lachman试验）移动胫骨，当出现软性运动终点或缺失，可怀疑交叉韧带损伤，Lachman试验阳性是前交叉韧带功能不全的一个确切证据。

（3）轴移试验（pivot shift test）：患者采取仰卧位，尽可能放松肌肉。检查者一只手抓握患肢的踝关节并抬起，使膝关节伸直，同时施加内旋应力，另一只手置于膝关节外侧，施加外翻应力。对于前交叉韧带断裂的膝关节，此时胫骨会出现前向的半脱位。检查者缓慢屈曲患者膝关节，在屈膝30°～40°时，胫骨会出现突然复位，即为轴移试验阳性。

（4）Jerk试验（Hughston外侧轴移试验）：屈膝90°，小腿内旋外翻位，使膝关节逐渐伸直、在屈曲30°时外侧胫股关节半脱位增大，再进一步伸直则突然出现复位感提示阳性，表明前交叉韧带松弛。

2. 后交叉韧带

（1）后抽屉试验（posterior drawer test）：仰卧位，屈膝90°，检查者拇指放在胫骨结节处，手指放在小腿后部。重复向后推拉小腿近端，胫骨在股骨上向后移动为阳性，提示后交叉韧带部分或完全断裂。

（2）胫骨后沉征（posterior "sag" sign）：在静息状态下，股骨远端支撑在15cm的支架上，脚后跟支撑在检查台上（20°弯曲），无支撑的胫骨近端显示前方凹形轮廓。

（3）股四头肌收缩试验（quad activation）：当患者抬起足跟2～3cm时，胫骨后沉征消失，恢复正常的前轮廓。

3. 半月板

（1）关节线触痛（Joint-line tenderness）：沿膝内侧或外侧触诊至股骨和胫骨髁间的关节线，触诊疼痛是阳性发现。

（2）回旋挤压试验（McMurray test）：又称为回旋研磨试验。取仰卧位，使患者髋关节和膝关节充分屈曲。尽量促使足跟碰及臀部。检查外侧半月板时，检查者一手握膝部，以稳定大腿及注意膝关节内的感觉，另一手握足部使小腿在充分外旋、外展位伸直膝关节，在伸直过程中，股骨髁经过半月板损伤部位时，因产生摩擦，可感触到或听到弹响声，同时患者感觉膝关节外侧有弹响和疼痛。检查内侧半月板时，使小腿充分内收、内旋位伸直膝关节时，出现膝关节内侧有弹响和疼痛。用于检查膝关节半月板有无裂伤。

（3）Thessaly试验：医师应握住患者伸出的手，患者平直地站在地板上，膝盖弯曲20°，内外转动膝盖三次。另一只膝盖弯曲以避免与地板接触。患者报告的内侧或外侧关节线疼痛为阳性。

（4）过伸试验：膝关节完全伸直并轻度过伸时，半月板破裂处受牵拉或挤压而产生剧痛。

（5）过屈试验：将膝关节极度屈曲，破裂的后角被卡住而产生剧痛。

（6）研磨试验（apley test）：患者俯卧，膝关节屈成90°，检查者将小腿用力下压，并且做内旋和外旋运动，使股骨与胫骨关节面之间发生摩擦，若外旋产生疼痛，提示为内侧半月板损伤。此后将小腿上提，并做内旋和外旋运动，如外旋时引起疼痛，提示为内侧副韧带损伤。

（7）蹲走试验（鸭步试验）：患者蹲下走鸭步，并不时变换方向，或左或右。如果患者能很好地完成这些动作，可以除外半月板后角损伤。如果因为疼痛不能充分屈曲膝关节，蹲走时出现响声及膝部疼痛不适，视为阳性结果。半月板后角破裂病例在蹲走时弹响声是很明显的。主要用来检查半月板后角有无损伤，本试验仅适用于检查青少年患者，特别适用于大规模体检时检查半月板有无损伤。

（8）摇摆试验：屈膝30°左右，一手握住患者踝关节做膝关节内外翻和屈伸动作，一手拇指置于关节间隙，感受关节间隙内半月板，出现疼痛、凸起和响声表示阳性。

4. 关节积液

（1）冲击试验（ballottement test）：用两个或三个手指快速、准确地向后推髌骨，在大量关节渗出的情况下，髌骨下降到滑车，以明显的冲击力撞击滑车，然后恢复原来的位置。

（2）浮髌试验：患腿膝关节伸直，放松股四头肌，检查者一手挤压髌上囊，使关节液积聚于髌骨后方，另一手示指轻压髌骨，如有浮动感觉，即能感到髌骨碰撞股骨髁的碰击声；松压则髌骨又浮起，则为阳性。

5.髌股关节

（1）髌骨恐惧试验（patellar apprehension test）：患者取仰卧或坐位，膝关节屈曲30°，检查者用拇指向外推移髌骨，当髌骨接近半脱位时，患者即收缩股四头肌使髌骨复位，同时患者产生恐惧不安和恐怖的表情即为阳性。

（2）Q角：髂前上棘到髌骨中点连线代表股四头肌牵拉力线，从髌骨中点到胫骨结节连线与股四头肌牵拉力线相交之角即为Q角，Q角越大，使髌骨外移分力越大，≥20°考虑异常。

（3）"J"征：是病理性髌骨活动轨迹的标志，是指髌骨在完全伸展时侧向半脱位，在早期屈曲时缩入股滑车的倒"J"形过程，可通过主动和被动运动观察到，它被认为是一种严重不稳定的症状，很难治疗。

6.侧副韧带

（1）内外翻应力试验（valgus and varus stress tests）：也称为侧方应力试验，膝关节完全伸直与屈曲20°～30°，做被动膝关节内翻与外翻动作，并与对侧做比较。如果有疼痛，或发现内翻外翻角度超出正常范围并有弹跳感时，提示有侧副韧带扭伤或断裂。

（2）研磨试验（apley test）：见前述，如外旋时引起疼痛，提示为内侧副韧带损伤。

7.鹅足腱　鹅足腱压迫试验：屈膝90°，患者主动内旋小腿，术者予以抗阻力使小腿外旋，如果患者述胫骨髁内侧相当于鹅足腱起始处疼痛即为阳性。

（龚向阳）

参 考 文 献

［1］蔡华琦，Koirala A，张继扬，等，2018．X线数字断层融合成像在胫骨平台骨折Schatzker分型诊断中的价值．中华骨科杂志，38（6）：675-682.

［2］程晓光，崔建岭，2018．肌骨系统放射诊断学．北京：人民卫生出版社.

［3］蒋青，宋知非，骆东山，等，2002．双下肢全长负重位X线片在全膝关节置换术中的应用价值．中华骨科杂志；22（5）：284-287.

［4］李真林，倪红艳，2017．中华医学影像技术学MR成像技术卷．北京：人民卫生出版社.

［5］尚小可，郑君，温鹏，等，2018．人类与实验动物半月板解剖及超微结构的比较．宁夏医科大学学报，40（10）：1231-1234.

［6］田军，巩武贤，张殿星，2011．数字化断层融合在隐蔽骨折诊断中的应用．中华放射学杂志，45（6）：566-568.

［7］王大平，雷益、肖德明，2011，膝关节运动医学常见疾病影像学图谱．湖南科学技术出版社.

［8］殷玉明，潘诗农，2012．MR关节造影的临床应用．中华放射学杂志，46（3）：197-202.

［9］袁慧书，徐文坚，2016．骨肌系统影像检查指南，北京：清华大学出版社.

［10］张朝佑，2009．人体解剖学．第3版．北京：人民卫生出版社.

［11］Bronstein RD，Schaffer JC，2017．Physical examination of knee ligament injuries．J Am Acad Orthop Surg，2017，25（4）：280-287.

［12］Bunt C，Jonas CE，Chang JG，2018．Knee pain in adults and adolescents：the initial evaluation．Am Fam Physician，98（9）：576-585.

［13］Lansdown DA，Ma CB．Clinical utility of advanced imaging of the knee．J Orthop Res，2020，38（3）：473-482.

［14］Lecouvet F，van Haver T，Acid S，et al，2018．Magnetic resonance imaging（MRI）of the knee：Identification of difficult-to-diagnose meniscal lesions．Diagn Interv Imaging，99（2）：55-64.

［15］Liu YW，Skalski MR，Patel DB，et al，2018．The anterior knee：normal variants，common pathologies，and diagnostic pitfalls on MRI．Skeletal Radiol，47（8）：1069-1086.

［16］Tan K，Yoong P，Toms AP，2014．Normal anatomical variants of the menisci and cruciate ligaments that may mimic disease．Clin Radiol，69（11）：1178-1185.

第二章

关节对合关系异常

第一节　胫股关节排列异常

胫股关节排列异常（tibiofemoral malalignment）缺乏明确的定义和分类，既是半月板损伤、韧带撕裂、骨关节炎及手术后的继发改变，也是骨关节炎的重要成因之一。本节主要讨论下肢膝内翻（genu varum）和膝外翻（genu valgum）畸形。

【病因】

膝内翻是指膝关节向内成角畸形（"O"形），膝外翻是指膝关节向外成角畸形（"X"形），其中以膝外翻发生率更高。膝内翻和膝外翻的病因一般可分为生理性（发育性）和病理性。

（一）生理性

生理性较多见，是儿童正常年龄相关变化的一种表现。新生儿和婴儿通常有膝关节内翻，这是延续了胎儿在子宫内的状态。当孩子开始走路后，内翻角度逐渐开始矫正，一般在开始行走后6个月内或18～24月龄时得到矫正。而后，在2～3岁时会有外翻改变，6～7岁时会恢复至成人的正常形态。因此，2岁以后出现膝内翻是不正常的，而2岁以内的膝内翻可能是生理（发育性）改变，多发生在开始走路较早或体重较重的儿童。

（二）病理性

儿童下肢在持续生长的过程中，存在影响下肢生长的疾病或者应力均有可能导致胫股关节排列异常：①继发于佝偻病、脊髓灰质炎、Blount病、黏多糖病等原发性疾病；②继发于化脓性关节炎、骨髓炎等感染性疾病；③继发于创伤；④经常使用学步车、参加对抗性运动等活动；⑤儿童在8岁以上出现的特发性膝内翻或者膝外翻。

【临床表现】

本病多见于儿童，女性多于男性。膝内翻病变多在胫骨近端，而膝外翻多在股骨远端。病变多累及双侧，据统计，双侧膝内翻约占25%，双侧膝外翻约超过60%，其余为单侧不对称病变。临床上可出现易跌倒、步态异常、膝关节不适及疼痛等症状。检查时可见患者在平卧位、站立位及行走时的胫股关节排列改变。

（一）膝内翻

平卧时下肢伸直、髌骨朝向正前方，双内踝并拢，双膝不能并拢，呈"O"形或"D"形，测量双股骨内髁之间的距离，以判断膝内翻程度。站立位自髂前上棘至髌骨中心的重力线偏向外侧通过第3、4、5跖骨。双足可正常或存在内旋或外翻。行走时，若下肢负重期出现膝关节向外侧突出，表示膝外侧副韧带松弛（图2-1-1 A）。

（二）膝外翻

平卧时下肢伸直、髌骨朝向正前方，双膝并拢，双内踝不能并拢，呈"X"形或"K"形，测量双内踝之间的距离，以判断膝外翻程度。站立位双足尖可偏向内侧，使重力线通过第2跖骨。行走时，若下肢负重期出现膝关节向内侧突出，表示膝内侧副韧带拉长（图2-1-1 B）。

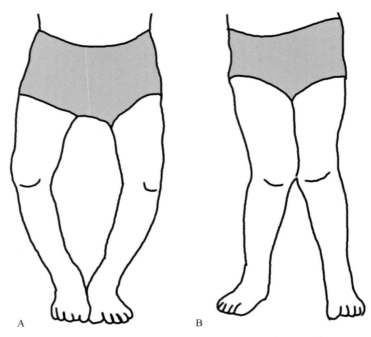

图2-1-1　膝内翻示意图（A）和膝外翻示意图（B）

【分类和分级】

胫股关节排列异常根据成角畸形的方向可分为膝内翻和膝外翻。根据其病因可分为生理性和病理性，其中生理性较为多见，可随着儿童生长发育而得到自发的纠正。膝内翻根据常态膝距和主动膝距进行分度，常态膝距是指直立时两足踝部靠拢、双腿和膝关节放松时，双膝关节内侧的距离；主动膝距是指直立时两足踝部靠拢、腿部和膝关节向内用力并拢时，双膝关节内侧的距离。根据常态膝距和主动膝距，膝内翻分为Ⅰ度、Ⅱ度、Ⅲ度和Ⅳ度：①常态膝距在3cm以下，主动膝距为0的属Ⅰ度；②常态膝距在3cm以下，主动膝距＞0的属Ⅱ度；③常态膝距在3～5cm的为Ⅲ度；④常态膝距＞5cm的属Ⅳ度。

常态踝距是指在膝外翻时，当患儿保持站立位，双膝关节靠拢，双腿和踝关节放松时的双踝关节内侧距离；主动踝距是指患儿保持站立位，双膝关节靠拢，双腿和踝关节用力并拢时的双踝关节内侧距离，根据这两个指标可将膝外翻分为：①Ⅰ度：常态踝距＜5cm；②Ⅱ度：常态踝距5～10cm；③Ⅲ度：常态踝距＞10cm。最近也有学者提出对患儿拍摄双下肢全长X线片，通过测量股骨与胫骨解剖轴线之间的夹角（股骨胫骨角，FTA角），用于对膝外翻程度的描述，Keblish分类法根据FTA角大小不同分为3度：①轻度：FTA角＜15°；②中度：FTA角15°～30°；③重度：FTA角＞30°。

【影像学表现】

一般出现以下情况需要进行影像学检查：①患儿的膝内外翻没有改善或正在恶化；②受累关节为单侧或不对称；③内、外翻角的位置在胫骨近端干骺端突然出现；④某些临床表现及体征包括身材矮小（骨发育不良）、骨骺及骺板肥大（佝偻病）、外伤或感染史（脑膜炎球菌血症）、胫骨短伴腓骨相对较长、金属中毒史（铅或氟化物）及Ober试验阳性等。X线，尤其是前后位全长片（包括髋关节、膝关节及踝关节），是显示胫股关节排列异常的最佳影像学检查方法。

（一）膝内翻

1.生理性膝内翻　①膝关节和踝关节平面向内倾斜；②胫骨中上1/3处向内成角；③胫骨、股骨内侧皮质变厚、硬化；④骨骺、骺板及干骺端表现正常，骨质无病变表现；⑤胫骨近端干骺端-骨干角＜11°；⑥通常两侧肢体对称性受累。

2.病理性膝内翻　除膝关节向内成角之外，可出现胫内翻（先天性骨骼生长障碍，又称Blount病）、佝偻病、氟中毒、外伤或感染所致股骨远端骨骺和胫骨近端骨骺内侧生长紊乱或骨发育不良（如干骺端发育不良、软骨发育不良、侏儒症）等相应影像学表现。佝偻病最为常见，表现为骺板加宽，边缘不整齐呈毛刷状，骨骺增大，骨小梁粗糙，股骨和胫骨骨皮质密度降低。胫内翻较为常见，通常单侧肢体不对称受累，可有家族史，其影像学特点为胫骨近端干骺端的内侧骨皮质呈锐性向内成角，而胫骨近端外侧的骨皮质几乎仍保持平直。胫骨近端的干骺端内侧骨质疏松甚至碎裂，之后，胫骨近端骨骺向内倾斜，骺板内侧不规则、外侧变宽，胫骨近端干骺端-骨干角＞11°（图2-1-2）。

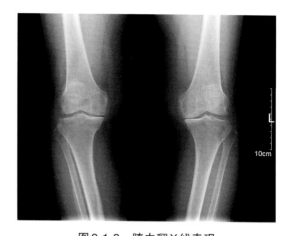

图2-1-2　膝内翻X线表现
女性，78岁。双膝关节疼痛4年，临床诊断双膝骨关节炎

（二）膝外翻

1.生理性膝外翻　①膝关节和踝关节平面向外倾斜；②股骨中下1/3连接处向外成角；③胫骨、股骨外侧骨皮质变厚、硬化；④骨骺、骺板及干骺端表现正常，骨质无病变表现；⑤胫股角增大（男性＞7°；女性＞8°）；⑥两侧肢体对称性受累较常见。

2.病理性膝外翻　除膝关节向外成角之外，可出现原发性膝外翻、膝关节周围的孤立性软骨瘤、多发性内生骨软骨瘤、多发性外生骨疣、外伤或感染所致股骨远端骨骺和胫骨近端骨骺外侧生长紊乱、骨发育不良（如肾性骨病、干骺端发育不良）、神经肌肉瘫痪性疾病所致的髂胫束痉挛或先天性腓骨纵向发育缺陷等的影像学表现。原发性膝外翻与Blount病相似，但方向相反。其特点是胫骨近端的干骺端外侧骨质不规则疏松，骺板外侧不规则压缩（图2-1-3）。

【治疗】

生理性膝内翻、膝外翻多不严重，不会影响患儿日常生活，且多能随年龄自行缓解，故不需特殊干预。

对于轻、中度病理性膝内翻、膝外翻先予以非手术治疗，若明确继发于内科疾病，则需要内科协助病因治疗，并可根据具体情况予以适当外科干预，病理性因素所致严重膝内翻、膝外翻畸形，则由于对患儿日常生活影响大，多不能自行缓解，需要及时外科干预治疗以减少其致残率。

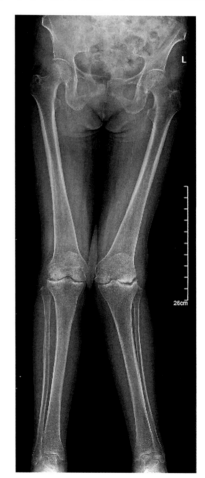

图2-1-3　膝外翻X线表现
女性，67岁。双膝关节疼痛活动受限20年，临床诊断类风湿关节炎

（叶　琴　龚向阳）

第二节　髌骨不稳

至今有多种术语用于描述异常的髌股关节对合关系，命名方式混杂，缺乏明确的定义。相关术语包括髌骨不稳、髌骨软化症、髌骨轨迹异常、髌股关节综合征和膝前痛等，对于不同的医师可能有着不同的含义。

目前常使用髌骨不稳（patellar instability）来描述髌股关节对合关系的异常。髌骨不稳是一个连续过程，从只有膝前痛，到偶然发生的髌骨半脱位/脱位，甚至发生更严重的不稳定，直至髌骨永久脱位，不再复位至股骨滑车。髌骨不稳，是青少年膝前痛和（或）膝关节功能障碍的最常见原因之一。

【病因】

（一）髌股关节解剖及其生物力学稳定机制

髌股关节通过多重的解剖结构将髌骨限制于关节内，可分为主动稳定结构（股四头肌）、被动稳定结构（髌骨内外侧支持带）和静力稳定结构（髌股关节面的骨软骨结构）。膝关节屈曲0°～20°时，重要的稳定结构是内侧髌股韧带（medial patellofemoral ligament，MPFL），占髌骨外移总对抗力的53%。屈曲至30°时，MPFL由紧变松且髌骨开始接触股骨滑车，股骨外侧髁在稳定髌股关节稳定中起最重要的作用，占髌骨外移总对抗力的70%。股内斜肌（vastus medialis oblique muscle，VMO）在膝关节屈曲任何角度中均起次要作用（图2-2-1）。

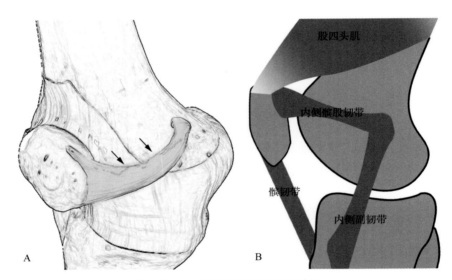

图2-2-1　内侧髌股韧带解剖示意图

MPFL起自股骨收肌结节与内上髁间，止于髌骨内侧缘中上部，是维持髌骨稳定的最重要的被动稳定结构（箭）

（二）髌骨不稳的病因及发病机制

髌骨脱位的病因可分为两类：一类是解剖学因素，即髌骨不稳危险因素；另一类是非解剖学因素，包括女性、运动及暴力等（详见后续第三节"髌骨脱位"）。在没有髌骨不稳危险因素的情况下，髌骨从创伤中脱位并不常见的。髌骨不稳的危险因素尚不完全清楚。Dejour和Walch在1987年将其归结为下述四个主要和一些次要的危险因素。

1. 主要危险因素

（1）髌骨高位：青春期的过度生长会引起髌骨生理性高位。病理性髌骨高位是由髌韧带过长或者股四头肌挛缩导致的，而不是胫骨结节的下移。有报道认为，髌韧带因外伤发生撕脱或因运动引起的微小损伤致使髌韧带上移。髌骨位置高于股骨滑车沟，接触面积减小，从而降低了滑车对抗髌骨外移的作用。

（2）股骨滑车发育不良：人类的股骨滑车形态是直立行走进化的结果，形态异常具有先天性和家族性。在发育过程中运动负荷减少，可使股骨远端内侧髁和（或）中间部发生病理改变而产生滑车发育不良。形态异常的股骨滑车与髌骨无法精确对合，造成髌股关节的稳定性显著下降。Dejour等将股骨滑车发育不良分为四型：Ⅰ型股骨滑车沟较浅；Ⅱ型股骨滑车沟扁平或突出；Ⅲ型股骨滑车关节面不对称，即股骨滑车内侧面发育不良及外侧关节面突出；Ⅳ型股骨滑车发育不全、垂直关节及悬崖样改变（图2-2-2）。

（3）胫骨结节-股骨滑车沟（TT-TG）距离增大：TT-TG距离反映了作用于髌骨的外向力，能够量化

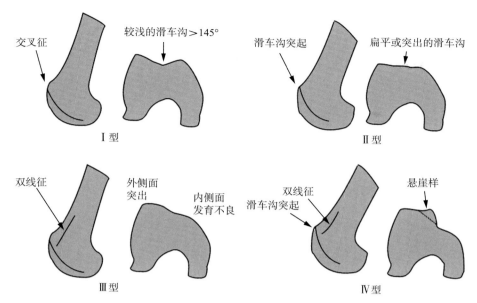

图 2-2-2　股骨滑车发育不良分型

Ⅰ型：交叉征，股骨滑车沟在横断面上较浅；Ⅱ型：出现交叉征和滑车沟突起，股骨滑车沟在横断面上扁平或突出；Ⅲ型：出现交叉征和双线征，股骨滑车内侧面在横断面上发育不良。Ⅳ型：交叉征、滑车沟突起和双线征均出现，股骨滑车在横断面上呈悬崖样

临床评估的 Q 角。胫骨结节位置主要由基因决定，也有报道认为异常运动负荷导致胫骨结节的发育不良。胫骨结节外移使 TT-TG 距离增大，作用于髌骨的外向力加大，导致髌骨外侧移位（图 2-2-3）。

（4）其他因素：目前认为髌骨倾斜不是一个独立的解剖学危险因素，而是 TT-TG 距离增大、髌骨高位、股骨滑车发育不良、MPFL 松弛及膝关节不同程度屈曲的结果，导致髌骨易发生脱位。

2.次要危险因素

（1）内侧髌股韧带松弛：94% 以上首次髌骨脱位患者会出现 MPFL 损伤，成年患者多发生在 MPFL 股骨侧，而儿童患者则多位于髌骨侧。因此在膝关节轻度屈曲时，MPFL 缺乏足够的张力来对抗髌骨外移。

（2）髌骨发育不良：Wiberg 在 30° 屈曲角下的横断位片上定义了三种髌骨类型，而 Baumgartl 在此基础上增加了第四种类型，包括Ⅰ型髌骨内侧关节面凹面，并与外侧关节面等宽；Ⅱ型髌骨内侧关节面凹面，并较外侧关节面窄；Ⅲ型髌骨内侧关节面陡峭，明显并比外侧关节面窄；Ⅳ型髌骨内侧关节面凸出。形态异常的髌骨与股骨滑车缺乏精确的对合，

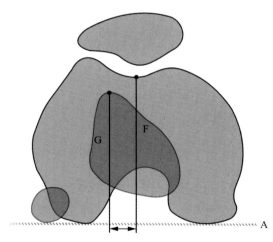

图 2-2-3　TT-TG 距离测量示意图

在 CT 扫描上通过叠加两个层面进行测量，第一个层面是滑车测量平面，第二个层面是显示胫骨结节近端的平面。分别经过滑车最低点（F）和胫骨结节中点（G）向股后髁轴（A）所做垂线，G-F 之间的距离即为 TT-TG 距离

导致无法维持髌骨的静力稳定（图 2-2-4）。

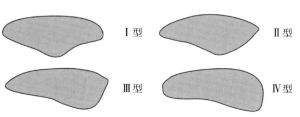

图 2-2-4　髌骨 Wiberg 分型示意图

Ⅰ型髌骨内侧关节面凹面，并与外侧关节面等宽；Ⅱ型髌骨内侧关节面凹面，较外侧关节面窄；Ⅲ型髌骨内侧关节面陡峭，较外侧关节面窄；Ⅳ型髌骨内侧关节面凸出

【临床表现】

髌骨不稳多见于爱好运动的年轻人，女性多于男性。据统计，20岁以内患者约占2/3，随着年龄增长，发病率也随之下降。首次髌骨脱位常有明确的运动损伤史，表现为膝关节肿胀、剧烈疼痛及活动受限。复发性髌骨不稳既往有一次或以上髌骨向外脱位。多数复发性髌骨不稳的临床症状无特异性，以膝前部持续性钝痛为主，上楼梯、久蹲坐位时加重，休息后可缓解。膝关节偶发无力感，发软或弹响。习惯性髌骨脱位通常没有外伤史，伸膝或屈膝过程中即可发生脱位，可有家族史。被动性髌骨脱位与习惯性髌骨脱位的不同在于偶然发生，在恐惧试验或膝关节某个特定位置下出现脱位，多见于髌骨内侧稳定结构松弛的患者。先天性和发育性髌骨脱位可出现膝关节外观异常、易跌倒、步态异常等表现。

常用的体格检查有：①Q角测量。Q角是指股四头肌力线（由髂前上棘到髌骨中心的连线）和髌韧带力线（髌骨中心到胫骨结节的连线）的夹角。女性的正常Q角（15°～20°）比男性（8°～15°）要大，可以解释女性更容易发生髌骨不稳（图2-2-5）。②髌骨恐惧试验。患者放松，检查者仰卧屈膝30°，将髌骨侧方外推呈半脱位。试验阳性时患者会突感疼痛并试图伸膝来阻止髌骨的推移。③髌骨研磨试验。压迫髌骨于滑车沟内向内外上下移动，出现膝前部疼痛为阳性。④其他。髌骨被动倾斜试验、轨道试验等。

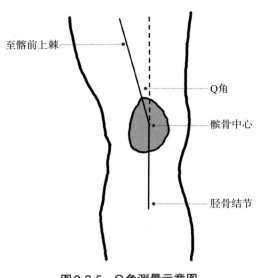

至髂前上棘

Q角

髌骨中心

胫骨结节

图2-2-5 Q角测量示意图

【分类和分级】

（一）髌骨不稳的标准术语与定义

由于缺乏描述不同类型髌骨不稳的标准术语和定义，临床和文献中常引起混淆和困惑。例如，尽管没有髌骨不稳严重程度的分级，但文献中已经使用了"轻度髌骨不稳"这个术语。慢性髌骨不稳可能是指第一次髌骨脱位后复发的髌骨脱位或持续的症状。因此我们对不同类型髌骨不稳的术语和定义进行了归纳，以利于共同讨论。

（1）髌骨半脱位：髌骨脱离股骨滑车且部分失去正常的关节对合关系。

（2）髌骨脱位：髌骨脱离股骨滑车且完全失去正常的关节对合关系。

（3）首次髌骨脱位：第一次出现髌骨脱位。

（4）复发性髌骨脱位：两次以上反复出现髌骨脱位。

（5）被动性髌骨脱位：在髌骨恐惧试验或膝关节特定位置下出现髌骨脱位。

（6）习惯性髌骨脱位：在膝关节屈伸过程中发生髌骨不自主脱位。

（7）先天性髌骨脱位：伴有特征性肢体畸形的宫内髌骨脱位。

（8）发育性髌骨脱位：髌骨不稳在出生时不存在，但在行走年龄后出现。

（二）髌骨不稳的分类

髌骨不稳的分类尚未达成共识，不同的学者有着不同的理解。Chotel等根据出现髌骨不稳的年龄将其分为先天性髌骨脱位（出生时）、永久性髌骨脱位（5岁前）、屈曲时习惯性髌骨脱位（5～8岁）、伸展时习惯性髌骨脱位及复发性髌骨脱位（青少年）。Sillanpaa等将髌骨不稳分为原发性髌骨不稳和继发性髌骨不稳。Hiemstra等参考肩关节不稳分类系统将髌骨不稳分为WARPS（虚弱、非创伤性、解剖学异常、疼痛及半脱位）和STAID（强壮、创伤性、解剖学正常、不稳及脱位）。Shital等的分类方法较常用，其中复发性髌骨不稳是临床上最为常见的类型。Parikh和Lykissas总结了300多例髌骨不稳病例，提出了表2-2-1的分型。

表2-2-1　髌骨不稳的分型

Ⅰ型	首次髌骨脱位
A	伴骨软骨损伤
B	不伴骨软骨损伤
Ⅱ型	复发性髌骨不稳
A	复发性髌骨半脱位
B	复发性髌骨脱位
Ⅲ型	易脱位的髌骨
A	被动性髌骨脱位
B	习惯性髌骨脱位
Ⅳ型	已脱位的髌骨（先天性及发育性髌骨脱位）
A	可复位
B	不可复位

【影像学表现】

由于病因不同、出现时间不同及其多因素的性质，髌骨不稳的治疗方案已超过100多种。因此无论哪种类型的髌骨不稳，在明确膝关节损伤情况的同时，都需要评估其潜在危险因素，以明确诊断及指导治疗管理。

1. 髌骨倾斜　X线包括了正位片、侧位片及轴位片。完美的侧位片要求股骨内外髁后缘完全重叠。目前还没有一种公认的拍摄轴位片的标准方法，较常用的是Merchant法，即仰卧位屈膝45°摄片。在正位片上髌骨倾斜的诊断价值不高。在侧位片上，正常的髌骨外侧缘在前，关节嵴在后。当两者重叠或位置相反则提示髌骨倾斜。在轴位片上测量髌骨倾斜的常用指标包括以下几种：①Laurin角（又称外侧髌股角）。正常情况下，该角开口向外的锐角，若不能成角或开口向内则提示髌骨倾斜。②Grelsamer角。正常值范围为2°±2°，诊断倾斜的界值为>5°。③髌股指数。正常范围≤1.6。若该值>1.6则提示髌骨倾斜（图2-2-6，图2-2-7）。

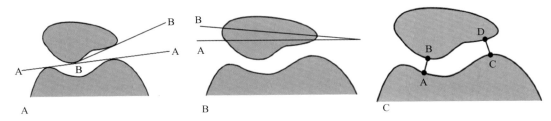

图2-2-6　髌骨倾斜的常用X线测量指标

A.Laurin角：做股骨内、外侧髁最高点的切线（A）与沿髌骨外侧关节面延长线（B）的夹角（∠α）；B.Grelsamer角：髌骨内外侧边缘连线（A）与水平线（B）之间的角（∠α）；C.髌股指数：做髌股关节内侧面最窄处连线AB与外侧面最窄处连线CD，计算两者长度比值AB/CD。

与X线相比，CT/MRI能够在膝关节完全伸直时扫描，避免了随着膝关节屈曲，滑车可能会降低或纠正髌骨倾斜和半脱位而引起的漏诊。另一个优势在于CT/MRI为测量指标提供了较恒定的参考线，即股骨后髁轴线。其测量指标：①髌骨倾斜角较常用，即股骨后髁轴线与髌骨最大横径线之间的夹角，若超过20°提示髌骨倾斜。②Fulkerson角是股骨后髁轴线与髌骨外侧关节面延长线之间的夹角。髌骨倾斜随着膝关节屈曲和是否负重有所变化。若将这些条件整合入测量指标中，描述髌骨倾斜更加精确（图2-2-8，图2-2-9）。

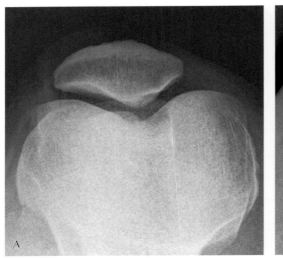
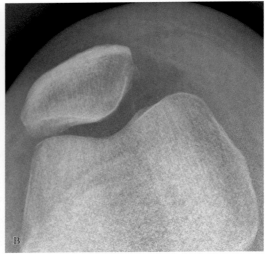

图2-2-7　正常髌骨和髌骨倾斜

A.男性，38岁。外伤后左膝疼痛1天，髌骨轴位片正常。B.女性，27岁。左髌骨外伤后疼痛1天

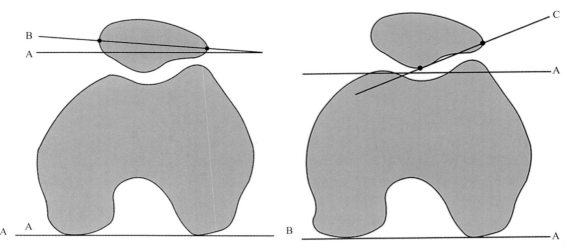

图2-2-8　髌骨倾斜常用CT/MRI测量指标

图片显示为股骨髁最后缘的横向层面，做股骨内外后髁之间的连线［股骨后髁轴线（A）］为参考线，A.髌骨倾斜角：于髌骨最大长轴的横断面做髌骨长轴延长线（B），A与B之间的夹角；B.Fulkerson角：于髌骨最大长轴的横断面做髌骨外侧关节面延长线（C），A与C之间的夹角

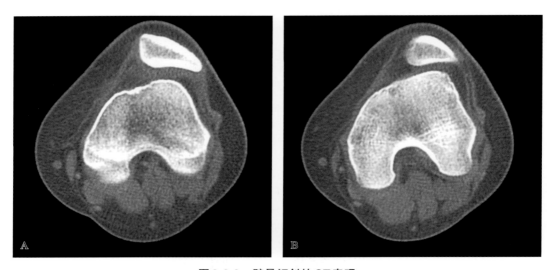

图2-2-9　髌骨倾斜的CT表现

女性，15岁。右髌骨习惯性脱位5年。CT连续层面（A和B）显示髌骨向外倾斜

2.股骨滑车发育不良　在X线轴位片上测量滑车沟角＞145°或滑车沟深度＜3mm，提示股骨滑车发育不良。轴位片常仅显示滑车远端区域而侧位片可显示整个滑车，由于股骨滑车发育不良多发生于滑车近端，侧位片较轴位片更具有诊断价值。股骨滑车发育不良在侧位片上的特征性表现：①交叉征是指滑车沟线与股骨髁轮廓线相交叉，对应扁平的滑车及滑车的最浅部分；②滑车沟突起是指滑车沟距远端股骨前皮质线的高度超过3mm，对应滑车近端的骨性突起；③双线征代表了内外侧滑车高度的明显不对称，对应发育不良的内侧滑车（图2-2-10）。

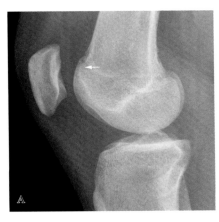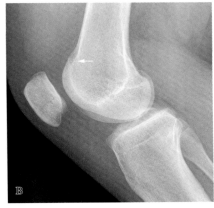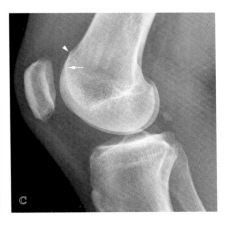

图2-2-10　股骨滑车发育不良X线表现

A.女性，15岁，右髌骨习惯性脱位5年，右膝关节侧位片显示"交叉征"（箭）；B.男性，17岁，发现左髌股关节病10余年，左膝关节侧位片显示"双线征"（箭）；C.男性，18岁，右膝关节扭伤1小时，右膝关节侧位片显示"交叉征"（箭）和"滑车沟突起"（箭头）

可根据这些X线特征表现将股骨滑车发育不良分为四型。Ⅰ型：出现交叉征，股骨滑车沟在横断面上较浅；Ⅱ型：出现交叉征和滑车沟突起，股骨滑车沟在横断面上扁平或突出；Ⅲ型：出现交叉征和双线征，股骨滑车内侧面在横断面上发育不良；Ⅳ型：交叉征、滑车沟突起和双线征均出现，股骨滑车在横断面上呈悬崖样（图2-2-2）。

在侧位片上准确诊断及评估股骨滑车发育不良的类型，需要严格的摄片标准，股骨远端轻微旋转5°便会引起误差。故CT/MRI更多被应用于股骨滑车发育不良的诊断，常用测量参数：①股骨滑车深度，诊断界值＜3mm；②股骨滑车沟角，其诊断界值＞145°；③股骨外侧滑车倾斜角，诊断界值＜11°；④股骨滑车面对称性，诊断界值＜40%。据报道，通过这些测量指标评估股骨滑车发育不良的类型并不可靠（图2-2-11～图2-2-13）。

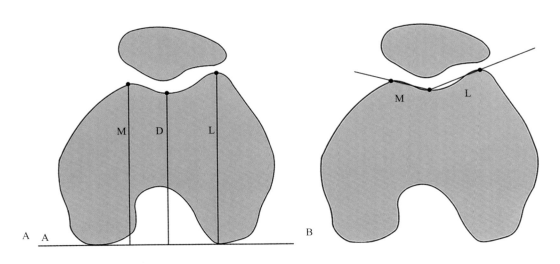

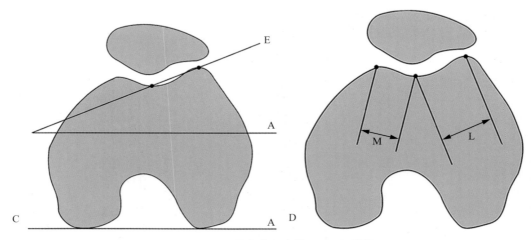

图2-2-11 股骨发育不良的CT/MRI指标

CT以能看到股骨滑车外侧关节面的软骨下骨有轻度的硬化表现，或者股骨髁间窝顶呈现"罗马拱门"的形态的层面作为滑车测量平面；MRI以在头尾方向上第一层完整出现股骨滑车关节软骨的扫描平面或胫股关节面上方3cm处作为滑车测量平面。A.滑车沟深度；M、D、L分别是经过股骨外侧髁最高点、滑车沟最低点及内侧髁最高点做股后髁轴线A的垂线距离，滑车深度＝（M＋L）/2－D；B.滑车沟角：M、L分别是滑车内、外侧关节面延长线，两者之间的夹角；C.外侧滑车倾斜角：外侧滑车关节面延长线（E）与股后髁轴线（A）之间的夹角；D.滑车面对称性：M、L分别是滑车内、外侧关节面长度，滑车面对称性＝M/L

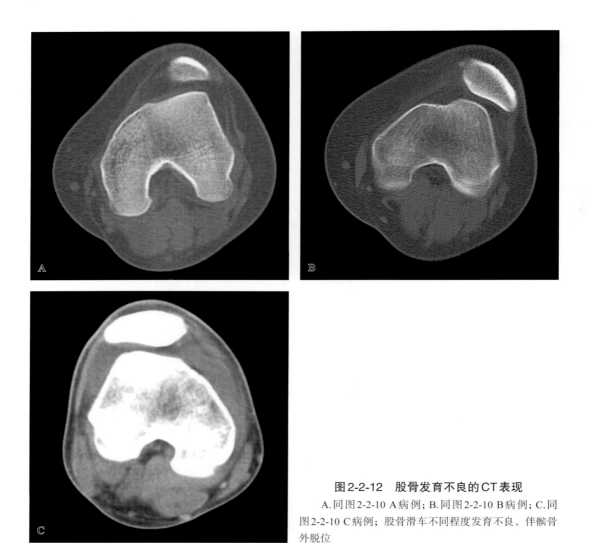

图2-2-12 股骨发育不良的CT表现

A.同图2-2-10 A病例；B.同图2-2-10 B病例；C.同图2-2-10 C病例；股骨滑车不同程度发育不良，伴髌骨外脱位

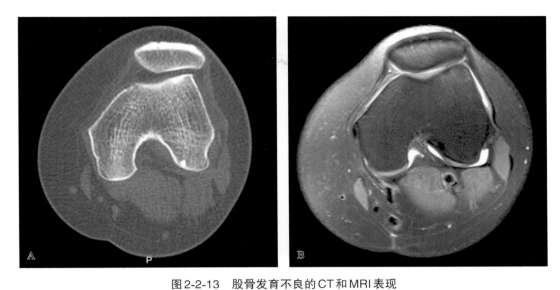

图 2-2-13 股骨发育不良的 CT 和 MRI 表现

女性，26 岁。左膝关节疼痛 6 个月余。CT（A）和 MRI（B）显示股骨滑车发育平坦，髌骨向外侧倾斜

由于技术的进展，三维重建是目前研究热点。不仅具有良好的敏感性和特异性，还更加真实完整地显示出股骨滑车的复杂形状，三维重建虽然提高了临床诊断价值，但因低效率及高成本，目前仍然是研究工具。

3.髌骨高位 X 线上测量髌骨高位的影像学方法主要分为直接测量（髌骨与股骨之间）和间接测量（髌骨与胫骨之间）两类，目前广泛使用的是间接测量的方法。常见的测量指标：①Insall-Salvati 指数（ISI），最常用，其正常范围是 0.8 ～ 1.2，高位髌骨时＞1.2；②Caton-Deschamps 指数（CDI），最可靠，常用于膝关节术后，其正常范围是 0.8 ～ 1.2，高位髌骨时＞1.2；③Blackburne-Peel 指数（BPI），鉴别髌骨高度正常、高位和低位能力最佳，但由于较不可靠，临床很少使用，其正常范围是 0.6 ～ 1，高位髌骨时＞1。其他测量指标还包括了 modified Insall-Salvati 指数（MISI）、modified Caton-Deschamps 指数（MCDI）、Keerati 指数（KI）等（图 2-2-14，图 2-2-15）。

现已证实 X 线上传统测量方法可应用于 CT 或 MRI，但是相应的临界值需要稍作调整。据报道，CT 与 MRI 上的 Insall-Salvati 指数正常比值需要在侧位片的基础上分别增加 0.1 及 0.13。CT 上的 Blackburne-Peel 指数无需调整，而在 MRI 上需要增加 0.09。

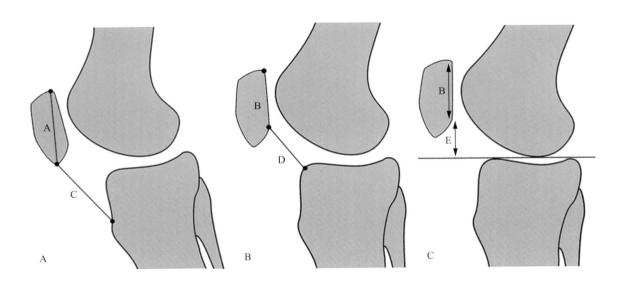

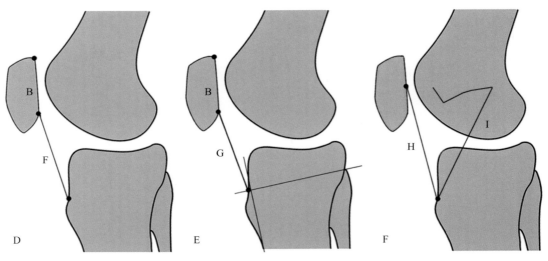

图2-2-14　髌骨高位的测量指标
　　A.Insall-Salvati指数：测量髌骨下缘到髌韧带胫骨附着处近端的距离（C）与髌骨最大对角线长度（A），ISI＝C/A；B.Caton-Deschamps指数：测量髌关节面下缘至胫骨近端前缘间的距离（D）与髌关节面的长度（B），CDI＝D/B；C.Blackburne-Peel指数：测量髌关节面下缘至胫骨平台线之间的垂直距离（E）与髌关节面长度（B），BPI＝E/B；D.modified Insall-Salvati指数：测量髌关节面下缘至髌韧带胫骨附着处近端的距离（F）与髌关节面的长度（B）的比值，MISI＝F/B；E.modified Caton-Deschamps指数：测量髌关节面下缘至修改后胫骨近端前缘间的距离（G）与髌关节面的长度（B），其中修改后胫骨近端前缘是指通过腓骨头垂直于胫骨皮质后缘的直线与胫骨皮质前缘相交点，MCDI＝G/B；F.Keerati指数：H和I分别为髌骨关节面中点和髁间窝顶后角至髌韧带胫骨附着处近端的距离，KI＝I/H

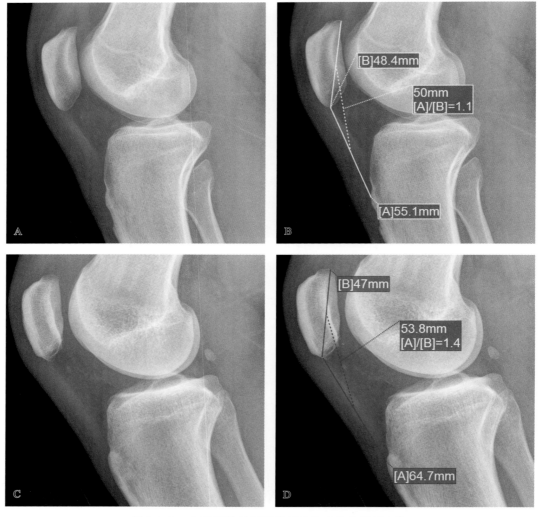

图2-2-15　X线侧位片显示髌骨位置正常和髌骨高位
　　A，B.男性，26岁，外伤后左膝肿痛4天，髌骨位置正常，ISI指数1.1；C，D.男性，18岁，右膝扭伤疼痛1小时，髌骨高位，ISI指数1.4

鉴于MRI对软骨的高分辨力，Biedert等提出一种完全利用MRI技术测量髌骨高度的方法（髌骨滑车指数），可量化髌股关节功能。结果显示，髌骨滑车指数＜12.5%为高位髌骨；髌骨滑车指数＞50%为低位髌骨。髌骨滑车指数的测量受髌骨脱位或半脱位、股骨滑车发育不良及TT-TG距离增大的影响，很难在单幅图像上同时显示股骨滑车最近端软骨和髌骨长轴。因此Dejour等提出了多层面叠加图像来测量矢状面髌股关节对合指数（saggital patellofemoral engagement index，SPE）来判断髌骨高度，一般认为SPE＜0.45提示高位髌骨及髌股关节功能紊乱（图2-2-16）。

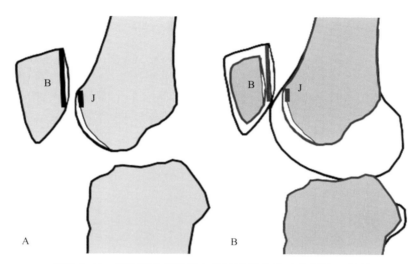

图2-2-16 髌骨滑车指数及矢状面髌股关节对合指数示意图

A.髌骨滑车指数：在正中矢状位图像上B和J分别代表股骨滑车软骨和髌骨软骨相互重叠的长度、髌骨软骨长度，PTI＝J/B；B.矢状面髌股关节对合指数：在显示髌骨最大长轴的图像上作髌骨软骨长度B，在显示股骨滑车最近端软骨的图像上作股骨滑车软骨和B相互重叠的长度J，SPE＝J/B

4.胫骨结节-股骨滑车间沟距离　Goutallier和Bernageau于1978年在屈膝30°的X线轴位片上第一次提出了TT-TG的概念，但CT及MRI的横断面更适合测量TT-TG。在CT扫描上，TT-TG距离正常范围是10～15mm，距离＞20mm提示胫骨结节外移而髌骨外向力增加（图2-2-17）。在MRI上，有研究报道其TT-TG测量值要比CT的TT-TG测量值平均小3.1～3.6mm。Schoettle等还提出了股骨滑车软骨和胫骨结节附着处的髌腱之间的TT-TG，即TT-TG（腱-软骨），其优点在于真正代表了膝关节伸屈时韧带和肌腱的着力点（图2-2-18）。

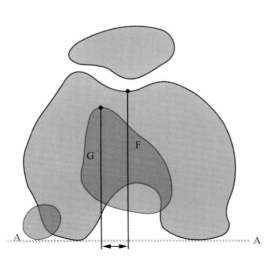
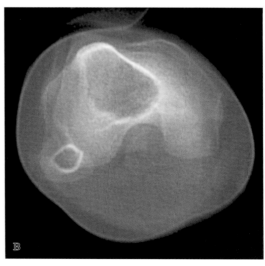

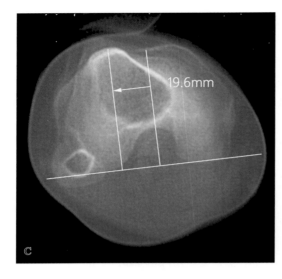

图2-2-17   胫骨结节-股骨滑车间沟距离（TT-TG）测量

A.TT-TG测量示意图，F和G分别是滑车最低点和胫骨结节中点至股骨后髁轴线的垂线，TT-TG为FG之间的距离；B.在CT上的TT-TG，在CT扫描上通过叠加层面进行测量，第一个层面是滑车测量平面，第二层面是显示胫骨结节近端的平面；C.同图B，女性，22岁，TT-TG距离19.6mm

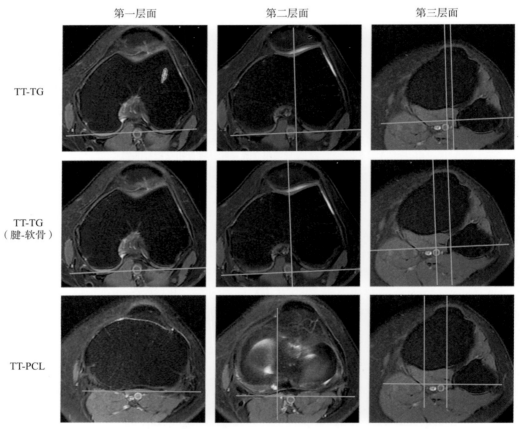

图2-2-18   在MRI上的TT-TG、TT-TG（腱–软骨）及TT-PCL示意图

在MRI扫描上通过叠加三个层面进行测量。第一层面：在显示股骨髁最后缘的横断面上做股骨后髁轴线（骨性或软骨性），在胫股关节面下腓骨小头近端的横断面做胫骨后髁轴线；第二个层面是滑车测量平面或显示后交叉韧带的最近端层面；第三个层面是显示髌韧带于胫骨结节附着处近端的横断面。A.TT-TG是指分别经过滑车最低点和胫骨结节中点向股骨后髁轴线所做垂线之间的距离；B.TT-TG（腱–软骨）是指分别经过股骨滑车的软骨最低点和髌韧带中点向软骨性股骨后髁轴线所做垂线之间的距离；C.TT-PCL是指分别经后交叉韧带内侧缘和胫骨结节中点向胫骨后髁轴线所做垂线之间的距离

TT-TG测量值的可靠性较高，但受股骨滑车发育不良的干扰。TT-TG与膝关节屈曲、负重和旋转具有相关性，膝关节从完全伸直到屈曲过程中，TT-TG随之减小（这是由于膝关节一开始屈曲时候股骨有一定程度的外旋）；负重位比非负重位的TT-TG要小；膝内翻使TT-TG测量值减小。因此同一个膝关节在不同屈曲角、负重及旋转方向下测量的TT-TG也不同。为了不受股骨滑车发育不良及膝关节旋转的影响，

Seitlinger等首次提出了胫骨结节与后交叉韧带之间的距离（TT-PCL）来反映胫骨外移，其值＞24mm为异常。

【治疗】

髌骨不稳的治疗可分为非手术治疗和手术治疗，目前尚无统一的治疗标准。非手术治疗适用于不伴有骨软骨骨折的首次脱位，通过物理治疗起到防止再次脱位的效果。手术治疗的目的是纠正髌骨的异常运动轨迹，改善症状，预防复发。主要分为髌骨近端重排术和远端重排术，以近端重排术最为常用。近端重排术纠正髌骨的移位，包括了膝关节外侧支持带松解术、膝关节内侧支持带紧缩术、内侧髌股韧带重建术、股四头肌内侧头加强术等。远端重排术恢复髌骨在三维空间的正常对位，包括了胫骨结节移位术、股骨滑车成形术、肌腱转位术及髌腱手术。

非手术治疗无效者应考虑手术治疗，以加强髌骨的稳定性、改善症状及预防复发。手术方法较多，如膝关节内侧支持带紧缩术、内侧髌股韧带重建术、胫骨结节移位术、股骨滑车成形术等。但手术方式的选择尚无统一的标准，目前最普遍的方法是内侧髌股韧带重建术，同时纠正严重的骨畸形。

（叶　琴　龚向阳）

第三节　髌骨脱位

髌骨脱离股骨滑车且完全失去正常的关节对合关系，称为髌骨脱位（patellar dislocation），占膝关节创伤性病变的2%～3%，是儿童膝关节外伤性积血的最常见原因。在成人，髌骨脱位是导致膝关节积血的第二大常见原因，仅次于前交叉韧带撕裂。髌骨脱位是髌骨不稳患者主要的临床症状，临床上髌骨脱位通常指髌骨外侧脱位，内侧脱位非常罕见，多数是医源性的原因。髌骨向外侧脱位，90%的患者会发生髌股内侧韧带（MPFL）断裂。

【病因】

髌股关节的稳定性是通过三组稳定结构复杂相互作用来维持的：静态稳定结构（髌股关节的解剖形态）、主动稳定结构（股四头肌）和被动软组织稳定结构（支持带和韧带）。这些稳定结构在膝关节不同屈曲范围内、不同程度上维持髌股关节的稳定性。

髌骨不稳的病因可分为两类。一类是解剖学因素，包括髌骨倾斜、髌骨高位、股骨滑车发育不良、胫骨结节外移及内侧髌股韧带松弛等（详见本章第二节髌骨不稳）；另一类即非解剖学因素，主要性别和运动。首次髌骨脱位与运动相关性最大。髌骨脱位的典型发生机制是膝关节在没有直接暴力接触的情况下，做屈曲和外翻运动，占创伤性髌骨脱位的93%；真正由直接切向暴力作用造成的髌骨创伤性外侧脱位，仅占7%。伴有解剖结构异常的患者可仅由日常活动引发髌骨脱位，如走楼梯、日常活动中的旋转动作等。

髌骨脱位时，膝关节内侧结构受到不同程度损伤，髌骨内侧和股骨外侧髁产生急性撞击和挤压，导致骨软骨损伤。髌骨脱位复位的过程中，髌骨内侧再次对股骨外侧髁产生撞击、挤压，造成相应部位的骨软骨再次损伤（图2-3-1）。

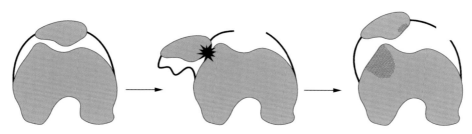

图2-3-1　髌骨脱位的损伤机制

髌骨向外侧脱位，髌内侧支持结构撕裂，髌骨内侧与股骨外侧髁发生撞击（✳），导致骨软骨损伤；髌骨脱位复位的过程中，髌骨内侧再次对股骨外侧髁产生撞击、挤压，造成相应部位的骨软骨再次损伤（阴影）

【临床表现】

髌骨脱位多见于爱好运动的年轻人，女性多于男性，高峰年龄在10～20岁，男女比例相仿。首次髌骨脱位多发生在运动过程中，发生率为55%～72%。据统计，一般人群中，髌骨脱位的年发病率为（5.8～7.0）/10万，而10～17岁年龄段年发病率为29/10万，长期体能训练的军队人员年发病率为69/10万。髌骨向外侧脱位最为常见，大多数患者报告有髌骨滑脱感、伴剧烈疼痛、继发性渗出、膝关节肿胀及活动受限。最初可发现髌骨位于膝关节外侧，80%脱位的髌骨可自行复位，只有20%的患者需要对持续性脱位进行复位。髌骨一旦复位，患者可自行行走，但有明显的膝关节压痛。体格检查时Q角变大、J征、髌骨研磨试验及髌骨恐惧试验等阳性均提示髌骨脱位，但诊断敏感度和特异度不高。

MPFL触诊疼痛，股内侧肌腱和（或）MPFL处触诊空虚，提示患者髌骨容易发生脱位，非手术治疗的效果不佳。还应该了解是否存在膝外翻、下肢旋转异常、对侧髌骨过度活动或过度松弛，以及髌骨脱位的家族史。

【分类和分级】

髌骨脱位可分为单次的外伤性脱位、多次发生的复发性脱位和习惯性脱位，它们有着重要的区别，临床处理的方式也不同。外伤性脱位撕裂了之前完整的内侧髌旁结构，所有首发外伤性脱位的共同点是膝关节积血，这是由于内侧髌骨旁稳定结构破裂所致。如果外伤性脱位后又重复多次脱位，称为复发性脱位；习惯性脱位是指在每一次膝关节屈曲运动中髌骨均会发生脱位。

髌骨脱位根据脱位的方向可分为髌骨外侧脱位、髌骨内侧脱位及关节内脱位。髌骨外侧脱位最为常见，因为人类股骨存在倾斜，使得髌骨受到天然向外的矢量力。髌骨内侧脱位主要来自医源性。关节内脱位非常罕见，包括：①髌骨水平脱位是指髌骨围绕其水平轴发生旋转，关节面面向上或下；②髌骨垂直脱位是指膝关节伸直时受到内或外侧的直接暴力，髌骨围绕其垂直轴发生旋转，关节面面向内或外；③髌骨翻转脱位是指膝关节屈曲时受到来自前内侧的持续外力，髌骨内外侧稳定结构陆续断裂，最终髌骨发生180°翻转。

Balcarek等提出了"髌骨不稳严重度评分"（ISS），包括6个危险因素：年龄（<16岁）、双侧髌骨不稳、滑车发育不良（无、轻、重）、髌骨高度（IS > 1.2）、TT-TG距离（>16mm）和髌骨倾斜度（>20°），其中4个解剖危险因素在MRI上测量。除严重滑车发育不良评分2分外，其余各因子均为1分。对于早期髌骨复发性脱位，得分为4分或4分以上的患者几乎是得分为3分或3分以下患者的5倍。因此，对于首次髌骨脱位后ISS超过4分的患者可考虑手术治疗（表2-3-1）。

表2-3-1　髌骨不稳严重程度评分（当总分≥4分时，复发的概率高出5倍）

风险因子（odds ratio）		点值
年龄（11.2）	> 16	0
	≤16	1
双侧髌骨不稳（3.2）	否	0
	是	1
滑车发育不良（4.2）	无	0
	轻度	1
	重度	2
髌骨高度（1.4）	≤ 1.2	0
	> 1.2	1
TT-TG（1.5）	< 16 mm	0
	≥ 16 mm	1
髌骨倾斜（1.9）	≤ 20°	0
	> 20°	1
总分值范围		0～7

【影像学表现】

在没有髌骨不稳危险因素的情况下，髌骨从创伤中脱位并不常见的。脱位至少2次的患者出现髌骨不稳的可能性高达6.5倍。因此髌骨发生脱位后，不仅要明确其损伤情况，还需评估髌骨不稳的潜在危险因素。

（一）损伤情况的明确

X线可显示髌骨内下方软骨下骨折、关节内游离体等，同时可评估髌骨位置。在轴位片上先做滑车沟角的平分线，再确定滑车最深点与髌股关节嵴最低点之间的连线，两者之间形成的夹角，即适合角，其平均值为$-6°\pm11°$，若适合角$>16°$提示髌骨半脱位。通过Laurin角、Grelsamer角及髌股指数的测量可明确髌骨倾斜状态。

X线轴位片常在屈膝45°时拍摄，滑车可能会降低或纠正髌骨倾斜和半脱位，从而引起漏诊。目前CT/MRI是诊断半脱位重要的检查手段，常用的测量指标：①髌骨外移度，正常范围$<2mm$，$2\sim5mm$为轻度异常，$5\sim10mm$为中度异常，$>10mm$为重度异常；②髌骨偏移指数；③适合角。在CT/MRI扫描上常通过测量髌骨倾斜角来评估髌骨倾斜，但需要注意的是软骨覆盖使实际的滑车沟比骨沟浅，特别是18岁以下的受试者，因此，使用滑车沟作为标志的CT或X线测量，比考虑软骨的MRI价值要小（图2-3-2，图2-3-3）。

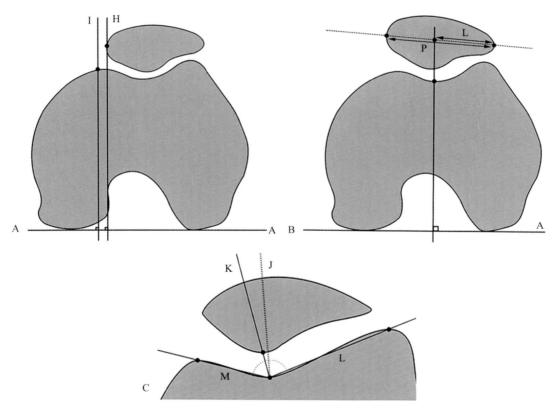

图2-3-2　髌骨半脱位的示意图

CT/MRI以显示髌骨最大横轴的横断面作为髌骨测量平面。CT以能看到股骨滑车外侧关节面的软骨下骨有轻度的硬化表现，或者股骨髁间窝顶呈现"罗马拱门"的形态的层面作为滑车测量平面；MRI以在头尾方向上第一层完整出现股骨滑车关节软骨的扫描平面或胫股关节面上方3cm处作为滑车测量平面。在显示股骨髁最后缘的横断面上，做股骨内外后髁之间的连线（股骨后髁轴线A）为参考线。A.髌骨外移度：在髌骨测量平面做一条通过髌骨内缘且垂直于A的线H，在滑车测量平面上做一条通过股骨内侧髁最高点且垂直于A的线I，LPD等于HI之间的垂直距离；B.髌骨偏移指数：在滑车测量平面上做一条通过滑车沟最深点且垂直于A的线，在髌骨测量平面以此线为界将髌骨长度（P）分为内侧长度（M）和外侧长度（L），髌骨偏移指数＝L／P.C.适合角：在滑车测量平面上做一条股骨滑车沟角的平分线J，以及做一条从滑车沟的最深点到髌骨尖端的线K，J与K之间的夹角

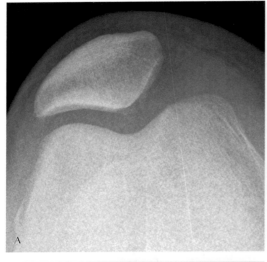
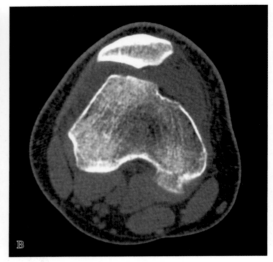
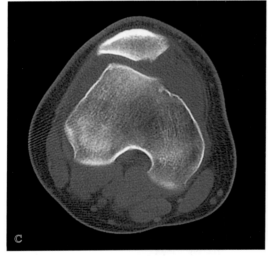

图2-3-3　髌骨脱位

男性，17岁。右膝关节外伤1天，有髌骨脱位史。
A.髌骨轴位X线片示髌骨倾斜。CT横断位图像软组织窗（B）和骨窗（C）显示髌骨向外侧脱位，髌骨后缘皮质不光整，提示骨折，关节囊内积液

　　MRI在明确受累结构方面更具有优势，尤其是评估髌股关节软骨表面和髌骨内侧稳定结构（内侧支持带复合体、MPFL、VMO），从而指导治疗决策。髌骨脱位典型MRI表现：①骨软骨损伤；②髌骨内侧稳定结构损伤；③关节内游离体；④关节积血；⑤髌骨倾斜或半脱位。

　　1.骨软骨损伤　髌骨和（或）股骨的骨软骨损伤包括骨软骨骨折或撞击性骨挫伤。由于髌骨脱位的损伤机制，髌骨内下面与股骨外侧髁的外前面发生碰撞挤压而出现骨挫伤（骨小梁的微裂），表现为T_1WI低信号及FS T_2WI高信号，称为"对吻征"。股骨外侧髁骨挫伤出现率为80%～100%，而髌骨内下缘骨挫伤出现率为41%～61%。骨髓水肿可能会在成像时已消退。骨软骨骨折发生率约25%，MRI表现为骨软骨表面毛糙不规则伴骨髓水肿。约44%的髌骨内下方可出现凹陷畸形，此征象具有极高的特异性（图2-3-4，图2-3-5）。

　　在极少数情况下，髌骨对股骨外侧髁的撞击力可能会产生离散的髁突剪切骨折。在冠状面T_1WI像上，骨折线常表现为低信号强度的水平线，伴有邻近的骨髓水肿。

　　2.髌骨内侧稳定结构损伤　82%～100%的髌骨脱位患者伴发髌骨内侧支持带复合体损伤。髌内侧支持带复合体在横断位和矢状位T_2WI序列显示最佳，表现为清晰的低信号带。部分撕裂表现为韧带内或周围水肿、肿胀增厚、形态不规则及部分不连续。完全撕裂表现为韧带连续性完全中断、断端回缩或呈波浪状及周围广泛水肿。

　　MPFL是髌骨内侧支持带复合体的最上部分，通常可在横断位图像上确定，MPFL可分为完全撕裂和不完全撕裂，也可根据损伤部位分为髌骨侧（前1/3）、中间段、股骨侧（后1/3）和混合型撕裂。MPFL损伤的好发部位尚不清楚。有研究显示，成年MPFL损伤以股骨侧多见，其次是髌骨侧；而青少年以髌骨侧多见，其次是股骨侧；青少年更易发生MPFL大部分损伤（图2-3-5）。

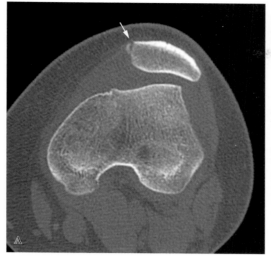
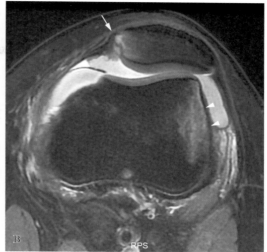
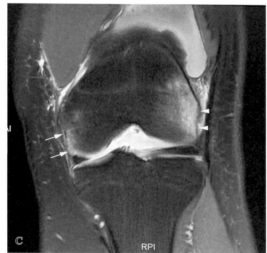

图2-3-4 髌骨脱位

男性，15岁。扭伤致左膝关节肿痛5天。A.髌骨CT横断位图像显示左髌骨向外侧脱位，髌骨内侧撕脱性骨折（箭）；B.磁共振FS PDWI横断位图像显示左髌骨向外侧脱位，髌骨内侧可见骨髓水肿（箭），股骨外侧髁骨挫伤表现（箭头），关节囊内大量积液；C.冠状位显示左股骨外侧髁（箭头）和股骨内侧髁（箭）均有骨挫伤表现，伴大量关节囊积液

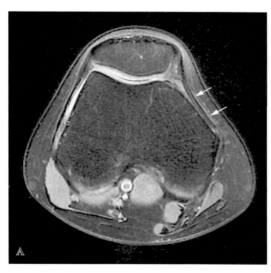
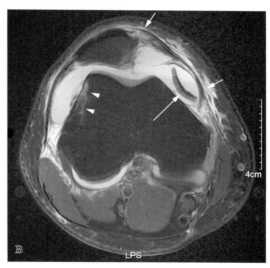

图2-3-5 内侧髌股韧带正常和撕裂的MRI表现

A.男性，26岁。右膝关节疼痛1个月，无外伤史，MPFL清楚显示（箭）；B.男性，32岁。外伤致右膝关节肿痛半个月，FS PDWI横断位图像显示髌骨向外侧脱位，MPFL撕裂（短箭），股骨外侧髁骨挫伤表现（箭头），关节囊内大量积液，并可见游离关节软骨（长箭）

VMO损伤根据Palmer等可分为Ⅰ度、Ⅱ度及Ⅲ度损伤。Ⅰ度损伤：肌纤维轻微撕裂伴其间隙内或周围出血水肿；Ⅱ度损伤：肌纤维部分撕裂伴其间隙内或周围较为明显的出血水肿及残端的轻微回缩；Ⅲ度损伤：肌纤维束完全撕裂伴断端回缩成团块状。

3.游离体　约12%的髌骨脱位患者可出现关节内游离体，来源于髌骨内侧和（或）股骨外侧髁的软骨或骨软骨碎片。MRI影像学表现不一。来自软骨的游离体信号表现同关节软骨；当游离体钙化时，在所有的脉冲序列上都表现为低信号。较大的游离体中央可能有脂肪/骨髓信号。

4.关节积血　大多数髌骨脱位患者可见关节积液，但部分晚期就诊的患者由于关节积液自行吸收而无关节积液的表现。关节积液表现为在正中矢状图像上髌上隐窝的液体深度超过4mm或在横断位图像上外侧隐窝的液体深度超过10mm。关节积血可出现液-液平面或脂肪-血液界面征（FBI征），FBI征提示存在骨软骨损伤（图2-3-6）。

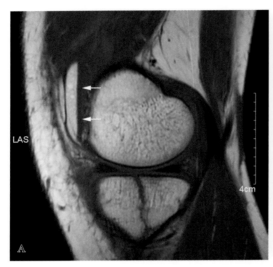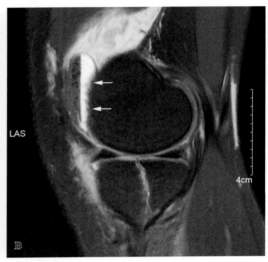

图2-3-6　关节积血及脂肪-血液界面征

女性，22岁。右胫骨骨折。A.矢状位T₁WI，胫骨裂隙样低信号，提示骨折，髌上囊可见液平（箭），上层高信号为骨髓脂肪，下层低信号为关节积血；B.矢状位FS T₂WI，髌上囊内液平，上层低信号为脂肪，下层高信号为关节积血（箭）

5.髌骨半脱位或倾斜　髌骨脱位复位后，大多数患者由于髌股内侧支持带复合体一定程度的损伤及关节积液，髌骨出现半脱位或倾斜状态。因此，是否出现髌骨半脱位或倾斜可间接评价髌骨内侧稳定结构损伤的严重程度。

（二）危险因素的评估

髌骨脱位的解剖学危险因素包括滑车发育不良，髌骨高位，TT-TG距离增加，髌骨倾斜，Q角增大，膝外翻，髌骨形态，MPFL薄弱，股内侧肌发育不全，韧带松弛，外侧支持带挛缩，股前倾角增加，胫骨外扭转，距下关节旋前，步态异常，"轴心"不稳定等（详见前述本章第二节髌骨不稳）。

【治疗】

50%的患者在首次髌骨脱位后出现症状，长期随访出现或轻或重的髌股骨关节炎，复发率可能高达40%。

恰当的治疗对于防止脱位复发、疼痛性半脱位和骨关节炎至关重要，但对主动性的稳定手术是否能够预防髌骨不稳定，仍是一个有争议的问题。目前针对髌骨脱位的治疗指南和结果差异很大，均缺乏循证医学证据。

急性创伤性脱位和复发性脱位不同治疗方案的系列报道结果显示，复发率均很高，手术治疗的复发率为10%～30%，而非手术治疗的复发率为13%～52%。

（一）非手术治疗

Stefancin 和 Parker 等推荐非手术治疗，除了临床和放射学（CT 和 MRI）评估中发现软骨病变、骨软骨骨折或内侧稳定结构等病变存在。

患者应 20°屈膝固定 2 ～ 3 周以控制疼痛；一旦疼痛缓解，尽早使用护膝稳定髌骨；根据疼痛情况，尽早负重；早期活动对维持关节软骨营养性很重要；尽早开始闭链运动（closed-chain exercises）和被动活动。

外伤性髌骨脱位后的康复治疗旨在恢复膝关节运动的正常范围（完全屈伸）并加强股四头肌以恢复髌骨的动态平衡。

（二）外科治疗

1.软骨和骨软骨骨折　因软骨损伤产生关节内游离体或骨软骨骨折时，关节镜检查是必不可少的。当骨软骨骨折累及 10% 以上的髌骨关节面或累及股骨外侧髁的负重面时，骨软骨碎片应尽可能通过开放手术固定。

2.稳定手术　在急性创伤性髌骨脱位中，MPFL 和内侧支持带容易被撕裂，这些是除了关节积血以外的主要症状。根据髌骨脱位患者是否有易感因素及脱位是首发性还是复发性，可将其分为 3 类：①无诱发因素的首发性脱位，建议立即手术修复髌骨稳定结构（VMO，MPFL，内侧支持带）；②有诱发因素的首发性脱位，建议手术修复髌骨稳定结构（VMO，MPFL，内侧支持带），预防复发的危险因素包括滑车发育不良、髌骨高位、TT-TG 距离升高；③复发性脱位，在复发性髌骨脱位，手术是强制性的，因为严重的恐惧构成日常生活中的残疾，并防止软骨损伤，远期将导致髌股骨关节炎。

（叶　琴　龚向阳）

第四节　膝关节过伸

膝关节过伸（hyperextension of the knee）或反屈（knee recurvatum），是指站立姿势时，膝关节侧位片上胫骨长轴及股骨干长轴的交角即膝反屈角（the angle of recurvatum）过大，导致小腿过度伸展，胫骨向后滑动。一般膝关节过伸超过 5°被认为是异常。

【病因】

膝关节过伸可由多种因素造成，常见的病因包括下述几种。①骨及软骨异常或畸形：严重创伤；胫骨结节撕脱性骨折；股骨及胫骨近端骨骺滑脱；胫骨近端骨骺自发性闭合；胫骨近端局灶性纤维软骨发育不良；胫骨结节骨软骨病（osgood-Schlatter's disease）；胫内翻（blount's disease）；马蹄足畸形、膝外翻畸形等。②神经肌肉疾病：包括上运动神经元病变（脑瘫、脑卒中、创伤性脑损伤等）及下运动神经元病变（脊髓灰质炎，腰丛损伤等）等引起的股四头肌痉挛或无力、腘绳肌无力、腓肠肌无力、跟腱挛缩、踝关节痉挛/背屈受限、本体感觉受损等。③韧带或关节囊异常：膝关节韧带或关节囊损伤或松弛，膝关节反复出血（血友病）、膝关节感染等。④术后并发症：腘绳肌远端延长术后；胫骨近端或股骨远端骨骺牵引术后、截骨术后；膝关节置换术后；长期制动（石膏支架对胫骨粗隆持久压迫）等。⑤先天性或特发性膝关节过伸。

从生物力学的角度，膝关节反屈的原因如下所述。①膝盖伸肌无力：从生物力学角度讲，患者保持膝关节过度伸展，以保持膝关节前方的地面反作用力，从而防止膝关节塌陷。这种代偿机制也适用于周围性股四头肌麻痹患者（由于腿部神经病变或脊髓灰质炎后遗症等）。②膝伸肌痉挛（股肌）：通常在站姿阶段开始时，人们会观察到偏心运动中膝关节的离散屈曲，这有助于抑制足-地接触的冲击。如果在站立阶段膝伸肌痉挛，这种正常的膝关节屈曲会转变为异常的伸展。③臀部肌肉无力：导致骨盆前倾和腰椎前凸，髋关节过度屈曲和代偿性膝关节过度伸展。这是 L_5 脊柱损伤患者的典型步态模式。④屈膝肌（腘绳肌）无力：这种无力可能是医源性的，见于腘绳肌过度伸展的病例，如小儿脑瘫病例。在站姿阶段，需要收缩腘绳肌来控制屈膝，特别在伸肌痉挛的情况下。⑤踝关节背伸受限：由于小腿部后部肌肉痉挛和（或）收缩，导致踝关节背伸受限。在这种情况下，由于踝关节僵硬，患者在站立阶段无法向前移动胫骨，因此膝关节处于过度伸展状态。⑥本体感觉障碍：与膝伸肌的无力一样，膝关节过伸能够实现安全步态转换，避免膝关节控制不良和随后塌陷的风险。常见情况下，在同一患者身上可以同时有多种病因，准确地确定膝关节反屈的原因对调整康复训练计划、确定适当治疗方法有重要意义。

【临床表现】

膝关节过伸在临床上多见于女性，可能与姿势习惯、关节松弛度增加或膝关节损伤有关。据统计，脑卒中及脑血管意外患者膝关节过伸发生率为40%～68%，约35%的患者腘绳肌远端延长，术后出现膝关节过伸，10%的青少年脑瘫患者存在膝关节过伸。

急性外伤导致膝关节过伸，常见于用力踢腿动作，常见于运动员。最严重的情况是当足在地面上静止时，胫骨前部直接受暴力击打。根据所施加力的大小，可能存在广泛的软组织损伤，包括后方关节囊破裂、前交叉韧带损伤、半月板撕裂等。如果施加的力足够大，可能会发生膝关节脱位，并伴有相应的腘神经血管损伤和后外侧复合体完全断裂。

长期的膝关节过伸患者存在步态异常，身体垂直重心向前偏移，导致膝关节处于异常的伸肌力矩增加的状态，降低步态效率，运动消耗增加，易导致疲劳。膝关节过伸患者关节对合异常，股骨向前倾斜，与胫骨平台前部直接接触，身体重量从股骨直接传递到胫骨，同时膝关节后方软组织结构处于高张力状态，容易引起膝关节疼痛及后方软组织拉伤。疼痛主要位于膝关节前内侧及后外侧，前内侧疼痛是由于内侧胫股间室压力增加引起，后外侧疼痛是由于后部结构高张力拉伸引起。疼痛在步行及膝关节用力后伸时加剧。膝关节过伸易导致膝关节不稳，进一步加剧膝关节损伤，继发膝关节炎，严重者可伴发膝关节脱位。

根据损伤结构不同，轴移试验、Lachman试验、外旋反屈试验、后抽屉试验、内翻试验和胫骨外旋试验（dial试验）等检查可出现阳性表现。

【分类和分级】

（1）根据发生的时间及持续性分为：一过性过伸（momentary hyperextension），站立的某一时间点突然性过伸；持续性过伸（continuous hyperextension），发生在站立开始阶段并持续存在。

（2）根据膝关节过伸角度：Seung-Suk Seo等将过伸分为重度≥10°；轻度5°～10°。

（3）Dejour分类：将膝关节过伸分为三类：①单纯骨骼型，多由胫骨结节生长板损伤引起；②软组织型由于外伤或软组织逐渐拉伸造成的膝关节整体或不对称过伸；③混合型，骨组织和软组织病变引起的，如脊髓灰质炎引起的膝关节过伸。

（4）先天性膝关节过伸：根据胫股关节的关系分为单纯性膝关节反屈、向前半脱位和前脱位。

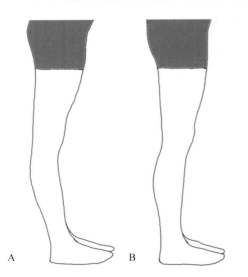

图2-4-1　膝关节过伸示意图

A.膝关节过伸；B.正常膝关节

【影像学表现】

（一）X线表现

站立位膝关节侧位片上胫骨长轴及股骨干长轴的交角超过5°被认为是膝关节过伸，严重的膝关节过伸可伴胫骨向后上方半脱位或脱位。膝关节过伸患者可见到股骨前内侧髁凹陷性骨折、胫骨平台压缩骨折，长期的膝关节过伸可见到股骨前侧及胫骨平台骨质塌陷、硬化等继发性关节炎表现（图2-4-1）。

（二）MRI表现

MRI是检测膝关节过伸软组织损伤的首选检查方法。

过伸性损伤的特点是膝关节前侧大面积连续性骨挫伤伴膝关节后方软组织肿胀，如股骨髁前部及胫骨平台骨挫伤、骨髓水肿，这是过伸性损伤的比较特征性的表现（图2-4-2）。

根据损伤程度不同，膝关节过伸可导致多种软组织损伤，最

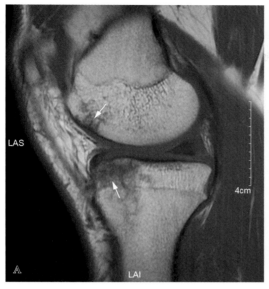

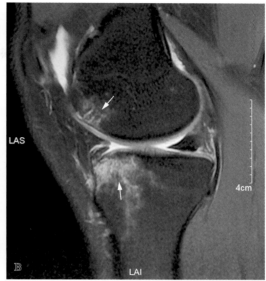

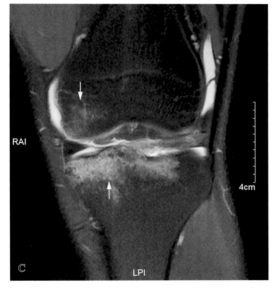

图2-4-2　膝关节过伸损伤MRI表现

男性，18岁。左膝外伤疼痛4小时。A.左膝关节矢状位T_1WI显示股骨内侧髁前部和胫骨平台前缘骨挫伤（箭）；B.左膝关节矢状位FS PDWI显示上述部位高信号，符合骨挫伤表现（箭）；C.左膝关节冠状位FS PDWI显示股骨内侧髁和胫骨平台前缘范围广泛的高信号（箭）

常导致后外侧结构损伤，如后交叉韧带损伤、膝关节后囊撕裂、腓肠肌、腘肌水肿，严重者可导致损伤腘窝血管、神经。伴膝关节内翻（8%）或外翻（2%）时还可导致侧副韧带损伤、前交叉韧带损伤。

【治疗】

　　膝关节过伸和反屈的病因复杂，在常规临床实践中发现的膝关节过伸和反屈患者通常有多种病因，没有一种治疗策略可以适用于各种可能病因造成的疾病，但系统地分析一种或数种病因可以帮助临床医师制订合适的治疗方案。

　　针对膝伸肌无力的病因，使患者在站立位保持轻微的膝反屈状态很重要，这使负荷线保持在膝关节前面，保持患者行走安全。

　　在膝伸肌痉挛的情况下（通常是腘绳肌无力的），膝反屈表现在摆动阶段（"僵硬的膝步态"）和站立阶段，这种步态很难纠正。最近，在股四头肌注射肉毒杆菌毒素可以改善摆动阶段的膝关节屈曲，降低步态的能量消耗。然而，这种改善在临床上并不明显，也没有超过膝关节屈曲的5°。当患者出现明显的腘绳肌无力和（或）过度伸展（如脑瘫儿童）时，加强腘绳肌，并使用限制足底跖屈的踝足矫形器可以帮助患者在站立阶段控制膝盖反屈。

　　在臀部肌肉无力的情况下，结合加强臀部肌肉和功能性电刺激可以帮助患者改变其步态模式。

　　当小腿后部肌肉或膝关节伸肌痉挛时，可考虑局部治疗痉挛，如肉毒杆菌毒素注射或选择性神经切除术。当痉挛是由小腿后部肌肉不可缓解的收缩所引起时，可以选择两种治疗方案：①对小腿后部肌肉和肌腱系统进行外科松解；②通过使用矫形鞋进行非手术治疗。

如果是为了避免足底压迫疼痛，主动采取膝反屈，应考虑疼痛原因的治疗。这种疼痛通常是由疼痛、痉挛性的足趾弯曲引起的，可以采用肉毒杆菌毒素注射或肌腱伸展治疗。

在上述肌肉群没有痉挛和（或）无力的情况下，膝关节反屈可以由主要感觉障碍引起，通常认为是由本体感觉障碍引起的。如果本体感觉损伤很小，限制足底屈曲的踝足矫形器可以帮助患者在摆动阶段充分定位膝盖；如果本体感觉损伤显著，可以采用与股四头肌无力相同处置方法。

（杨　巍　龚向阳）

参 考 文 献

［1］侯树勋，2015. 骨科学. 北京：人民卫生出版社.

［2］潘少川，2005. 实用小儿骨科学. 北京：人民卫生出版社.

［3］王亦璁，2006. 骨与关节损伤. 北京：人民卫生出版社.

［4］吴振华，张立军，2012. 小儿骨关节临床影像学. 北京：人民卫生出版社.

［5］Bleyenheuft C，Bleyenheuft Y，Hanson P，et al，2010. Treatment of genu recurvatum in hemiparetic adult patients：a systematic literature review. Ann Phys Rehabil Med，53（3）：189-199.

［6］Blond L，2017. Patellar instability-an update. Acta Orthop Belg，83（3）：367-386.

［7］Cheema JI，Grissom LE，Harcke HT，2003. Radiographic characteristics of lower-extremity bowing in children. Radiographics，23（4）：871-880.

［8］Diederichs G，Issever AS，Scheffler S，2010. MR imaging of patellar instability：injury patterns and assessment of risk factors. Radiographics，30（4）：961-981.

［9］Dietrich TJ，Fucentese SF，Pfirrmann CW，2016. Imaging of individual anatomical risk factors for patellar instability. Semin Musculoskelet Radiol，20（1）：65-73.

［10］Do TT，2001. Clinical and radiographic evaluation of bowlegs. Curr Opin Pediatr，13：42-46.

［11］Duthon VB，2015. Acute traumatic patellar dislocation. Orthop Traumatol Surg Res，101（1 Suppl）：S59-S67.

［12］Earhart C，Patel DB，White EA，et al，2013. Transient lateral patellar dislocation：review of imaging findings，patellofemoral anatomy，and treatment options. Emerg Radiol，20（1）：11-23.

［13］Espandar R，Mortazavi SM，Baghdadi T，2010. Angular deformities of the lower limb in children. Asian J Sports Med，1（1）：46-53.

［14］Hayes CW，Brigido MK，Jamadar DA，et al，2000. Mechanism-based pattern approach to classification of complex injuries of the knee depicted at MR imaging. Radiographics，20：S121-S134.

［15］Kv MB，Fassier F，Rendon JS，et al，2012. Correction of proximal tibial recurvatum using the ilizarov technique. J Pediatr Orthop，2012，32（1）：35-41.

［16］Loudon JK，Goist HL，Loudon KL，1998. Genu recurvatum syndrome. J Orthop Sports Phys Ther，27（5）：361-367.

［17］Mansour R，Kausik M，Mcnally E，2007. MRI of knee joint injury. Seminars in musculoskeletal radiology，10（4）：328-344.

［18］Myer GD，Ford KR，Paterno MV，et al，2008. The Effects of generalized joint laxity on risk of anterior cruciate ligament injury in young female athletes. The American Journal of Sports Medicine，36（6）：1073-1080.

［19］Parikh SN，Lykissas MG，2016. Classification of lateral patellar instability in children and adolescents. Orthop Clin North Am，47（1）：145-152.

［20］Parikh SN，Lykissas MG，Gkiatas I，2018. Predicting risk of recurrent patellar dislocation. Curr Rev Musculoskelet Med，11（2）：253-260.

［21］Petri M，Ettinger M，Stuebig T，et al，2015. Current concepts for patellar dislocation. Arch Trauma Res，4（3）：e29301.

［22］Segev E，Hendel D，Wientroub S，2002. Genu recurvatum in an adolescent girl：hypothetical etiology and treatment considerations. A case report. J Pediatr Orthop B，11（3）：260-264.

［23］Seo SS，Kim CW，Lee CR，et al，2018. Outcomes of total knee arthroplasty in degenerative osteoarthritic knee with genu recurvatum. Knee，25（1）：167-176.

［24］Shearer D1，Lomasney L，Pierce K，2010．Dislocation of the knee：imaging findings．J Spec Oper Med，10（1）：43-47．

［25］Svehlík M，Zwick EB，Steinwender G，et al，2010．Genu recurvatum in cerebral palsy--part A：influence of dynamic and fixed equinus deformity on the timing of knee recurvatum in children with cerebral palsy．J Pediatr Orthop B，19（4）：366-372．

［26］Thompson P，Metcalfe AJ，2019．Current concepts in the surgical management of patellar instability．Knee，26（6）：1171-1181．

［27］Tsai CH，Hsu CJ，Hung CH，et al，2012．Primary traumatic patellar dislocation．J Orthop Surg Res，7：21．

第三章

骨与软骨病变

骨与软骨病变是一系列疾病的通用术语，主要包括关节软骨和软骨下骨的各种急性或慢性异常。随着大众体育活动的普及和大力发展，由运动创伤直接导致或间接相关的膝关节骨与软骨病变日益增多，且越来越趋年轻化，已成为膝关节疼痛的一个重要原因。患者常有疼痛、功能受限和周围软组织肿胀，上述症状在运动后加重，可休息后缓解，非手术治疗常无效。早期X线摄片及CT检查常无异常发现，或仅表现为局部骨质密度减低，关节面不光整，关节腔积液，因缺乏特异性而难以明确诊断。MRI对膝关节骨与软骨病变敏感，可早期明确诊断与运动相关的骨与软骨损伤的原因。

第一节　软骨软化与软骨损伤

膝关节软骨是一种特殊的结缔组织，主要包括髌软骨、股骨髁软骨及胫骨平台软骨，起吸收震荡、缓冲外部压力的作用。任何影响关节滑膜正常分泌或关节软骨挤压机制，如急性、反复性外力、关节扭力、内撞击等，均可造成关节软骨面的软化、损伤及骨软骨骨折。关节软骨损伤可导致关节疼痛、肿胀、活动受限及关节交锁等症状，如不引起重视和及时处理，可加速关节退行性病变。

一、关节软骨损伤

【病因】

膝关节软骨损伤在病理上按照发生区域可分为表层、底层退变两种不同方式。表层退变发生在中老年患者，底层退变常发生于经常运动的青年患者。其多见于持久、反复的单一运动、慢性磨损，关节面频繁的相互撞击、旋转或剪切力，导致胶原网架断裂、软骨细胞死亡、蛋白多糖缺失，软骨局部凹陷、碎块分离或碎块移位。急性软骨损伤多发生于35岁以下的人群，为屈膝时受外力直接撞击或旋转力剪切作用所致。关节软骨组织学上由最表面的表层、中间的移行层、再下面的放射层和最深层的钙化层组成。软骨下骨与钙化层连接紧密，与关节软骨可被看作是一个整体的解剖结构，具有吸收外力，减少对关节软骨的撞击，减少软骨间摩擦的作用，并且有助于关节软骨的新陈代谢和营养支持。青少年时因运动等外力作用常导致断裂处在软骨下骨质，即形成骨软骨骨折。所以关节软骨损伤的MRI成像诊断和治疗评价都应当不仅包括表面的关节软骨，同时也应涉及软骨下骨及邻近的骨髓组织。

【临床表现】

膝关节软骨损伤，除急性创伤外多数患者无明确受伤史，部分患者有膝关节骨性关节炎家族史、大运动量训练史及膝关节高负荷承重史。临床症状缺乏特异性，个别患者软骨破裂时膝关节内有突然的撕裂感，剧烈疼痛，不能主动伸直。休息后症状可逐渐缓解，但患膝仍感软弱无力。合并髌股关节软骨损伤时，早期可出现膝关节酸乏不适，髌骨后疼痛，在活动或半蹲位时加重，以后发展为持续性或进行性的酸痛，在上下楼梯，尤其是下楼或下坡时酸痛明显，经常有膝盖发软，无力支撑的表现。例如，骨软骨骨折块游离于关节囊内，可伴有关节交锁症状，严重影响膝关节功能，晚期引起骨性关节炎，导致膝关节疼痛和功能障碍。

【分类和分级】

膝关节软骨损伤按生物力学机制分为急性损伤和慢性损伤。按部位分为软骨骨折和骨软骨骨折。软骨骨折是指外伤导致的关节软骨连续性中断，而软骨下骨质形态正常、无断裂，分为3种类型：①软骨局部全层缺损；②软骨部分缺损变薄或断裂；③软骨内出现裂隙。骨软骨骨折是指骨折累及软骨下骨及关节软骨，可表现为关节面的碎裂，软骨下骨板的凹陷，分为3种类型：①压缩断裂型；②断裂凹陷型；③不规则撕脱型。

关节镜下根据软骨关节面完整性、软骨损伤程度采用Outerbridge分级。

0级：正常关节软骨。

Ⅰ级：软骨软化，表面可见轻度的水泡样结构，无裂隙样溃疡。

Ⅱ级：软骨变薄，软骨轻、中度纤维化或浅表裂隙样溃疡，通常表现为纵向"鲨鱼腮"样改变。

Ⅲ级：软骨重度纤维化，软骨部分剥脱，呈"蟹肉样"改变，无软骨下骨暴露。

Ⅳ级：早期骨性关节炎，软骨全层缺失、软骨下骨暴露。

【影像学表现】

MRI信号可以反映关节软骨组织结构和生物化学特征，对关节软骨损伤早期改变、深层软骨改变、软骨下骨改变敏感，是诊断膝关节软骨损伤首选的无创性检查方法。虽然随着3T MRI新技术的不断进步和推广，3D-快速自旋回波、三维平衡稳态自由进动等评估软骨形态学的序列，以及T_2-Mapping、$T_1\rho$成像、DWI和钆剂延迟增强软骨成像等评估软骨生理功能序列在临床逐步应用，但2D的快速自旋回波包括T_1WI、T_2WI、PDWI（加或不加FS）仍是评估软骨损伤最常用的序列。T_1WI具有较高的空间分辨力，有助于较好地反映软骨形态；T_2WI图像中关节软骨多呈中等稍高信号，加FS可与关节液高信号形成对比，软骨内发现斑点、斑片或条样高信号即可考虑软骨损伤；FS PDWI序列能早期显示受损软骨表面局部斑点或条样高信号影，判断膝关节软骨损伤程度，同时还能较好地显示软骨下骨组织的挫伤和水肿，软骨下囊变及囊变与关节腔的通道。

软骨损伤的改变包括：①软骨形态正常，在T_2WI或PDWI上可见点条状信号增高；②软骨局限性变薄，软骨底层低信号的钙化带轮廓正常，无变形、移位；③软骨下低信号的钙化带轮廓不规则，可见内凹或下陷；④软骨表面局部不光滑，凹凸不平，出现皱褶；⑤软骨连续性中断呈裂隙状，T_2WI或PDWI上可见高信号的关节积液充填裂隙；⑥软骨缺损；⑦软骨缺损伴关节内游离软骨体或游离体。国际软骨修复与关节保护协会（International Cartilage Regeneration & Joint Preservation Society，ICRS）软骨损伤MRI分级标准如下：

0度，正常，软骨表面光滑，内部信号均匀（图3-1-1）。

Ⅰ度，软骨结构完整，表面光滑，仅表现为软骨信号异常或表面不平，无明确软骨缺损（图3-1-2）。

Ⅱ度，软骨表面出现缺损，缺损深度小于或等于软骨厚度50%（图3-1-3）。

Ⅲ度，软骨缺损，深度大于软骨厚度50%，但未达软骨下骨（图3-1-4）。

Ⅳ度，软骨全层缺损，软骨下骨质裸露（图3-1-5）。

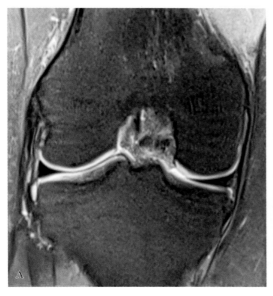
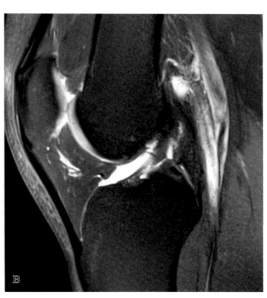

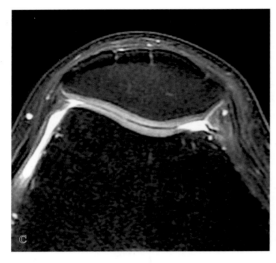

图 3-1-1 膝关节正常软骨

冠状位（A）、矢状位（B）、横断位（C）FS PDWI
示膝关节软骨表面光滑，内部信号均匀

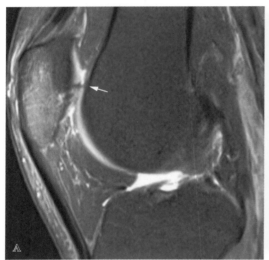
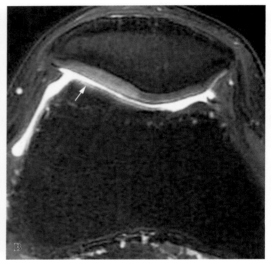

图 3-1-2 Ⅰ度软骨损伤

矢状位（A）、横断位（B）FS PDWI示髌软骨局部肿胀，信号不均（箭），表面光滑

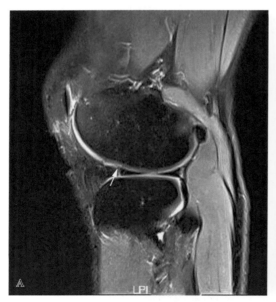
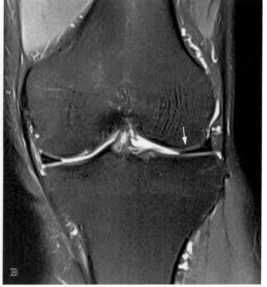

图 3-1-3 Ⅱ度软骨损伤

矢状位（A）、冠状位（B）FS PDWI示左侧股骨外侧髁软骨信号不均，表面出现缺损（箭），缺损深度小于软骨厚度50%

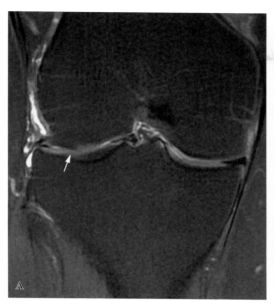
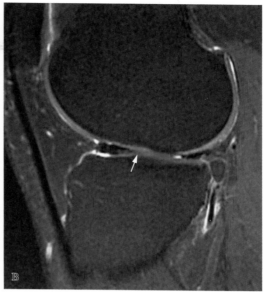

图3-1-4 Ⅲ度软骨损伤

冠状位（A）、矢状位（B）FS PDWI示右侧股骨外侧髁及胫骨外侧平台软骨凹凸不平，局部缺损（箭），深度大于软骨厚度50%，但未达软骨下骨

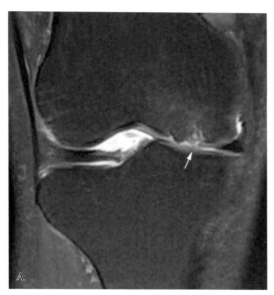
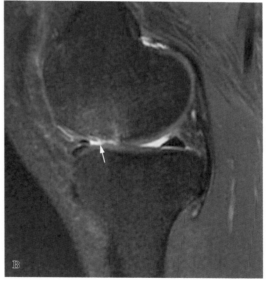

图3-1-5 Ⅳ度软骨损伤

冠状位（A）、矢状位（B）FS PDWI示右侧股骨内侧髁及胫骨内侧平台关节面软骨连续性中断呈裂隙状，达软骨全层，可见高信号的关节积液充填裂隙（箭），软骨下骨质裸露

膝关节骨软骨骨折发生部位以髌骨关节面及股骨外侧髁常见，MRI表现为FS PDWI呈稍高信号的关节软骨的连续性呈局限性中断并有软骨下骨质缺损区，缺损区呈FS PDWI高信号，同时骨折处邻近骨髓内呈明显片状高信号改变（图3-1-6），关节内大量积液；游离骨折块由关节软骨及软骨下骨质两部分组成，与母骨软骨及骨质信号相同，可游离于关节内任何部位。

膝关节软骨损伤常伴有邻近骨及其他关节结构的损伤，如髌骨、股骨及胫骨骨挫伤，表现为软骨下骨髓水肿和小囊样变。关节囊内发生骨折后形成积脂血征，影像上为"脂肪-血液界面征"（图3-1-7）。前交叉韧带损伤引起的膝关节软骨损伤部位多位于韧带的附着点附近及股骨髁、胫骨平台的外侧。膝关节半月板位于股骨髁和胫骨平台之间，有保护股骨髁和胫骨平台相对关节软骨面的作用，一旦半月板损伤又会加剧关节软骨损伤。

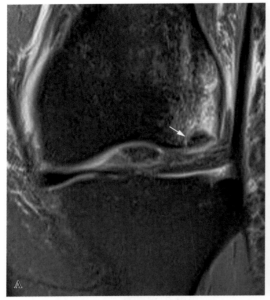

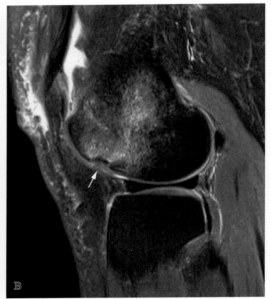

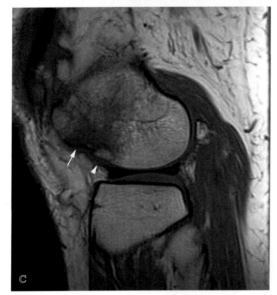

图3-1-6   膝关节骨软骨骨折

患者，女性，50岁，外伤后左膝肿痛活动受限26天。A、B、C.冠状位（A）、矢状位（B）FS PDWI及矢状位（C）T_1WI示左股骨外侧髁关节软骨欠连续，软骨下骨质缺损，邻近骨髓呈明显片状T_1WI低信号、FS PDWI高信号改变（箭），关节内积液及游离骨折块（无箭头）

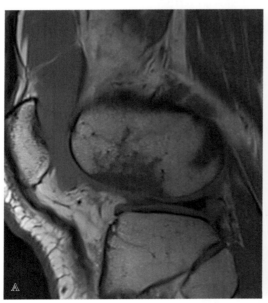

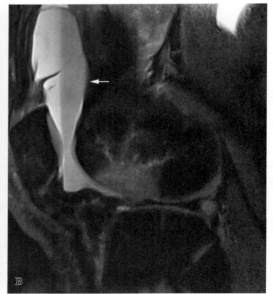

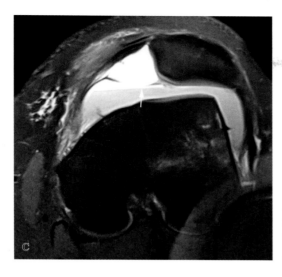

图3-1-7　膝关节创伤性积脂血症
患者，男性，19岁，打篮球时右膝扭伤肿痛1天。矢状位T$_1$WI（A）、矢状位（B）及横断位（C）FS PDWI示右股骨外侧髁骨软骨损伤，邻近骨髓水肿，T$_1$WI低信号、FS PDWI高信号，关节腔内出血和脂肪组织形成"脂肪-血液界面征"（箭），髌股关节不稳

【治疗】

治疗软骨损伤，预防是关键。需减肥、减少体重，少上下台阶，少走不平的路，锻炼应适当，注意防寒保暖，保护膝关节。随着专业化、高负荷体育运动日益成为主流，人们对与篮球、排球、足球及长跑等高冲击性运动导致的关节软骨损伤的治疗越发重视。因关节软骨自身没有血管，限制了软骨损伤后的自我修复，易导致关节面破坏。治疗运动性关节软骨损伤的目标是减少疼痛，改善膝关节功能。

（1）目前软骨损伤的治疗原则：①骨髓刺激技术（间充质干细胞），即利用微创技术进行软骨修复，通过多能骨髓间充质干细胞产生包含不同含量的Ⅱ型胶原混合纤维修复软骨组织；②利用骨软骨同种异体移植和自体移植，增加透明软骨数量，重塑软骨缺陷区域；③康复运动可通过促进局部的适应性和重塑新的机械环境来恢复体育活动，防止再损伤，并减少向骨关节炎的进展。药物治疗有非甾体抗炎药、氨基葡萄糖制剂、关节内注射透明质酸钠及关节内注射细胞因子。物理治疗方法有被动关节运动、电刺激。手术治疗有关节镜下清理术、骨膜及软骨膜移植术，微骨折术为代表的骨髓刺激术、自体/异体软骨细胞移植术等。另外解决前交叉韧带撕裂等软骨损伤的并发症，是软骨修复成功的关键。对于严重的软骨损伤，并发骨性关节炎的患者需进行膝关节置换术。

（2）展望对运动性软骨损伤的解决方案：①非手术治疗方面，包括注射富血小板血浆可增加自体生长因子的浓度，增强分泌蛋白的募集，参与组织再生细胞的增殖和分化聚集，减少骨关节炎患者的疼痛；②手术治疗，包括间充质增生和支架刺激技术，第二代、第三代组织工程技术可改善修复关节软骨缺陷。其次对关节软骨中软骨祖细胞的研究，有望被利用来修复损伤的关节软骨。

二、髌骨软化症

髌骨软化症（chondromalacia patellae，CMP）又称髌骨软骨软化症、髌骨软骨炎，是髌骨背侧软骨面因慢性磨损变软导致的软骨肿胀、侵蚀、碎裂和脱落变性等退行性变化为病理特征的一种膝前疼痛症。

【病因】

髌骨是全身最大的籽骨，其关节面与股骨的内外侧髁相互形成髌股关节，膝关节屈伸时，髌骨在股骨滑车间滑动。髌骨软骨是人体中最厚的软骨，最大厚度7mm，分布在外侧关节面约占60%，其厚度及分布特点有利于增加与髌股关节的适合性。在膝关节运动中髌骨软骨传递负载并提供平滑而耐磨的承受面，具有传导载荷、吸收震荡、降低磨损等作用。一般认为CMP与运动方式、强度、职业疲劳、创伤、炎症及肿瘤等多种因素有关。髌软骨软化症的机制主要有以下学说：①应力损伤学说，直接创伤或膝关节的长期用力快速屈伸，整个髌骨的关节面紧贴髁间窝，髌股之间反复摩擦、互相撞击，致使软骨面被磨损（如自行车、登山、长跑运动员的训练）；②髌股关节生物力学紊乱学说，如高位髌骨、低位髌骨、髌骨倾斜、髌骨半脱位造成关节面压力异常，引起软骨损伤；③髌股骨内压增高学说；④自身免疫学说；⑤软骨营养障碍学说，营养髌骨软骨的关节液成分异常；⑥软骨溶解学说等。髌骨软骨局部急慢性损伤后，软骨细胞代谢功能失常，无法正常交换营养物质，导致软骨细胞变性坏死，表面结节或细条索状隆起或游离薄膜浮于此处，而后出现局灶性软化、纤维化、龟裂。

【临床表现】

髌骨软化症多发生于青壮年，在运动员和体育爱好者中尤其多见，是引起膝前疼痛的常见原因之一，女性发病率较男性高。临床表现为膝前部疼痛不适感、上下楼困难、打软腿、屈膝久坐酸胀、蹬起疼痛等，常随运动量增加而加重，休息后可减轻。查体通过 Clarke 征、挺髌试验、髌骨摩擦试验、单腿下蹲、快速踢腿等诱发患膝关节疼痛和酸胀不适，患者长期制动可致股四头肌萎缩。该病发展缓慢，如无及时合理的防治措施，最终可发展为髌股关节炎、全膝骨关节炎。

【分类和分级】

有学者将髌骨软骨软化关节镜下的表现分成5级。

0级，正常关节软骨。

Ⅰ级，关节软骨失去珍珠样外观而变得较暗淡，局部软化，肿胀区或纤毛区的直径＜5mm。

Ⅱ级，关节软骨软化区内出现毛刷状或纤毛化改变，深达1～2mm，直径≤13mm。

Ⅲ级，软骨的毛刷状或纤毛化改变达关节软骨厚度一半以上，直径＞13mm，关节软骨表面类似"蟹肉样"改变，表面有多发软骨碎片附着其下的软骨。

Ⅳ级，关节软骨全层受侵，软骨下骨骨破裂，表现为进展期髌股关节炎。

【影像学表现】

X线不能显示软骨，早期不易诊断，但髌骨切线位X线片对诊断髌股排列错乱及股骨髁发育不良具有较大的诊断价值。CT检查显示髌股关节面病变及髌股关节间隙狭窄更清楚，中后期髌股关节间隙变窄，髌骨关节缘皮质致密变白，局部可见皮质线中断，部分皮质下出现囊样透亮区。关节镜检查是确诊CMP最有价值的方法，被认为是金标准，但创伤大。MRI多采用自旋回波、各种梯度回波和FS技术，可以很好地显示软骨变性、肿胀、磨损、坏死、碎裂和局部剥脱。早期软骨形态上从局部灶性裂隙到表面粗糙而不平滑（图3-1-8），信号从偏高信号变为低信号。随着病情的进展，软骨的磨损、脱落进一步加重，软骨组织显著变薄，严重者软骨下骨裸露，髌骨关节面下可出现骨髓水肿、局限性骨质破坏或类圆形囊性病灶，MRI表现为T_1WI低信号，$T_2WI/PDWI$及压脂序列高信号（图3-1-9），关节腔及髌上囊积液呈T_1WI低信号、$T_2WI/PDWI$高信号。3D-FS-SPGR是T_1WI性质的，并且添加FS技术后增强了关节软骨和软骨下骨质的对比，使原来高信号的软骨显示的更清晰。可早期显示髌软骨分层结构消失，软骨表面毛糙、轮廓呈

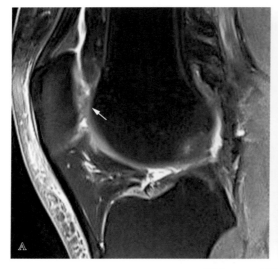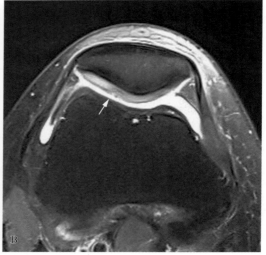

图3-1-8　早期髌骨软化症

患者，女性，36岁，右膝关节活动时疼痛不适1月余。矢状位（A）、横断位（B）FS PDWI示右侧髌骨后缘软骨变性、磨损，局部有裂隙（箭）

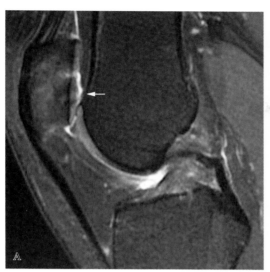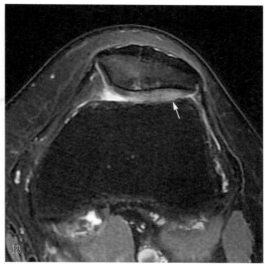

图 3-1-9 髌骨软化症进展期

患者，女性，46岁，左膝关节疼痛、活动障碍2年余。矢状位（A）、横断位（B）FS PDWI示外侧髌骨软骨厚薄不均，边缘欠光整（箭）。髌股关节面下出现骨髓水肿呈斑片状高信号

轻至中度不规则；软骨内出现小斑点、小斑片状低信号区，边界模糊不清；延迟增强扫描判断髌软骨早期损伤比平扫更敏感，软骨内出现小斑点、斑片状高信号，范围较平扫增大，边界模糊不清。髌骨软化症尤其是晚期大部分不可逆，表现为髌股关节间隙狭窄，伴随髌骨骨质硬化及边缘骨质增生呈低信号（图3-1-10）。因此通过MRI检查早发现、早诊断，对髌骨软化症患者意义重大，可以尽早重视、积极治疗、改善预后。

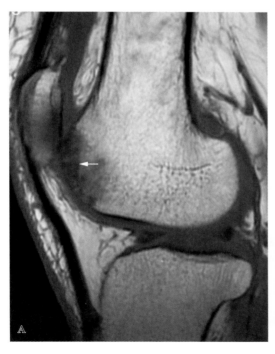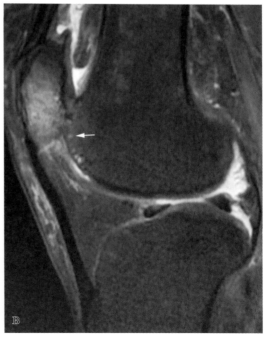

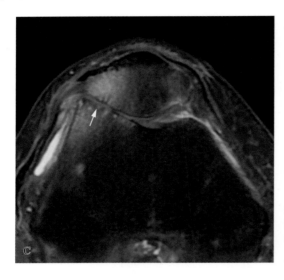

图3-1-10 髌骨软化症晚期合并髌股关节炎

患者，女性，50岁，左膝关节活动受限10年余。矢状位（A）T₁WI、矢状位（B）及横断位（C）FS PDWI示左侧髌骨及股骨对应面软骨明显磨损，软骨下骨裸露、骨髓水肿，髌股关节间隙狭窄（箭），髌骨骨质硬化及边缘骨质增生呈低信号

【治疗】

1. 非手术治疗 ①物理疗法，包括膝关节肌肉运动疗法和超短波治疗，可以增强股四头肌肌肉力量，保持和改善关节活动范围，增强膝关节的平衡力，提高生活质量；②中医传统的推拿和针灸疗法，可疏通经络、解痉减压、调节平衡，有效消除髌周及滑膜炎症、减轻疼痛。中药以祛风除湿药、活血祛瘀药和补益气血药为主，可改善其气血循环，增加关节滑液的分泌而增加软骨的营养；③膝关节腔内注射玻璃酸钠，可以覆盖于关节软骨表面，起润滑关节腔的作用，保护关节软骨及半月板。

2. 手术治疗 ①传统手术，有软骨下骨钻孔术、骨膜移植术、人工髌股关节表面置换术等；②近些年随着膝关节镜技术的快速发展，在关节镜下行膝关节清理术，可有效地缓解Ⅲ、Ⅳ级髌骨软化症患者的症状。关节镜下电刀电凝髌骨周缘及髌腱、周围滑膜去神经化处理，能明显减轻膝关节疼痛；③自体软骨细胞植入治疗，可以有效地治疗膝关节软骨的缺损。

三、软骨下不全骨折

软骨下不全骨折（subchondral insufficiency fracture，SIF）是指发生于承重关节软骨下，与重复性损伤有关的微骨折。

【病因】

软骨下骨与其表面的关节软骨常被看作是一个整体的解剖结构，具有吸收外力减少对关节软骨的撞击，减少软骨间摩擦的作用，并且为关节软骨提供新陈代谢和营养支持。1996年Bangil等提出了SIF的概念，认为发生在软骨下区域的这种骨折是应力性骨损伤的一种类型，常继发于骨质疏松症或骨质减少造成的骨脆性增加，骨对生理性应力吸收减弱；部分肿瘤患者局部放疗也可能为重要的诱发因素。最近研究提出，正常骨量者也会发生软骨下不全骨折，如发生在膝关节的SIF，可能与膝关节软骨损伤、半月板退变、肥胖和关节镜术后有关，引起关节下骨应力增加。另外，老年人经常会出现肌肉萎缩、肌肉量减少，不能承受正常生理性活动，使邻近的骨骼失去保护。病理学上软骨下骨折通常可见平行于软骨下骨终板的线性、狭窄、不规则的白灰色带。该区域由不规则排列的骨折损伤组织、反应性软骨和肉芽组织组成。在应力持续作用下，不完全性骨皮质断裂可发展成为完全性骨折或移位。

【临床表现】

SIF多见于60岁以上的老年人，尤其是绝经后女性，通常无明显创伤史，主诉为局部疼痛，并放射到其他部位，呈进行性加重。老年人膝关节疼痛在排除退行性骨关节病、继发性骨梗死、骨挫伤、类风湿关节炎及半月板损伤等常见原因外，也常与SIF及与SIF有密切关联的膝关节自发性骨坏死（spontaneous osteonecrosis of the knee，SONK）有关。以前，膝关节自发性骨坏死主要用来描述股骨内侧髁骨软骨病，目前认为SONK是膝关节功能不全性骨折，常发生在单侧膝关节股骨内侧髁软骨下骨质，少部分累及股骨外侧髁、胫骨平台，提示有骨骼脆性增加。发病机制有应力源性理论学说和血管源性理论学说，与继发性骨坏死的发病机制相似，但在病因、发病年龄、相关危险因素、临床表现、骨坏死发生部位和坏死病灶数量、预后和治疗方法上存在着明显差异。研究认为，SONK的病理性改变是软骨下压缩性骨折，关节软骨塌陷，进而出现继发性骨坏死。患者以中老年为主，膝部无明显诱因下突然性剧烈疼痛，负重时疼痛加剧，行走困难。休息时疼痛可部分缓解，但常有夜间静息痛。症状可持续6～8周，以后逐渐缓解。若治疗不当，后期可出现骨关节炎的临床症状。

【影像学表现】

膝关节SIF影像学主要表现为骨髓水肿、骨软骨形态异常、软骨下骨板扁平、凹陷及骨折线、关节面裂隙样改变。早期X线平片除了骨密度降低外，在疼痛发作后通常无明显的异常。随着病变进展，受累股骨髁的持重区变平，继而塌陷，软骨下出现不连续的骨折线，数周后其近、远侧端周围可观察到由于骨修复引起的硬化改变，最后发展为继发性骨关节炎，表现为关节间隙变窄、软骨下硬化、骨赘形成及骨侵蚀。

MRI最常用的检查序列是SE T_1WI、FS-FSE T_2WI、FS PDWI等序列。MRI可将SIF分为Ⅳ期。

Ⅰ期：表现为斑片状长 T_1、长 T_2 信号，边界模糊，相当于骨髓水肿，关节软骨完整。

Ⅱ期：表现为关节软骨下出现平行于关节面的带状低信号影，通常是不规则的蛇形，平行于关节面并且不连续，边缘可见弥漫性长 T_1、长 T_2 骨髓水肿信号，关节软骨完整。该带状信号改变相当于软骨下骨松质轻微骨折，对诊断SIF至关重要。

Ⅲ期：表现为软骨下圆形、类圆形或不规则长 T_1、长 T_2 信号，相当于关节软骨下骨折继发骨坏死后形成囊性变，边缘可见环形低信号硬化带，病变边缘可见片状长 T_1、长 T_2 信号，T_2WI高信号可为水肿或肉芽组织等（"新月征"），关节软骨不完整（图3-1-11）。

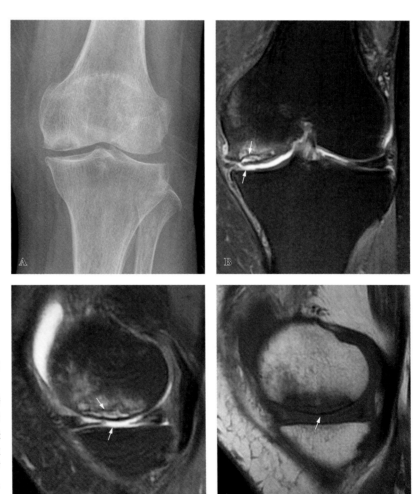

图3-1-11 软骨下不全骨折（膝关节自发性骨坏死，SONK Ⅲ期）

患者，女性，76岁，左膝关节前方无明显诱因下疼痛不适1月余。A.左膝关节X线正位片示左股骨内侧髁骨质密度减低，呈半月形，边缘轻度硬化；B、C、D.同一患者的冠状位、矢状位FS PDWI及矢状位T_1WI示股骨内侧髁关节软骨下出现平行于关节面的带状长 T_1、长 T_2 信号（箭），边缘可见低信号硬化带，周围弥漫性骨髓水肿信号，关节软骨不完整

Ⅳ期：关节面塌陷，覆盖其上的软骨凹陷或剥脱，病灶内和周围骨质以硬化为主。关节间隙变窄，继发关节炎。

早期诊断和准确的病变分期是评估预后的重要指标，分期越早者预后越佳。有研究报道，MRI显示软骨下低信号区厚度超过4mm，长度超过14mm，或其表面积大于300mm^{2}时，能够确诊SONK。Lotke等提出坏死区最大径与所在股骨髁最大径比值大小可判断疾病的预后，比值大于50%者预后较差。

【治疗】

1.非手术治疗　对于早期、无明显临床症状的患者可采用非手术治疗。服用非甾体抗炎药镇痛、扶拐或使用轮椅保护性负重和物理疗法，同时加强伸膝功能锻炼，以加强股四头肌和腘绳肌强度。

2.手术治疗　最主要指征是非手术治疗不能缓解疼痛者，影像学上坏死病灶面积大于500mm^2、宽度超过40%所累及的股骨髁，关节软骨面临塌陷的患者，通过手术治疗可避免关节面塌陷、继发骨关节炎。根据坏死程度、疾病的分期、患者全身情况选择不同的手术方式：关节镜下关节腔清理术，髓芯减压术，自体或异体骨软骨移植术，胫骨高位截骨术，膝关节置换术等。

（何　东）

第二节　运动相关的常见骨折

膝关节是人体最大、最复杂、活动最多的负重关节，随着大众运动意识的提高和训练强度的增加，与其相关的骨折在日常生活中十分常见。

一、隐性创伤性骨折

隐性创伤性骨折与应力骨折（包括疲劳骨折和功能不全骨折）和隐性骨内骨折（又称骨挫伤）均属于隐匿性骨折的范畴。因病变较隐匿，常规X线和临床表现难以确诊，易导致漏诊与误诊现象的发生。

【病因】

膝关节隐性创伤性骨折通常由运动或外伤所致，为一次性暴力直接或间接损伤的结果。膝关节平时的活动量很大，而且在膝关节的关节端多是骨松质，尤其是青少年骨骼处于生长发育时期，膝关节上下端骨松质丰富，柔韧且有弹性，在突然遭受旋转、减速、碰撞、牵拉或扭曲力的作用下，很容易导致骨松质中断，范围可从弥漫性骨小梁骨折至累及骨皮质，造成骨皮质的细微隐裂，甚至达关节面软骨，即形成了临床意义上的骨折。不同于骨挫伤的骨松质内弥漫性或局限性充血、水肿、出血，隐性创伤性骨折是一种真正意义上的骨折。X线检查呈阴性的主要原因：①创伤引起的骨折线细微，骨折断端没有发生移位，骨的形态保持完整，尚不足以引起X线衰减系数的明显改变；②发生在结构复杂部位时容易受其他骨结构的重叠掩盖，或有骨质疏松的背景存在，X线的密度分辨率低；③此外人为因素，包括操作不规范，投照体位不标准，或诊断医师缺乏经验在阅片时忽略掉本应能够识别的细微骨折线。

【临床表现】

青少年体育活动增加，膝关节运动量较大，是隐性创伤性骨折好发人群，其部位多发生于胫骨平台、胫骨上端、股骨内外侧髁，少部分发生于髌骨和腓骨小头。患者有明显运动或创伤后疼痛史，跛行及行走障碍，查体时受力点压痛明显。若不及时发现隐匿性骨折，会延误患者病情，导致骨折线更加明显或错位，严重情况下，会并发创伤性骨性关节炎，导致不可逆性疼痛。

【分类和分级】

根据骨折线的走行分布和损伤有无累及骨皮质下骨松质、骨性关节面及关节软骨，将膝关节隐性骨折分为皮质下型（Ⅰ型）、经皮质型（Ⅱ型）和经关节软骨型（Ⅲ型）。

【影像学表现】

X 线正侧位片上一般无明确骨折线。CT 诊断膝关节隐性骨折的检出率较高，但部分骨折线走行趋于水平，所以 CT 检查隐性骨折也存在局限性。早期及时的 MRI 检查能发现隐性骨折线的存在，并反映周围骨松质骨髓水肿、出血等病理改变，避免不必要的医疗纠纷。MRI 特点：①直接征象，骨折线的显示，因骨小梁嵌入或稍有骨髓移位，局部缺乏 H 质子在 T_1WI 显示为低信号，与正常骨组织的骨髓高信号形成明显对比，形态可以为线状、条状、树枝状等；T_2WI 表现为低、高或显示不清。②间接征象，骨髓水肿的显示，骨折线周围的髓腔内可见片状异常信号，T_1WI 呈边缘模糊的低信号，T_2WI 呈弥散分布的高信号，FS PDWI 或 STIR 序列对骨髓水肿更加敏感（图 3-2-1）。③程度上：隐性皮质下型骨折，骨折线局限在骨松质，骨皮质未受损；经皮质型，骨皮质低信号带中断；经关节软骨型，骨折累积关节面，相邻关节软骨损伤，如胫骨平台隐性骨折常伴有关节面塌陷。④伴随改变：发生在膝关节的隐性创伤性骨折常累及关节软骨、交叉韧带、半月板等，将出现相应部位的异常信号，包括损伤、撕裂、断裂、关节积液、出血等改变。

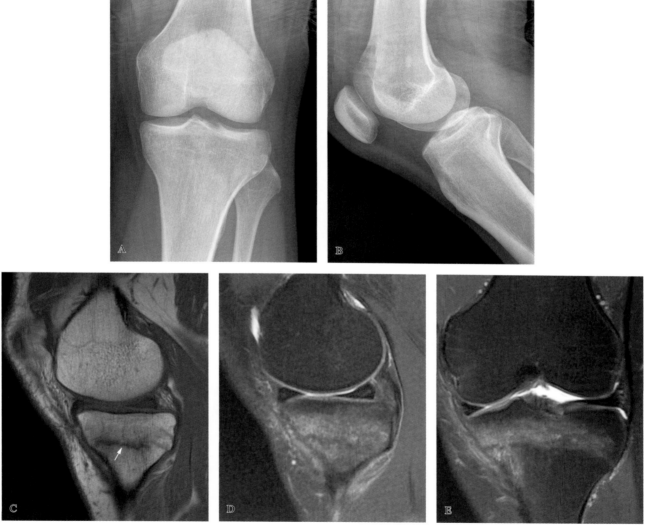

图 3-2-1 左胫骨上段隐性创伤性骨折

患者男性，26 岁，左膝撞伤后疼痛 2 天。A、B. 左膝关节 X 线正侧位片未见明显骨质异常；C、D、E. 同一患者的矢状位 T_1WI、矢状位及冠状位 FS PDWI 示左胫骨上端横行骨折线，呈低信号，T_1WI 显示明显（箭），骨折线周围的髓腔内可见片状水肿区

【治疗】

隐性创伤性骨折的骨折线多较细微，无明显错位，如未合并韧带、半月板损伤，治疗相对简单，且预后良好。通常抬高患肢，采用支具或石膏制动6～8周，防止患侧肢体过早负重。并根据发病不同时期，予以相应对症处理。中医有助于提高治疗效果，多以消肿镇痛及活血化瘀，接骨消肿及和营止痛，强筋壮骨及补益肝肾等治疗为主。

二、疲劳性骨折

疲劳性骨折是正常骨反复、多次经受轻微超负荷力量作用而引起的骨折，同隐性创伤性骨折一样，早期X线片通常为阴性，容易漏诊或误诊。

【病因】

疲劳性骨折属于应力性骨折的一种，受累骨矿物质量正常，在持续高强度运动或反复机械应力作用下，骨皮质和骨小梁发生细微断裂，最终导致结构性的骨质中断。疲劳性骨折具有积累性、长期性、反复性及细微性的特点，其病理特征是骨破坏与修复同时进行。常见的病因：①施加的应力强度增加或频率增加，超过正常骨骼承受极限强度，通过积累效应出现骨小梁的断裂；②低能量应力反复施加于小的表面区域，局部受力点结构受损；③宽大的含骨松质多的干骺端与细的骨干交界处由于肌肉舒缩不协调、应力不平衡导致骨折；④青少年时期，骨强度、刚度尚不十分坚韧，是疲劳性骨折好发的内因。

【临床表现】

疲劳性骨折多见于青年人，发生于短期内改变活动规律、方式，以及活动量加大后，临床上多无明确外伤病史，常见于马拉松、体操运动员、舞蹈演员、新兵入伍、新生军训等特定人群，偶尔见于参加比赛的不常运动的人群、快速运动减肥的肥胖者。一般认为女性比男性更易发生。应力性骨折占所有运动损伤的10%，所有人群的1%，胫骨中上段及股骨中下段为好发部位。患肢局部疼痛不适、肿胀，活动后加重，休息后可缓解，继续活动后又加重且疼痛呈持续性。查体患肢压痛明显，局部可见包块样隆起，触之不活动，可伴有局部肌肉组织肿胀，但无肌肉萎缩、乏力、肢体畸形等异常征象。

【影像学表现】

X线片早期诊断疲劳性骨折较困难，文献报道首次检查的敏感性为15%～35%，复查后可提高到30%～70%。CT对于骨折线及骨痂的显示较X线清楚。MRI能提供骨损伤的功能和形态的全面信息，其敏感性为100%，特异性为85%，被认为是诊断疲劳性骨折的金标准。

1.早期　出现症状后1～2周，X线平片上常无异常，局部可见骨皮质变薄，与周围软组织分界不清，肌间隙模糊或消失，呈"灰色骨皮质征"。CT横断位扫描不易显示骨折线，冠状位及矢状位重建时，有助于显示骨折线。如无特殊治疗，随着病程的进展，2～4周后可见线状骨增生硬化带，为骨小梁断裂、修复形成的内骨痂。MRI在骨折线显示方面，比CT图像更为清晰，尤其是SE T_1WI 序列对骨折线显示最佳，表现为边缘清晰且呈线状的低信号影，具有特征性价值。骨折线周围骨髓腔，CT影像图上表现为弥漫性呈云雾状密度升高，且骨髓腔狭窄、边界模糊，T_2WI 表现为弥漫性分布的高信号，于PDWIFS序列中的表现更加清楚，反映了局限性骨髓水肿、骨小梁微骨折。邻近软组织水肿明显。

2.骨折修复期　1个月以上患者，患部骨质密度增高，骨痂堆积，开始出现连续性层状骨膜增生，CT示双皮质征；骨折线可见或不可见；MRI骨痂及骨皮质骨折呈线样低信号，骨折区可见骨髓水肿；骨膜反应在 $T_2WI/PDWI$ 显示敏感（图3-2-2），随着病程时间长短而有变化，表现为包绕骨皮质的环形等、低或略高信号；邻近软组织可有或无水肿。

3.骨折愈合期　3个月左右，骨膜增生及骨折线均消失，骨痂密度增高；典型者局部骨质呈丘状隆起，形如纽扣，骨折处骨皮质一侧或双侧梭形增厚，以股骨或胫骨后内侧增厚明显。

4.骨折完全愈合　骨干可完全塑形，恢复正常，骨折后6个月至1年完全愈合。

灶性坏死性疲劳性骨折是一种特殊类型的疲劳性骨折。骨折线形态随病情变化为"由线到圆"，再

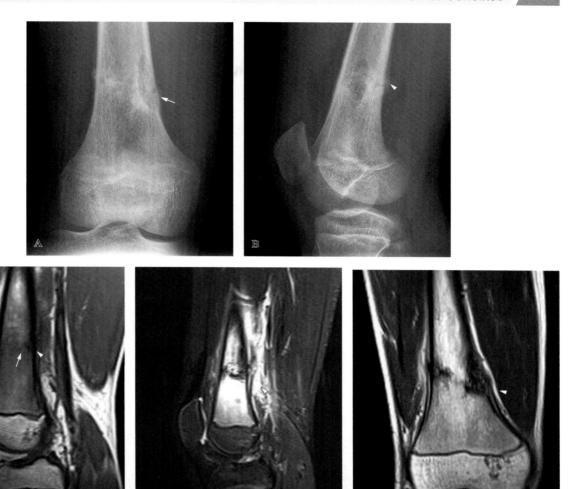

图 3-2-2　右股骨下端疲劳性骨折

患者，男性，14岁，长跑后右膝关节疼痛不适1月余。A、B.右股骨下段X线正侧位片示股骨下端骨质密度增高，骨皮质欠光整，边缘见连续性层状骨膜增生（箭头）；C、D、E.同一患者的矢状位T₁WI、矢状位FS PDWI及冠状位T₂WI示右股骨下端骨折线（箭），各序列均为低信号；骨折线上下区域骨髓水肿呈T₁WI低信号，FS PDWI高信号，边界不清。股骨下端骨干周围骨膜反应呈T₁WI、T₂WI等信号、FS PDWI高信号（箭头）。邻近软组织水肿

由其内出现骨化，骨缺损缩小，最终愈合。局部骨皮质尖角样翘起，是骨折的重要征象。这种骨折的愈合时间约一年以上，完成塑形则需要更长时间。诊断要点是疲劳骨折＋"瘤巢"征象，与骨样骨瘤易混淆。

【治疗】

对于疲劳性骨折预防是关键，必须根据运动员、舞蹈演员、新兵的年龄和身体素质，结合各项运动的特点、运动的强度，科学地安排训练项目，逐渐增加训练难度，并适当安排休息，消除肌肉疲劳，避免疲劳性骨折的发生。早期准确诊断的疲劳性骨折至关重要，及早停止外在高强度应力的持续损伤，避免发生完全骨折或移位骨折，影响骨痂的生长和骨折的愈合，或导致畸形愈合。临床上一旦发生膝关节疲劳性骨折，应立即给予患者适当休息，并配合理疗、局部热敷及舒筋活络、活血化瘀镇痛等药物的治疗。对于局部症状严重，X线表现骨折线明显的患者，可采取石膏外固定、制动修复，以免再损伤。

三、腓骨头撕脱性骨折

腓骨头是膝关节外侧一系列韧带、肌腱的止点，对膝关节稳定起重要作用。临床上在外力作用下发生

撕脱性骨折较常见，一旦腓骨头骨折发生移位导致不愈合，最终将导致膝关节的慢性不稳。

【病因】

膝关节后外侧角（posterolateral corner，PLC）是由一组动力性稳定结构和一组静力性稳定结构组成。维持膝关节后外侧稳定性的静力性稳定结构包括外侧副韧带、腘腓韧带、腘肌腱、弓状韧带和豆腓韧带，附着于腓骨头，连接紧密，构成弓形复合体（arcuate complex）。膝外侧副韧带主要防止膝关节内翻，同时辅助防止胫骨外旋和后坠；腘腓韧带和腘肌腱主要防止胫骨过度外旋，辅助防止胫骨后坠、膝关节内翻，其中外侧副韧带对膝关节外侧稳定性起关键作用。当小腿外侧受到暴力使之内收时，容易引起外侧副韧带损伤和外侧副韧带止点处撕脱性骨折。腓骨头撕脱性骨折一般不会影响负重，因此通常重视不够，导致病情延误，出现膝关节骨性关节炎等后遗症。

【临床表现】

单独外侧副韧带损伤或外侧副韧带止点撕脱性骨折，表现为膝关节内翻不稳，特别是在膝关节屈膝30°时内翻不稳程度最大。查体有腓骨头压痛，反屈试验阳性，胫骨外旋试验阳性。腓骨头下方有腓总神经绕过腓骨颈，腓骨头骨折后，其近端由于受到股二头肌和外侧副韧带的牵拉，向近端移位，如骨折位置偏低位于腓骨颈时，可造成腓总神经在骨折端卡压而致其损伤。此时是不稳定型骨折，即使一时复位也很难稳定，久之导致骨折不愈合，表现为膝关节外侧不稳和屈膝无力。合并膝关节后外侧角区损伤时，表现为膝关节后外侧区弥漫性压痛，伴有腓骨头或关节间隙压痛；后外侧旋转不稳定的症状，表现为上下楼梯或走坡路时打软腿，下肢力线及步态异常。查体前后抽屉试验阳性，侧方应力试验阳性。合并膝关节脱位时可造成PLC撕裂，同时伴有腘血管的损伤。

【影像学表现】

X线片示腓骨头骨折，骨折线垂直于股骨头外侧，膝关节内侧间隙增宽。膝关节后外侧角区损伤时有两个重要的征象，①弓形征（arcuate sign）：被认为是膝关节后外侧角一处或多处结构损伤的典型征象，并与后外侧旋转不稳有关。同时这个征象还提示后外侧角区支持带中弓形复合体的损伤，包括外侧副韧带、腘腓韧带、弓形韧带、腓骨股骨韧带、结合韧带等。外侧副韧带在冠状面T_1WI和T_2WI上显示为绷紧的低信号，Ⅰ度损伤时T_2WI显示整个韧带水肿，部分韧带结构完整；Ⅱ度损伤T_2WI显示外侧副韧带结构不连续（图3-2-3）。膝外侧"弓状信号"具有特征性意义，LaPrade等建议采用1.5T或更高磁场的MRI在冠状面上斜行扫描，可辅助诊断。腓骨头髓内水肿、腓骨头骨片撕脱骨折均可呈现弓状信号。②西贡骨折（Segond fracture）：详见后文。这个征象虽然不是PLC直接损伤征象，但是西贡骨折常合并交叉韧带撕裂和PLC损伤。

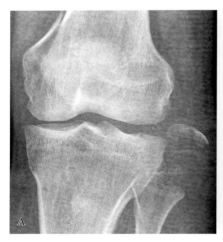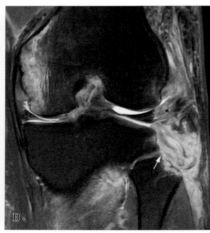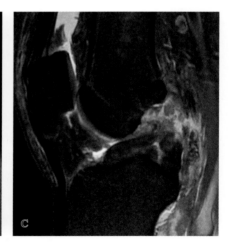

图3-2-3 左腓骨头撕脱性骨折

患者，男性，48岁，摔伤后左腓骨头处明显压痛。A.左膝关节X线正位片示左腓骨头骨折，骨折片撕脱游离，左股骨内侧髁骨折；B、C.同一患者的冠状位及矢状位FS PDWI示左膝关节后外侧角区损伤，外侧副韧带、弓形韧带、腓骨股骨韧带、关节囊韧带等多发断裂，呈"弓形征"（箭）；前后交叉韧带损伤

【治疗】

外侧副韧带对于维持膝关节后外侧稳定性起重要作用，对于新鲜腓骨头撕脱性骨折合并外侧副韧带撕裂时，单纯石膏外固定疗效常不理想，需手术切开骨折复位，利用克氏针、螺丝钉、钢丝或带线锚钉进行内固定，以恢复骨折的解剖和韧带的张力。合并腓总神经损伤应尽早进行无张力缝合进行修复，术后用石膏托固定患肢于屈膝位以利于骨折愈合、受伤神经的恢复。同时需注意有无腘动静脉损伤，以决定是否需进行游离血管移植修复术。对于陈旧性腓骨头骨折，由于广泛瘢痕形成、继发结构损伤和可能出现的下肢力线异常，需首先行胫骨高位外翻截骨术，再采用同种异体肌腱重建膝外侧副韧带，可明显改善患者的膝关节活动度和稳定性。

四、西贡骨折

西贡骨折即胫骨平台外侧的垂直撕脱性骨折，屈曲位时膝关节受到内旋暴力作用，导致皮质骨撕脱性骨折，是一种膝关节常见的运动损伤。

【病因】

西贡骨折最早由法国外科医师 Paul Ferdinand Segond 于1879年报道，以前曾认为西贡骨折是髂胫束止点（Gerdy 结节）撕脱骨折。2013年，Claes 等通过一系列研究证实西贡骨折碎片是由于膝关节前外侧韧带（anterolateral ligament，ALL）从其胫骨平台附着点撕脱而形成的。西贡骨折与某些前交叉韧带损伤的作用机制是一致的。在体育运动、车祸、高处坠落等暴力因素下，膝关节处于10°～90°屈曲状态时，若有内翻、内旋暴力，胫骨近端会发生旋转和向前半脱位，处于紧张状态的前交叉韧带（anterior cruciate ligament，ACL）极易受到损伤，多为 ACL 体部，发生在胫骨止点处较少。若此暴力过大，暴力继续传导，作用于外侧关节囊，撕脱 ALL 的胫骨附着点，从而形成西贡骨折。大量研究表明 Segond 骨折75%～100%合并前交叉韧带断裂，而前交叉韧带损伤中亦有3.1%～9.0%合并 Segond 骨折。

【临床表现】

西贡骨折好发年龄为20～50岁，男女比例约2∶1，多发生在运动员身上。

临床工作中，急性膝关节损伤患者可出现肿胀、疼痛，常位于胫骨平台近端外后侧，伴有活动受限；膝关节松弛不稳，患者在运动中会出现膝关节错动感或打软腿，不能用患腿单腿撑地；浮髌试验一般为阳性。由于关节疼痛肿胀，前抽屉试验和 Lachman 试验不能准确判断患者前交叉韧带是否损伤，急诊时漏诊前交叉韧带损伤的较多。即使一些患者有条件实施 MRI 检查，但由于关节腔急性血肿积液的干扰，相当一部分患者不能得出前交叉韧带损伤的直接征象。因此，如果 X 线摄片发现西贡骨折，要高度怀疑是否有前交叉韧带损伤，早期采取制动处理预防损伤进一步加重。西贡骨折的出现，除与前交叉韧带损伤密切相关联外，还高度提示了关节内其他结构损伤的可能性。文献报道有66%～75%的西贡骨折中存在半月板损伤，发生机制为损伤时膝关节稳定性破坏，膝关节正常关节面间接触面积和压力改变，导致半月板撕裂。还可合并侧副韧带损伤，股骨内外侧髁骨折或骨挫伤，股骨内外侧髁和胫骨平台后缘的对吻撞击伤，腓骨近端骨折或骨挫伤。合并关节内外结构损伤若不及时处理，将导致膝关节不稳及骨关节炎的发生，因此必须早期正确诊断。

【影像学表现】

X 线检查中西贡骨折胫骨外侧的撕脱骨片在位置和大小上一般来说相对比较恒定。撕脱骨片的上方一般位于外侧胫骨关节面的下方2～3mm 处，大小约为10mm×3mm，在前后位上显示最佳。若 X 线片检查发现西贡骨折，应立即进一步检查是否合并有 ACL 损伤。CT 轴位扫描可以准确观察撕脱骨片来源于胫骨平台的位置，有效鉴别髂胫束止点撕脱及西贡骨折。CT 三维重建可以很好地显示骨折块的大小、移位情况、数量。大多数情况下西贡骨折的撕脱骨片在 MRI 上表现不明显，但骨挫伤后外侧副韧带附着处的胫骨骨髓充血、水肿，边缘欠光整，T_1WI 呈低信号、T_2WI 呈高信号、FS PDWI 显著高信号呈"地图形状"改变，说明极大概率可能有西贡骨折碎片（图3-2-4）。MRI 对 ACL 损伤的准确度约为93.7%，但由于较多的关节腔血性积液干扰，有些患者膝关节 MRI 上 ACL 损伤的直接征象不明显。此时一些间接征象，如后交叉韧带"7"字变形、半月板外露、关节间隙增宽，有助于明确诊断。MRI 还可以有效观察内外侧副韧带及髂

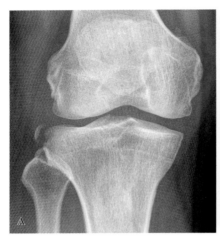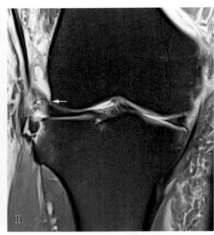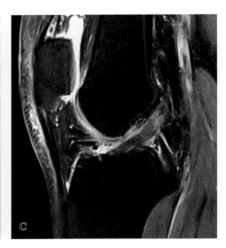

图3-2-4　右胫骨平台西贡骨折

患者，男性，42岁，右膝关节扭伤后活动受限。A.右膝关节X线正位片示右胫骨平台外侧皮质撕脱；B、C.同一患者的冠状位及矢状位FS PDWI示外侧副韧带附着处胫骨骨髓水肿，外侧见撕脱骨片，外侧副韧带及髂胫束撕裂（箭）；前交叉韧带增粗，信号增高

胫束的损伤，了解膝关节的全面情况。

还有一种反向西贡骨折，是指胫骨平台内侧皮质骨撕脱性骨折。这种骨折的旋转机制与西贡骨折相反，该骨折与后交叉韧带断裂及内侧半月板损伤相关。

【治疗】

西贡骨折如为单纯胫骨平台前外侧撕脱骨折，碎片比较小，可行支具制动膝关节4～6周非手术治疗。骨折块较大、累及关节面或游离入关节腔时，可使用克氏针或空心钉固定西贡骨折块，或者对骨折块予以摘除，有利于恢复膝关节稳定性。西贡骨折合并ACL撕裂时，常提示关节内出现联合损伤，远比其骨折本身的意义重大，应早期进行韧带的重建。ACL体部撕裂可选用自体腘绳肌腱和人工韧带等进行单束重建或双束重建；ACL胫骨附着点损伤，可行关节镜下复位及内固定术。合并半月板损伤进行缝合或予以成形术，合并侧副韧带损伤采用带线锚钉固定重建术，术后使用有效支具对膝关节进行制动，避免过早负重。复查拍X线片后，可在医师指导下进行功能锻炼，以恢复膝关节的活动度。

五、胫骨髁间嵴撕脱性骨折

胫骨髁间嵴撕脱性骨折属于关节内骨折，是发生在膝关节前交叉韧带（anterior cruciate ligament，ACL）胫骨附着点的撕脱性骨折，是常见的膝关节损伤，可导致膝关节明显不稳。

【病因】

胫骨内、外侧髁关节面之间，各有一个骨性结节融合成髁间隆起即髁间嵴，髁间嵴前方平坦的小区域，是膝关节前交叉韧带的附着点。前交叉韧带对维持膝关节各个方向的稳定起着重要作用，可以防止膝关节屈曲时，胫骨过度前移，限制膝关节侧方运动及旋转运动；制止膝关节过度伸直，在伸直的最后阶段，能管制胫骨的旋转。近年来，随着交通事故及人们参加体育运动的增多，前交叉韧带下端髁间嵴撕脱骨折明显增加。其属于关节内骨折，是一种急性的膝关节损伤，发病机制为当暴力使膝关节强力过伸或胫骨过度内旋、外展时，由于股四头肌的强力收缩，超过了前交叉韧带承受的张力，造成自前向后的ACL胫骨止点撕脱骨折。胫骨髁间嵴骨折后，未复位的骨折块导致伸膝时髁间窝撞击，伸膝功能受限。非手术治疗常难以使骨折块完全复位或复位后再次移位，导致骨折不愈合或畸形愈合，出现前交叉韧带挛缩或松弛，引起膝关节不稳定、反复积液、疼痛。后期可继发半月板损伤及膝关节骨性关节炎。

【临床表现】

Poncet早在1875年描述了胫骨髁间嵴骨折，以前报道发生率低，随着运动伤和交通伤的增多，检查手段的提高及人们认识的加深，发现目前该病发生率较高，约占整个ACL损伤的14%。胫骨髁间嵴撕脱骨折常发生在儿童及青少年，在成人也并不少见。青少年胫骨近端骨骺尚未发育完全有较多的软骨，所提供的阻力少于韧带自身的牵引力，且ACL的胶原纤维是和胫骨软骨膜相连的，故ACL胫骨止点为薄弱部位，当受ACL牵拉时，可发生大块撕脱骨折。成人骨折主要是由于受伤时股骨内、外侧髁向外或向内移位，撞击髁间嵴所致，常合并软骨、半月板和侧副韧带损伤。这种损伤可以是跌倒和意外事故的直接撞击，也可以是间接的、非接触性的减速损伤运动，如篮球的篮板球或跑步中的折返，滑雪运动等。胫骨髁间嵴撕脱性骨折的症状和体征类似于前交叉韧带损伤，受伤时可听到"啪"的撕裂声，随即膝关节软弱无力，疼痛剧烈，迅速肿胀，关节功能障碍，不能继续参加运动。同时常合并内侧副韧带和内侧关节囊韧带损伤，内侧副韧带和后交叉韧带损伤。Lachman试验、前抽屉试验和轴移试验阳性。陈旧性损伤者可出现股四头肌萎缩，打软腿或错动感，运动能力下降，膝关节反复积液。如果不予处理容易出现膝关节不稳、股骨髁间窝前交叉韧带撞击现象。

【分类和分级】

Meyers和Mckeever将胫骨髁间嵴撕脱性骨折分三型：

Ⅰ型：仅能看到骨折线，骨折无移位或前缘轻度移位。

Ⅱ型：骨折前方部分移位，后方铰链侧完整，成鸟嘴状。

Ⅲ型：骨折块完全与胫骨分离或移位。

Ⅲa型：骨折仅位于韧带止点处而未影响全部髁间棘。

Ⅲb型：髁间嵴骨折块发生旋转移位。

有学者基于上述分型方法将髁间嵴粉碎性骨折归为Ⅳ型，髁间嵴完全抬起并翻转。

【影像学表现】

膝关节X线正位片可见胫骨髁间嵴底部骨折，注意勿将骨折碎片错认为是关节内正常结构，侧位片可见股骨与胫骨对合欠佳，胫骨向前移位。MRI见髁间嵴撕脱骨折线，T₁WI呈低信号，T₂WI因有关节液进入呈高信号（图3-2-5）。胫骨平台可见骨髓水肿，FS PDWI呈明显片状高信号，边界不清。关节腔内多处积液，伴有出血时T₁WI呈中等高信号，甚至出现积脂血症。观察前交叉韧带撕裂最好的观察层面是斜矢状面，同时需要结合横断面和冠状面。直接征象有前交叉韧带信号增高，走向异常（扭曲），与胫骨的交角变小，前交叉韧带连续性中断，严重时可出现假瘤征、空虚征。间接征象有后交叉韧带角度异常，半月板和其他韧带的撕裂。

【治疗】

胫骨髁间嵴骨折是关节内骨折，治疗的目标是关节面的解剖复位，恢复正常的力线，进行坚强的固定，早期进行功能锻炼，最终获得良好的关节功能。

1.非手术治疗　对于Meyers-McKeever Ⅰ型骨折，骨折片没有移位和轻度移位的，多采用非手术治疗，早期复位及牢靠固定，4～6周后在膝铰链式支具保护下负重活动，并定期随访。对于Meyers-McKeever Ⅱ型骨折是否手术治疗目前尚无明确定论。

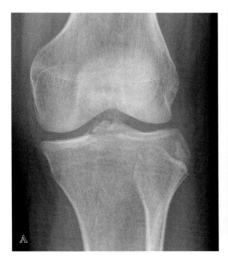
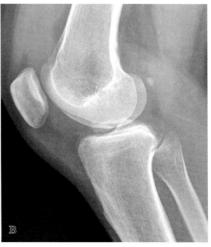
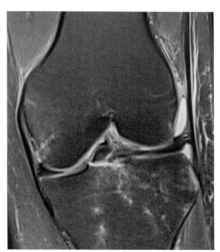

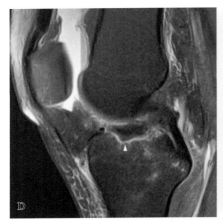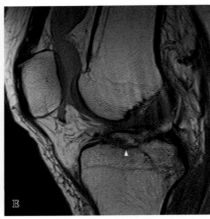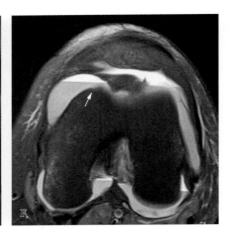

图3-2-5　左胫骨髁间嵴撕脱性骨折

患者，女性，31岁，车祸伤后左膝疼痛活动受限。A、B.左膝关节X线正侧位片示左胫骨髁间嵴底部骨折；C、D、E、F.同一患者的冠状位、矢状位FS PDWI，矢状位T₁WI及横断位FS PDWI示髁间嵴撕脱骨折线（箭头），T₁WI呈低信号、T₂WI呈高信号，胫骨平台骨髓水肿，前交叉韧带撕裂，关节腔积脂血征（箭）

2.手术治疗　对于Meyers-McKeever Ⅲ型、Ⅳ型骨折，因骨折块与胫骨完全分离，未及时有效的治疗，容易出现骨折不愈，演变成陈旧性骨折，引起伸膝时髁间窝撞击，以及前交叉韧带松弛，导致膝关节不稳。故非手术治疗效果不理想，应尽早行手术内固定，对于关节软骨面的修复至关重要。手术时机的选择为开放性损伤要在伤后8小时内，闭合性骨折也要争取在48小时内手术。手术方法：①切开复位内固定术。可直视下操作且手术时间短，简单易行。内固定物一般为螺钉（近几年来多用生物钉）、细钢丝、钢丝张力带、丝线等。但手术创伤大，手术显露视野不充分，术后对膝关节功能影响大，已逐渐被关节镜下复位内固定术替代。②关节镜下复位内固定术。在关节镜下操作，具有创伤小，术野显露充分的特点。固定方法主要有缝线固定（可吸收缝线或不可吸收缝线）和螺钉固定（空心钉、可吸收螺钉）。术中可一期行前交叉韧带重建，并可同时处理相应合并症（如半月板损伤等），减少术后并发症，减少创伤。各种手术治疗后功能锻炼也非常重要，只有配合合理的功能锻炼才能防止膝关节的粘连及股四头肌的萎缩，完全恢复膝关节功能。

六、后交叉韧带胫骨止点撕脱性骨折

后交叉韧带（posterior cruciate ligament，PCL）胫骨止点撕脱性骨折是临床常见的胫骨近端骨折，发生率较PCL实质部断裂高，骨折块复位不佳会引起PCL松弛或功能不全，导致膝关节后向不稳，最终将影响膝关节功能。

【病因】

后交叉韧带胫骨止点起于胫骨髁间窝后部，约位于胫骨平台斜坡下半部，然后斜向内上方走行，止于股骨内髁内侧面。PCL强度是前交叉韧带的两倍，是保持膝关节稳定的重要结构之一，在整个膝关节活动中起着运动轴心的作用，主要功能是限制胫骨的后移（其限制力约占95%），另外PCL还可限制膝关节过伸、旋转及膝关节侧方活动。后交叉韧带胫骨止点撕脱骨折是一种特殊类型的关节内骨折，其力学机制为膝关节屈曲状态下（尤其是屈膝30°以上时）外力直接作用于胫骨前侧所致，胫骨上端受到由前向后的暴力，使胫骨平台对于股骨髁向后移位，后交叉韧带受张力，撕脱胫骨后髁间窝；生物力学上由于后交叉韧带的胫骨附着点宽大，附着力强，胫骨附着点受力牵引，明显大于股骨止点，故常表现为胫骨止点撕脱骨折。同时，膝关节的内外翻、过伸及旋转均会引起后交叉韧带损伤，但通常合并有其他韧带的损伤。PCL损伤后导致膝关节后直向不稳，加重髌股关节、髌韧带及后方结构的负担，最后出现骨关节炎。而过伸牵拉损伤通常还伴有后方复合结构的破坏，可同时引起膝关节的侧方和旋转不稳。

【临床表现】

后交叉韧带损伤按发病部位出现概率依次为胫骨止点撕脱骨折、韧带中段撕裂及股骨止点断裂。随着交通事故及运动损伤的增加，后交叉韧带胫骨止点撕脱骨折逐渐增多，约占后交叉韧带损伤的75%以上，发生率高于单纯的后交叉韧带断裂。多见于20～40岁的青壮年男性，常有仪表盘撞击、跪地伤等病史。后交叉韧带断裂作为运动医学常见疾病，典型症状和体征为膝关节疼痛肿胀、活动受限，膝关节的后向及旋转不稳，后抽屉试验、浮髌试验阳性。后交叉韧带胫骨止点撕脱骨折不但会产生疼痛影响关节的活动，还会导致后交叉韧带松弛而造成膝关节的不稳定，查体膝后侧淤紫、肿胀、压痛，胫骨后沉试验阳性。由于PCL胫骨止点一部分位于关节外，因此后抽屉试验最为可靠。另外胫骨止点撕脱骨折时容易导致关节囊等软组织嵌入，同时骨折的骨块由于受到PCL的牵拉，常呈分离的状态，导致骨折难以愈合。后期会引起股部肌肉萎缩或创伤性骨关节炎。

【分类和分级】

与前交叉韧带胫骨髁间嵴撕脱性骨折一样，后交叉韧带胫骨止点撕脱性骨折可分为四型：

Ⅰ型：无移位骨折。

Ⅱ型：为一侧有连接而另一侧移位的悬吊骨折。

Ⅲ型：为完全移位性骨折。

Ⅳ型：为分层骨折，完全移位并翻转。

【影像学表现】

后交叉韧带胫骨止点撕脱性骨折X线摄片特征表现为膝关节侧位片上胫骨后上缘皮质连续性中断、骨小梁中断、骨折碎块移位至关节内。CT扫描检查能够发现微小骨折，也能够避免出现影像重叠现象，特别是骨折处的三维重建图像可以将胫骨平台各个平面的图像直观、立体地显示出来，也能充分展示骨折移位方向及骨折线的走向。单纯的胫骨止点撕脱性骨折MRI表现为胫骨平台后部线性的T_1WI低信号，T_2WI/PDWI高信号的骨折线，撕脱的碎片和后交叉韧带相连而韧带的连续性未见中断。PCL撕裂时表现为PCL向后弧形角度增大、连续性中断、残余交叉韧带退缩、扭曲，受损部位为高信号替代，骨折处亦显示为高信号（图3-2-6）。MRI不仅能够直观显示骨髓水肿、关节面塌陷、骨折块形状及大小、分离移位的程度等

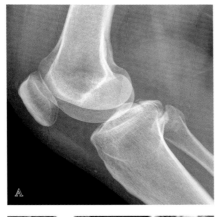
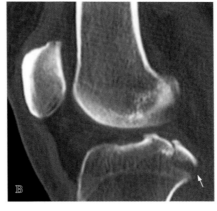
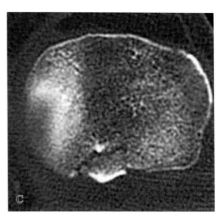

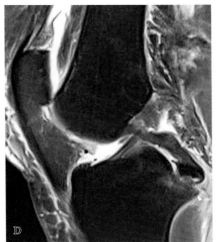
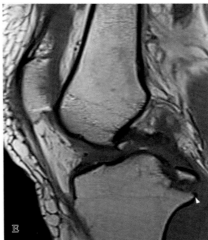

图3-2-6　左后交叉韧带胫骨止点撕脱性骨折

患者，女性，42岁，跪地后左膝撞伤1天。A.左膝关节X线侧位片示左胫骨后上缘皮质连续性中断；B、C.同一患者的矢状位及横断位CT重建示左胫骨后上缘斜行骨折线，骨折碎块略有移位（箭）；D、E.同一患者的矢状位FS PDWI及T_1WI示胫骨平台后缘塌陷，可见线性的T_1WI低信号，PDWI高信号的骨折线（箭头），撕脱的碎片和后交叉韧带相连，周围骨髓水肿。后交叉韧带连续性未见中断，但信号增高

情况，其更大价值在于发现膝关节其他损伤情况，如内外侧副韧带损伤，半月板撕裂，关节软骨断裂，胫骨与股骨膝关节面下对称性挫伤，关节腔内积血或积液等。

【治疗】

1.非手术治疗　与胫骨髁间嵴撕脱骨折一样，Ⅰ型后交叉韧带止点骨折的患者采用非手术治疗可取得满意疗效。患者屈膝20°，石膏托固定4周后，逐渐行膝关节功能锻炼，可通过加强股四头肌的力量来代偿部分后交叉韧带的功能。

2.手术治疗　对于不可复位的Ⅱ、Ⅲ、Ⅳ型骨折，易引起膝关节后向不稳，一般认为需早期手术治疗。传统的手术方法是膝关节后正中"S"形切口治疗PCL止点骨折，可充分显露骨折部位，有利于骨折复位、内固定，手术固定材料有金属螺钉、可吸收螺钉、缝线、钢丝和带线锚钉等。但该术式创伤大，需要分离或切断部分腓肠肌内侧头，术后易出现腓肠肌无力，而且损伤血管、神经的风险较高。膝后内侧微创直切口，解剖层次清晰，联合带线锚钉固定骨折块，具有操作简便、切口小、避免神经和血管损伤的优点。关节镜下复位PCL胫骨止点撕脱骨折，经Y形胫骨隧道以双股高强度线结扎固定撕脱骨折块，具有创伤小、监控直接、复位和固定可靠、适用于不同大小撕脱骨折块的优势，有利于患者早期功能锻炼，康复迅速。

（何　东）

第三节　胫骨结节骨软骨炎

胫骨结节骨软骨炎又称胫骨结节骨骺炎、胫骨结节缺血坏死。1903年Robert Osgood最早描述了胫骨结节撕脱骨折这一现象，1908年Carl Schlatter探讨了更广泛的病变和发病原因，故该病又称为Osgood-Schlatter disease（OSD）。

【病因】

胫骨结节骨骺11～13岁出现，17～18岁与胫骨近端融合，在18岁以前，该结节与主骨之间有一层增殖的软骨联系，其软骨下方的新骨比较薄弱。骨骺在胫骨前上方，向下延伸呈舌状，覆盖胫骨近侧干骺端前方，是髌骨下髌韧带股四头肌腱的附着处，使它承受经常的牵伸张力。一个多世纪以来，关于胫骨结节骨软骨炎的病因及发病机制有许多学说及猜想，目前依然存在争论。较普遍的几个学说：①既往倾向于认为运动或外伤造成髌韧带胫骨结节二次骨化中心的过劳损伤，从而影响血液循环，造成胫骨结节的软骨炎或缺血坏死，但从胫骨结节切除的骨块和肌腱后嵌入的骨块行病理检查发现，在骨松质四周绕以软骨，并无坏死或炎症；②后来认识发现，青少年由于处于快速生长发育时期，髌韧带附着处张力增高，粗大的髌韧带股四头肌腱长期、反复、猛烈的收缩力，通过髌骨和髌韧带集于胫骨结节附着处，而其附着点的胫骨结节骨骺又比较小，易使其发生慢性损伤，导致胫骨结节的撕脱骨折；③近年来发现多数OSD病例主要发生于髌韧带损伤，而不在骨化中心，认为是髌韧带附着部的附丽病或称肌腱末端病，如肌腱炎、腱鞘炎或肌腱下滑囊炎。由于胫骨结节病变的位置在韧带，因而骨骺愈合后的成人也可发生该病。慢性的牵拉刺激可致髌韧带损伤而引起骨化并有新生小骨出现，位于胫骨结节前上方；还可导致胫骨结节处的成骨细胞活动，促进骨质增生，使胫骨结节增大，明显向前突出。胫骨近端骨骺可早期融合，以致在骨骺成熟后引起高位髌骨和膝反屈等并发症。

【临床表现】

Osgood-Schlatter病好发于10～15岁的爱好剧烈运动特别是跑跳类运动的青少年，患者男性多于女性，一侧发病者多见，双侧发病的约占30%。右侧症状尤为明显，可能与活动或运动时患者多以右侧膝关节为重力侧有关。疼痛局限于胫骨结节，蹲、跪、上下楼梯或股四头肌强力收缩时疼痛加重，休息后可缓解，跳跃、跨栏等运动后病情加重。其临床表现主要为胫骨结节部位局部肿胀、疼痛，当股四头肌用力时疼痛更加剧。患者病程缓慢，疼痛可持续数月或数年，但无明显功能障碍。查体：髌韧带增厚和肿胀，胫骨结节增大、隆起、坚硬，局部压痛明显，在抗阻力伸直时或充分屈曲下蹲时疼痛加重。膝关节无肿胀或积液，无滑膜增厚，浮髌试验（－）。晚期可并发假关节形成、小骨片断裂或移位、高位髌骨和膝反屈。

由于胫骨结节骨骺向上拉脱，股四头肌止点上移，使髌骨的不规则面与股骨下端接触而易发生骨关节炎。Osgood-Schlatter病非手术治疗有自愈倾向，骨骺骨化后，症状可消失，但时间较长。该病诊断要慎重，一定要观察邻近软组织改变及结合临床，当胫骨结节表现为二次骨化中心密度不均增高或呈碎裂状、胫骨结节前见碎骨片和向前上方移位时，可诊断为胫骨结节骨软骨炎。需与胫骨结节的解剖变异、急性撕脱性骨折及胫骨结节的感染、肿瘤及风湿性炎病变等引起骨质破坏的疾病相鉴别。

【影像学表现】

X线平片早期可见胫骨结节前上方髌韧带附着处软组织肿胀、肥厚，髌韧带增厚及髌下脂肪垫下角消失，继之则产生肌腱的钙化和骨化；中期可见胫骨结节骨骺呈舌状隆突，密度增高、不规则，边缘模糊，呈点状或片状向前方移位，形成骨赘，甚至完全碎裂，与骨干分离，骨骺下方可见囊状透光区；晚期骨骺修复后胫骨结节可恢复正常或略有增高隆起，但常可留下单个分离的碎骨块，至成年时为胫骨结节上方的游离体。与X线平片比较，CT能早期显示髌韧带增粗，发现胫骨结节前的多个不规则碎骨片，进展期可见游离的高密度影，胫骨结节骨骺不规则增大，呈现出向上方移位的趋势等。注意在进行CT扫描时应使扫描线与关节面病变部位垂直或进行后期三维重建，病变才易显示。

MRI在骨关节疾病，特别是急慢性韧带损伤、早期骨缺血坏死等方面的诊断价值较高，是诊断胫骨结节骨软骨炎最好的方法，可反映胫骨结节骨软骨炎的疾病过程。MRI表现：①髌韧带下段增粗、水肿、扭曲、撕裂损伤，末端信号增高，以胫骨结节附着点处最显著；髌下深滑囊扩张、积液，出现上述征象提示病变处于较早期改变，但可能在活动或进展中，此期经临床治疗可以痊愈；②在此基础上胫骨结节骨质形态发生改变，包括骨质水肿、局部骨质翘起、出现碎骨，胫骨结节附着处髌韧带增粗、纤曲，边缘不光整，则可能为中晚期的OSD，骨块可能长期游离于髌韧带中（图3-3-1）；③晚期或会伴发某些并发症，如高位髌骨、膝反屈和胫骨结节异常粗大；④还可合并其他损伤，包括前交叉韧带损伤，股骨、胫骨骨挫伤，半月板撕裂损伤，关节积液等。

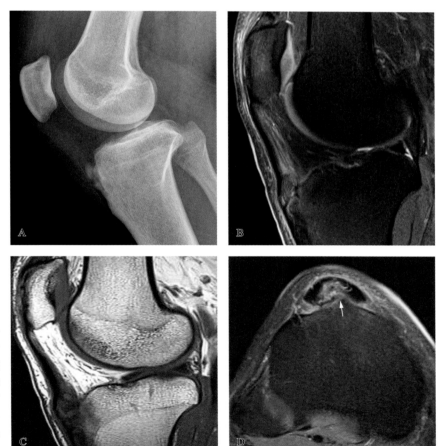

图3-3-1　右胫骨结节骨软骨炎

患者，男性，22岁，右膝关节疼痛3个月，活动后加重。A.右膝关节X线侧位片示胫骨结节上方游离体，髌韧带附着处软组织肿胀；B、C、D.同一患者的矢状位FS PDWI、T₁WI及横断位FS PDWI示髌韧带下段增粗、水肿、信号增高，胫骨形态改变，局部骨质翘起（箭），出现碎骨及骨髓水肿。髌骨高位

【治疗】

1.非手术治疗 胫骨结节骨软骨炎有自愈倾向，大部分可非手术治疗或不需治疗。症状明显患者，应嘱其停止运动，配合热敷、理疗，外固定患肢3～6周，避免胫骨结节骨骺进一步损伤。放射状冲击波治疗能有效缓解胫骨结节骨软骨炎产生的疼痛。当疼痛加重时，使用非甾体抗炎药，或普鲁卡因等局麻药封闭，阻断疼痛反射弧可以缓解症状。中医用输刺法去瘀通络，推拿法减轻肌肉痉挛，可减轻髌韧带止点的张力。

2.手术治疗 非手术治疗效果差者，可以采用手术治疗。运用髌韧带旷置法，使股四头肌的肌力通过双股可吸收线作用于胫骨结节骨骺下方，避免或削弱了股四头肌肌力对髌韧带及胫骨结节的牵拉，有利于消除胫骨结节骨骺的炎症，改善髌韧带的血液循环。另外通过经皮胫骨结节周围钻孔治疗的方法能使毛细血管生长到胫骨结节，改善局部血液供应，消除胫骨结节的疼痛，其他还有胫骨结节骨钉插入术、不连接的胫骨结节切除术等。

（何　东）

第四节　胫骨内髁骨软骨炎

胫骨内髁骨软骨炎又称胫骨内髁无菌性坏死、胫骨畸形性骨软骨病、弓形腿综合征，是指胫骨近端内侧骺板受负重压力而破坏了正常生长，导致胫骨内髁软骨发育不良而产生的膝内翻畸形。1937年Blount首次使用了"胫骨内翻"这一词，故又称Blount病。

【病因】

关于胫骨内髁骨软骨炎的确切病因还不清楚，过去认为是胫骨上端骨骺的内侧部分因局部缺血而致的骨软骨病，目前认为该病属于骨骺的软骨内骨化发育障碍，骺板内侧部分生长缓慢而外侧部分持续正常生长，引起胫骨近端的生物力学改变，胫骨内翻、前屈，以及肢体缩短畸形。临床有早发型和迟发型两种。可能致病因素：①遗传因素，遗传性与发育性因素的共同作用可能性最大，有研究认为黑色人种更易患此病，而且多为迟发型，在我国此病相对比较少见；②肥胖，体重的增加是Blount病的重要诱因，很可能因为体重的异常分布，导致胫骨近端骺板内后方承受了过度压力，抑制骺板生长，形成胫骨内翻畸形；③新陈代谢异常，早发型Blount病的儿童，可伴有维生素D缺乏，血清锌含量降低及血清碱性磷酸酶升高；④患儿下肢过早负重是目前已知最重要的致病因素，使骺板受到更大的切应力，从而破坏内侧骺板及骨的正常生长，骺板与相邻的骨骺及干骺端受压后可产生继发性骨软骨病；⑤也有学者提出是胫骨内侧骨骺血液循环异常，导致内侧骨骺发育受限；⑥迟发型可能与外伤及感染有关，但目前无统一意见。其病理改变为疾病早期，胫骨骨骺内侧静止层改变，表现为静止细胞明显增多，毛细血管形态异常，软骨内骨化障碍。随着病情进展胫骨内侧骨骺延迟骨化，内侧骨骺发生倾斜，胫骨骨干自平台下弯向内侧，从而导致明显膝内翻及活动受限。

【临床表现】

根据发病年龄临床分两型，早发型Blount病出现在4岁之前，而迟发型一般发生在8岁及以上儿童和青少年。早发型常有超重、过早下地学步病史，起病之初很难与生理性膝内翻相鉴别。双侧发病的占50%～70%，患侧小腿稍偏内侧弯曲，畸形发展很快，弯曲在胫骨上端最为明显，因内侧骨骺发育障碍，患侧胫骨近端的内侧可触摸到明显隆起的骨突，无明显疼痛和压痛。随着年龄增长胫骨内翻进行性加重，胫骨干骺轴线与骨干轴线夹角大于11°，骺线与干骺端轴线夹角大于20°，最终可导致患肢短缩、步态跛行和骨性关节炎。迟发型90%单侧发病，胫骨上端内缘突起处常有局部疼痛和压痛，畸形较轻，很少超过20°，下肢轻中度短缩，不并发胫骨内旋和平足症。与早发型相比，迟发型的股骨远端内翻畸形更严重。

【影像学表现】

X线检查不同类型的胫内翻有不同表现。依据Langenskiöld影像学分级，早发型在X线平片改变可分为六期：Ⅰ期（2～3岁），骺板形态不规则，胫骨内翻畸形不断发展，干骺端内侧形成突向内下方"鸟嘴状"突起；Ⅱ期（2～4岁），先期钙化带内侧向内下方倾斜，发育较外侧差，骺核内侧下塌呈楔形；Ⅲ期（4～6岁），干骺端"鸟嘴状"突起处凹陷加深，骺核内侧边缘模糊；Ⅳ期（5～10岁），骺板日益变窄，骨骺变大，其内侧部分下陷致上缘呈台阶状，骨骺内缘不规则，骨松质可出现斑点状密度不均匀或不规则钙化，骨皮质增厚，常可发现有骨桥；V期（9～11岁），胫骨膝关节面明显变形，骨骺内侧断裂；VI期（10～13岁），骺板内侧早闭，外侧生长发育正常。其中V、VI期意味着骨骺已不能修复，随着年龄的增长畸形越发加重（图3-4-1）。迟发型的X线所见与早发型有很大的不同之处。因二次骨化中心已经形成，病变较为局限。骺板内侧1/2的中部变窄，对侧的骨密度增加，骨骺形状正常，骺板不呈阶梯状。股骨远侧也呈内翻畸形，而胫骨远端呈外翻畸形。

CT检查特别是三维重建技术比X线平片能更细致地显示病变畸形程度，不仅能清晰显示胫骨干骺端增宽下陷，边缘骨质增生硬化，胫骨内翻成角，胫骨近侧干骺端内侧"鸟嘴状"骨性突起，更能显示邻近软组织增厚，发现小的骨碎片。

MRI图像可充分显示软骨骨化不良，冠状位和矢状位表现为胫骨内翻，胫骨内侧骨骺骨化延迟，呈楔形改变（图3-4-2）；局限性软骨突入干骺端，软骨板形态改变，厚薄不均，

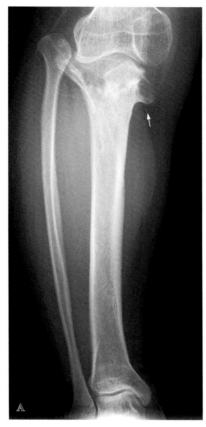
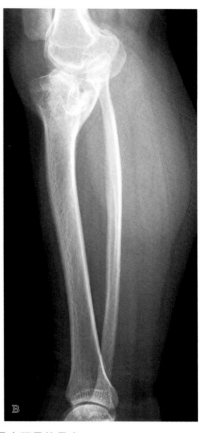

图3-4-1 右胫骨内髁骨软骨炎

患者，男性，24岁，右膝关节疼痛20余年。A、B.右膝关节X线正侧位片示右胫骨上端骺核内侧塌陷呈"鸟嘴状"突起（箭），骺核内侧边缘模糊；胫骨缩短，腓骨长度正常，呈内翻畸形

其内有点状低信号；胫骨内侧骨骺和干骺端骨髓水肿。后期，胫骨膝关节面逐渐由水平发展至塌陷，股骨内侧软骨板受累变形，信号异常，内侧半月板代偿性异常增厚，出现点状或条状高信号，内侧副韧带松弛。

胫骨内髁骨软骨炎的诊断一般不难确定。诊断时，让患者双内髁互相靠拢，可见双侧膝部向外突出形成"( )"形，并可根据下肢负重正位X线片测出股骨长轴或负重力线的内翻角度。需鉴别以下疾病：①先

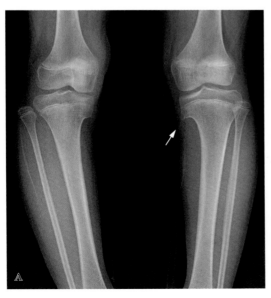
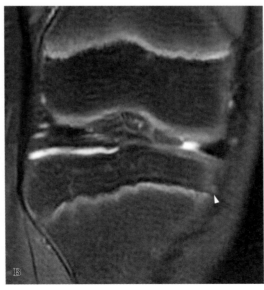

图3-4-2 双侧胫骨内髁骨软骨炎

患者，女性，11岁，身材矮小。A.双下肢X线正位片示双侧胫骨内侧骨骺发育不良，干骺端内侧突向内下方（箭）；双侧胫骨缩短，双下肢轻度内翻。B.同一患者的右膝关节冠状位FS PDWI示胫骨内侧骨骺骨化延迟，呈楔形改变（箭头）

天性胫骨弯曲，变弯处位于胫骨远端；②急性佝偻病，佝偻病有全身性体征，双侧对称性改变，胫骨上端没有典型的胫内翻；③多发性内生软骨瘤病和胫骨上端外生骨疣临床体征类似胫内翻，但X线片容易鉴别；④胫骨近端骺板骨折，会误诊为胫内翻，特别是陈旧的向内移位的骺板骨折，复查显示骨折愈合和塑形可确诊；⑤小腿生理性弯曲，胫骨上段内侧弧形弯曲而非成角。

【治疗】

1.非手术治疗　使用下肢矫形支具治疗早发型Blount病，对于年龄小于38个月的患儿治疗有效。

2.手术治疗　有学者建议患者年龄大于4岁且Langenskiöld Ⅲ期或以上，或者畸形影像学表现有进展的应手术治疗，矫正下肢畸形，恢复下肢力线，维持到骨骼成熟时期。对于重度肥胖的迟发型Blount病患者，有发生阻塞性睡眠呼吸暂停的可能，术前需要行非侵害性正压通气治疗。肥胖的儿童青春期有早熟的倾向，也会影响骨骼的发育，术前需摄骨龄片加以评估。根据患者的年龄、BMI、畸形的严重程度，手术的方式有：①诱导骺板生长术；②胫骨近端截骨矫形术；③胫骨内侧平台抬高术；④骺板切除术；⑤全膝关节置换术。术后患肢抬高，促进消肿，长期随访，观察畸形复发的可能。

（何　东）

第五节　髌骨骨软骨炎

髌骨骨软骨炎又称髌骨骨骺炎，青少年髌骨炎，生长性髌骨炎，是由于髌骨上下极受过度张力或压力而致的骨软骨病。由Sinding、Larsen和Johansson分别于1921年和1922年报道，故又称Sinding-Larsen-Johansson综合征。

【病因】

髌骨是全身最大的籽骨，大腿前侧股四头肌腱环绕髌骨，向下移行为髌韧带止于胫骨结节。髌韧带纤维细而柔韧，呈波浪状，无血管分布，作用是在膝盖伸直时转移股四头肌的力量。髌骨骨软骨炎的好发部位为髌骨下极髌韧带附着处，一般认为外伤为主要原因，特别是在竞技运动中，短时间内大负荷的长跑、跳跃和踢腿等项目，膝关节频繁屈伸、反复负荷、过度使用，破坏了髌韧带与髌骨下极的连接，尤其是在快速发育的阶段最容易发生，因此有学者将该病归入儿童版的"跳跃者膝"。其发病机制是髌骨下极骨骺受到附着其上髌韧带的过度牵拉，产生慢性应激性损伤，造成疲劳骨折或应力性骨折，使骨骺血供发生障碍。其病理变化与胫骨结节骨软骨炎相似。由于缺血使骨骺坏死，后期被吸收出现爬行替代，最后导致髌骨伸长增大、畸形。类似的改变也可出现在髌骨上极股四头肌腱和髌骨交界处。也有学者认为本病是内分泌紊乱所引起，或认为与遗传有关。少年发病者可在成人后发生高位髌骨。

【临床表现】

髌骨骨软骨炎常见于10～14岁的爱好剧烈运动的青少年，是青少年膝关节痛的一个常见原因。发病群体中，男性多于女性。常发生于一侧膝关节，以右侧多见，偶见双侧发病者。临床表现为髌骨下极疼痛，轻度跛行，可伴有晨僵现象。在跑步、跳跃着陆、上楼或骑车蹬踏时疼痛加剧，有时长时间坐着也会痛，疼痛的发作通常是渐进的，与活动量的增加有关。急性发作时起跳、落地皆痛。查体髌骨下极韧带附着处轻度肿胀，髌韧带局部压痛，抗阻伸膝痛多在30°～50°时感剧痛。触诊时与健侧相比，患侧髌韧带有变粗变硬的感觉。本病常与胫骨结节骨软骨炎同时存在。

【影像学表现】

X线片特别是膝关节侧位片是重要的检查方法。髌骨骨软骨炎早期X线片表现不明显，仅显示髌韧带近端增厚。随着病情的进展可显示髌骨下极不整齐呈锯齿状或刺状突出，甚至见游离的骨片，周围软组织肿胀；髌骨与髌韧带结合部有斑点状的钙化阴影，钙化的碎片最终融合且伸入髌骨下极，看上去像髌骨下极的延长，在CT重建图像上显示清晰；可伴发髌骨高位，关节积液。因髌骨在正常生长阶段可有几个骨化中心，且正常儿童两侧髌骨的大小和密度可各不相同，因此必须结合临床，随访观察X线变化，才能做出正确诊断。

超声检查时对髌骨骨软骨炎的诊断也有较大帮助。它可以描述该综合征的所有表现，包括软骨肿胀、韧带增厚、髌骨下极断裂和滑囊炎。

MRI对本病的诊断有重要价值。MRI表现为髌韧带近段增厚，髌骨下极变长，髌骨和髌韧带近端水肿呈T₂WI/PDWI信号增高，钙化呈低信号，髌下脂肪垫水肿在T₂WI/PDWI上也呈高信号（图3-5-1）。MRI扫描还能鉴别其他肌肉骨骼疾病，如胫骨结节骨软骨炎，跳跃者膝，髌骨袖套状骨折，二分髌骨，髌下深滑囊炎等。

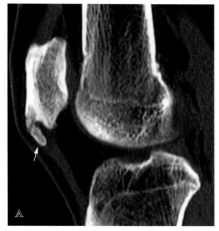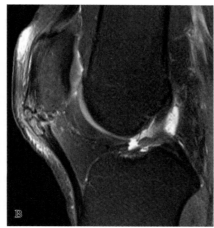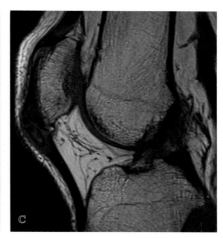

图3-5-1　右侧髌骨骨软骨炎

患者，男性，36岁，反复右膝疼痛活动受限2年。A.右膝关节矢状位CT重建示髌骨下极不整齐呈刺状突出（箭），髌骨与髌韧带结合部有钙化阴影，周围软组织肿胀；B、C.同一患者的右膝关节矢状位FS PDWI及T₁WI示髌韧带近段增厚、水肿，PDWI呈信号增高，钙化呈环状低信号；髌骨高位

【治疗】

1.非手术治疗　非手术治疗是最主要和最基本的治疗方法。早期发现、早期治疗可最大限度地避免髌骨的不规则发育。本病有自限性，在骨骼生长期避免参加剧烈体育运动，可减少局部病变的活动，配合非激素类抗炎镇痛药及关节软骨营养药，症状可随之减轻。多数不需用石膏固定即能自愈，少数要用石膏等外固定至少达6周，以促进节裂与髌骨主体尽早愈合。

2.手术治疗　经过3～6个月非手术治疗无效的、病情较重者，可考虑手术治疗。分为关节外手术和关节内手术。前者包括外侧松解术、髌韧带转位术、胫骨结节前移术和截骨术。后者包括髌软骨病灶环切、髌骨床钻孔、关节小面切除和病变软骨刨削等。经过正规治疗，大部分患者功能可恢复。

（何　东）

第六节　髌骨袖套状骨折

髌骨袖套状撕脱骨折是髌骨下极撕脱性骨折的一种类型，是儿童特有的髌骨运动损伤。因骨折块儿小，X线片表现不明显且临床发病率低，部分医师对该病认识不足，极易忽视。

【病因】

胚胎9周时髌骨胚基形成，在出生时髌骨的形态以软骨形式表现，常有一个以上的骨化中心。髌骨于2～5岁时开始骨化，15～20岁时发育成熟，与股骨组成髌股关节。髌骨位于膝关节前方，作为伸膝装置的重要一部分，在成人发生骨折较多见，而儿童时期髌骨大部分被软骨覆盖，加之小儿膝关节的韧带、关节囊等比成人柔韧，活动度大，很少由直接暴力引发骨折，仅占所有骨折的0.11%，占全部下肢骨折的0.58%。1979年Houghton和Ackroyd首次报道儿童髌骨有一广泛软骨连同周围薄层骨组织同时被拔出，命名为袖套状骨折（sleeve fracture）。病因多数是与跳跃运动密切相关，导致强大的股四头肌收缩而产生的间接暴力所致。其机制是髌骨骨化中心位于中央部，骺板位于骨化中心周围，骺板的增殖、肥大细胞带和初级钙化带薄弱，常不能耐受剪式应力而分离损伤。当膝关节处于半屈曲位股四头肌强烈收缩时，牵引髌骨向上，由于股骨滑车与髌骨的接触点形成一个支点，而髌韧带固定髌骨形成作用力和反作用力，髌骨下部的软骨受股四头肌强烈收缩而发生撕脱性骨折，而骨化中心常无骨折或仅有极薄的骨折片随软骨壳撕脱，故而呈袖套状。

【临床表现】

髌骨袖套状骨折是儿童特有的一种骨折，发病高峰为13岁左右，多发生于男性，常为单侧肢体，无直接暴力损伤。受伤方式为跳高、踢球、跑步等剧烈体育运动时，膝关节半屈曲位腾空起跳，股四头肌骤然收缩所致，大部分发生在髌骨下极。典型症状是运动时突然伸膝过程中感到患肢无力、膝部剧痛、不能站立。体格检查主要表现为张力性关节肿胀（积血）、髌骨向上移位和髌骨下极明显压痛，尤其可触及凹陷，主动伸膝受限，股四头肌收缩而髌韧带松弛，浮髌试验（阳性）。陈旧性骨折则见明显外伤畸形，股四头肌萎缩，伸膝无力。

【影像学表现】

X线片为首选辅助检查方法，运动损伤后侧位X线片检查显示髌骨下极失去正常光滑度，可见点状或斑片状骨组织影，位于高位髌骨下方20～30mm处，套的大小与主体髌骨下极相适应，而主体髌骨形态正常，需考虑袖套状髌骨骨折的可能性，但如仅为软骨而不合并骨片撕脱时X线片易漏诊。此时应注意有无髌骨向上移位、髌股关节间隙变宽、关节囊明显肿胀及密度增高等间接征象。陈旧性骨折患儿X线在髌骨下极见较急性外伤时增大的骨片及骨痂影。多层螺旋CT及三维重建在显示髌骨形态、骨折游离片及其邻近关系时明显优于X线片。

MRI具有高的软组织分辨率和多方位成像的特点，能清晰显示膝关节软骨情况，对于临床高度怀疑袖套撕脱，而X线片无骨性组织显影时，应予以MRI检查以明确。正常髌骨软骨在T_1WI呈等信号，T_2WI/PDWI呈稍高信号，信号均匀一致，表面光滑完整。髌骨袖套状撕脱时，矢状位可显示髌骨高位、髌骨下极软骨连续性中断并分离移位，形成"V"形套脱骨折，髌韧带弯曲松弛甚至褶皱。软骨内骨折线在T_1WI呈略低信号，T_2WI/PDWI呈更高信号的线状病灶，关节软骨连续性呈局限性中断，部分伴有软骨下骨质缺损，缺损区T_2WI/PDWI呈高信号，骨折处邻近骨髓呈片状高低混杂水肿信号（图3-6-1）。横断面可见髌骨内外侧支持带撕裂，股四头肌扩张部撕裂、连续性中断。除此之外MRI还可以用来评估骨膜撕脱的程度、有无合并韧带、半月板损伤。

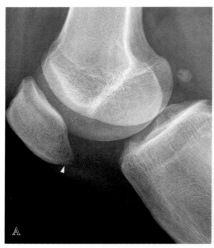
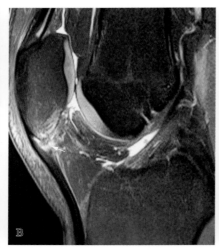
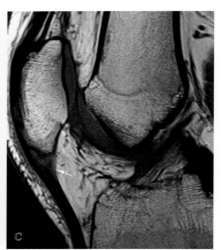
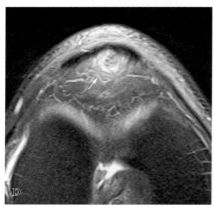

图3-6-1　右侧髌骨袖套状骨折

患者，男性，17岁，打篮球后右膝关节疼痛、活动不稳。A.右膝关节侧位X线片示髌骨下极毛糙，可见点状突出骨组织影（箭头），周围软组织影密度增高；B、C、D.同一患者的右膝关节矢状位FS PDWI、T_1WI及横断位FS PDWI示髌骨下极软骨连续性中断，局部骨质缺损，呈T_1WI略低信号，FS PDWI高信号（箭）。髌韧带肿胀、信号增高。髌下脂肪垫水肿本病应与髌骨骨软骨炎、二分髌骨、高位髌骨和创伤性急性髌骨脱位相鉴别。①髌骨骨软骨炎多由髌骨上下极受到过度张力或压力引起，病程缓慢，X线上有小的进行性密度增高区，而髌骨骨折多有急性创伤或运动损伤史；②二分髌骨是指髌骨先天发育畸形，无明显肿痛及伸膝受限；正位X线片上显示较清楚，多位于髌骨外上象限，副骨化中心的边缘比较光滑；③高位髌骨多为双侧，一般无外伤史及肿痛症状，关节活动尚可；④创伤性急性髌骨脱位通常是由于主动或被动伸膝关节而使髌骨脱位，其症状是膝关节弥漫压痛。髌骨内侧支持带完全撕裂，髌骨内侧缘及软骨损伤，股骨外侧髁骨挫伤。

【治疗】

儿童髌骨袖套状骨折是关节内骨折，将严重影响伸膝功能，必须尽早确诊，及时治疗。

1.非手术治疗　对于骨折断端轻度移位（1～2mm），可予以管型石膏固定非手术治疗，但可能会畸形愈合，愈后通常不十分满意。

2.手术治疗　对于移位较大骨折（大于2mm）需切开复位内固定，以恢复髌骨关节面完整，重建伸膝关节结构的连续性，防止创伤性关节炎的发生。方法：①骨块较大，骨块呈新月乃至半环形，袖套撕脱范围达髌骨中下1/3以上，可选择环绕髌骨荷包缝合、纵向钻孔矩形丝线固定或张力带固定等方式；②骨块小或未显影，为缩小术野，减少损伤，采用髌骨中部横行钻孔、包绕缝合；③修复撕裂的髌骨两侧支持带和保持软骨壳的完整性十分重要，以确保术后髌骨的稳定性。术后石膏托固定6周，术后2周时开始股四头肌收缩训练，石膏去除后继续股四头肌锻炼，预防关节僵硬。

（何　东）

第七节　剥脱性骨软骨炎

剥脱性骨软骨炎（osteochondritis dissecans，OCD）是一种由多个因素导致的区域性关节软骨及软骨下骨缺血性坏死，可伴有坏死骨与母骨分离、脱落的关节疾病。OCD与外伤及运动损伤关系密切，可发生于全身任何承重关节，是引起青少年膝关节疼痛和功能障碍的常见原因之一。

【病因】

人们对剥脱性骨软骨炎的认识经历了一个漫长的过程，曾被命名为骨软骨缺损、骨软骨骨折、经软骨骨折、骨软骨损伤等。1840年Pare首先报道了骨软骨片从关节表面移位现象。1887年Konig提出炎症反应是导致骨软骨界面分离的主要因素，故将其命名为剥脱性骨软骨炎。但后来的系列研究推翻了该理论，认为OCD实际上是一种软骨下的边缘性骨坏死改变，而并非真正的炎症。基本病理改变为在各种病因的作用下，关节内软骨下骨产生微裂隙，引起区域性软骨及其深层的骨质缺血坏死。随后损伤区血管芽和间充质细胞形成的纤维组织长入并包绕剥脱的骨软骨片，导致病变部位不均匀的浅表纤维化、软骨下骨骨小梁减少及骨质分离等。当骨软骨块未完全剥离时，形成骨桥与母骨相连，在滑液侵蚀与机械受力下最终导致关节软骨及其下骨质与周围正常骨质分离，形成关节腔内游离体。目前该病病因尚不明确，可能与损伤、缺血坏死、骨骺发育异常、遗传、代谢和低度感染等多因素有关，而反复的轻微创伤被认为是OCD的首要原因。

【临床表现】

OCD的发病率为0.01%～0.06%，青壮年多见，高发年龄集中在10～20岁，随着青少年运动的普及，呈增长趋势。男性发病率约为女性的2倍，多为单侧发病。膝关节最常受累，占全身关节的75%，其次是踝、肘、肩与髋等关节。膝关节中股骨内侧髁的后外侧部被认为是膝关节OCD的经典发病部位，约占85%，股骨外侧髁占15%，单独累及股骨滑车或髌骨的少见，并且绝大多数髌骨病变位于髌骨的内下1/4象限。OCD早期一般无症状或仅有关节轻微肿胀不适，随着病变进展，患者关节疼痛加剧，以钝痛为主，部分患者出现关节肿胀和积液，后期关节内骨软骨与周围正常骨质分离，分离的碎块可造成的机械症状如关节交锁、关节僵硬、血肿等。有时伴有局限性压痛及肌肉萎缩。查体患者对于病变部位表现敏感，儿童和青少年患者，以及不稳定型OCD，可表现为轻微的防痛步态，膝关节捻发音，Wilson征阳性。膝关节屈曲时可触及股骨髁的局限性触痛，部分患者可直接触到关节鼠和缺损。不能早期诊断及合适治疗可导致膝关节过早发生骨性关节病，影响预后。

【分类和分级】

剥脱性骨软骨炎有多种分类方法如下所述。

按照发病时间：可分为急性损伤和慢性损伤。

根据发病机制：可分为创伤性损伤和退变性损伤。

根据发病年龄：可分为青少年型（JOCD），发生在儿童及骺板尚未闭合的青少年，通常预后良好，可自愈；成人型（AOCD），发生在骺板已闭合的青少年及成人，预后较差，常需手术治疗。

根据损伤程度：可分为软骨损伤、软骨下骨损伤和骨缺损。

根据损伤稳定性：青少年患者具有尚未闭合的骺板，病情稳定性较强；成人型骺板已闭合，病情稳定性较弱。

Cahill将OCD的病理改变分为Ⅰ～Ⅳ级：Ⅰ级：关节软骨软化，软骨下骨水肿，但关节面尚完整。Ⅱ级：骨软骨部分分离，部分与周围骨相连。Ⅲ级：骨软骨分离，但还位于母骨缺损区内。Ⅳ级：骨软骨分离脱落合并游离体形成。

【影像学表现】

X线摄片是临床最常用的膝关节剥脱性骨软骨炎影像学诊断方法，可为医师提供病变的定位和整体损害特征，起到初步的鉴别诊断作用。特征性表现为软骨下骨与母骨之间有一边界清楚的新月形线状影；骨端或关节面边缘不规则缺损；剥脱骨片密度较高，边缘硬化，周围环绕透亮线，其下为容纳骨片的骨窝。完全剥脱并移位者可见关节面透亮缺损区，关节腔内可见游离体。但OCD早期X线片多无明显异常或表现不典型，部分隐匿性病灶不能被显示，无法判断软骨是否有缺损，也不能评估病变稳定性，对于OCD的诊断价值有限。CT可以清晰地显示关节内骨化组织，发现病变部位的骨缺损，边缘硬化呈"火山口"状，关节内游离体为单一或呈2～3块网状碎片。传统CT组织分辨率差，无法成像软骨，也无法判断病变稳定性。关节镜可以对关节软骨直接镜下观察，同时对病变部位进行必要的手术处理，被认为是诊断OCD的"金标准"。但属于有创性检查，且病变早期关节软骨轮廓尚未出现变化时，常难于发现。

研究表明，MRI识别OCD的灵敏性为78%～91%，特异性为95%～97%，且MRI具有非侵入性、无辐射和软骨成像等优点，具有上述检查方法不可比拟的优势。对疑似膝关节剥脱性骨软骨炎患者给予MRI检查可准确显示损害部位、形状、范围、软骨及软骨下骨情况，骨髓水肿程度，是否存在游离体等，特别是应用在早期诊断OCD和准确分型。Kramer分型标准将膝关节OCD MRI表现分为下述五型。

Ⅰ型：MRI表现为T_1WI关节面下豆状或扁圆形低信号，软骨面光整，此型X线不易发现常造成漏诊（图3-7-1）。

Ⅱ型：MRI表现T_1WI显示软骨下病变周围出现线状低信号线影，关节软骨边缘毛糙、信号减低（图3-7-2）。

Ⅲ型：MRI表现为软骨表面裂隙达全层，软骨及病变骨组织与母骨部分分离，其边缘部可见小囊状长T_1、长T_2信号影（图3-7-3）。

Ⅳ型：MRI表现为软骨及坏死骨与母骨分离，并见长T_1、长T_2信号带包绕，但坏死骨未完全移位。压脂像周围母骨大片状高信号区，为骨髓水肿所致（图3-7-4）。

Ⅴ型：MRI表现坏死骨及软骨碎片脱落于关节内形成游离体。

剥脱的骨软骨碎片稳定性是影响OCD治疗及预后的一个重要因素，MRI检查的目的之一就是判断碎片的稳定性。判定骨软骨碎片不稳定的征象（图3-7-5）有：①病灶与母骨交界处出现充满液体的裂隙，呈环状T_2WI/PDWI高信号；②骨软骨片完全分离，伴或不伴关节内的游离体；③软骨下骨板的多发性断裂累及软骨全层；④未移位损伤的骨窝底部形成多发囊变影或出现大囊变区（直径大于5 mm）。按上述标准，Kramer分型Ⅰ、Ⅱ型OCD为稳定性病变，Ⅲ、Ⅳ及Ⅴ型为不稳定性病变。

MRI还能显示OCD伴随的关节积液、半月板损伤、韧带损伤和软组织挫伤等，鉴别引起膝关节疼痛的其他一些常见疾病。①退行性骨关节病：是发生于老年的特发性、慢性进行性疾病。X线检查表现为关节间隙狭窄、关节面骨质硬化、软骨下囊肿和边缘性骨赘。②邻关节囊肿：又称骨内腱鞘囊肿，是一种局限于邻近关节部位的骨内良性肿瘤样病变。X线平片表现为病灶多位于骨端的一侧，邻近关节面的边界清

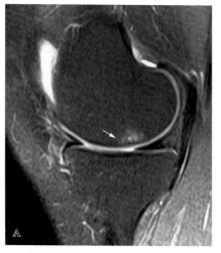
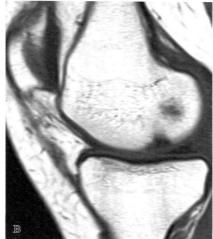
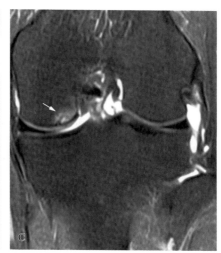
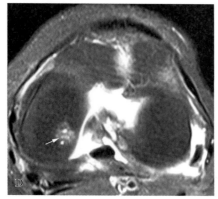

图3-7-1　Ⅰ型剥脱性骨软骨炎

A、B、C、D.矢状位FS PDWI、T₁WI、冠状位及横断位FS PDWI示右股骨内侧髁关节面下T₁WI扁圆形低信号，PDWI高信号（箭），软骨面光整

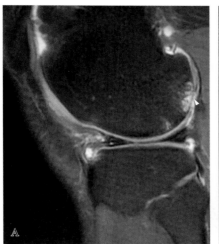
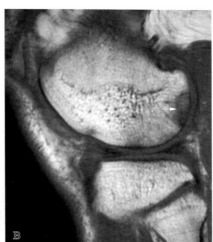
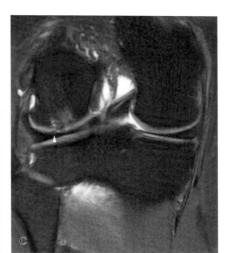
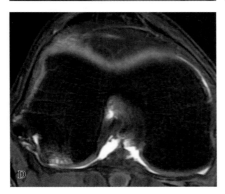

图3-7-2　Ⅱ型剥脱性骨软骨炎

A、B、C、D.矢状位FS PDWI、T₁WI、冠状位及横断位FS PDWI示右股骨外侧髁软骨下病变周围出现线状低信号线影（箭），关节软骨边缘毛糙（箭头）

晰的圆形、类圆形或分叶状囊样透亮区，内缘光整锐利，外周有厚薄不一的高密度硬化环围绕。③膝关节自发性骨坏死（SONK）：常见于60～70岁的老年人，女性多于男性。常有膝关节急性剧烈疼痛的发作，好发于股骨下端（股骨内侧髁负重面深层）。MRI典型表现为关节软骨与软骨下区病灶塌陷，形成"新月征"。晚期出现平行于关节面的线形稍长T_1、T_2信号，即软骨下骨折裂隙征。④撕脱性骨折：有明确的外伤史。撕脱的骨片较小，骨片密度与正常骨相同，边缘锐利。另外，OCD临床上还需与关节结核、类风湿

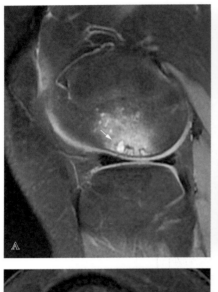

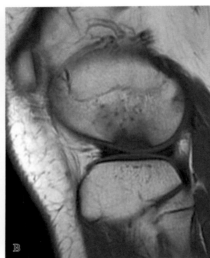

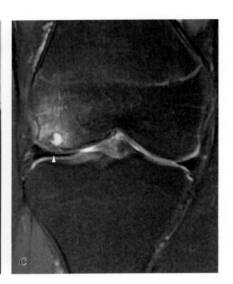

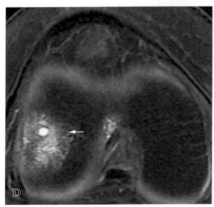

图3-7-3 Ⅲ型剥脱性骨软骨炎

A、B、C、D.矢状位FS PDWI、T_1WI、冠状位及横断位FS PDWI示右股骨外侧髁软骨面出现裂隙（箭），软骨及病变骨组织与母骨分离，其边缘部可见小囊状长T_1、长T_2信号影（箭头）

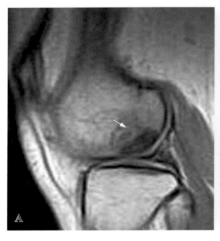

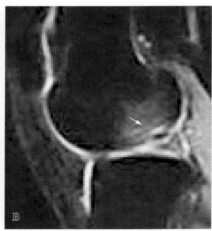

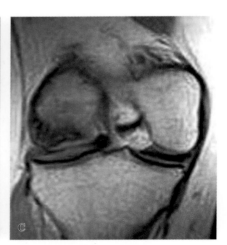

图3-7-4 Ⅳ型剥脱性骨软骨炎

A、B、C.矢状位T_1WI、STIR及冠状位T_1WI示右股骨外侧髁软骨及坏死骨与母骨分离，并见长T_1、长T_2信号带包绕，但坏死骨未完全移位（箭）

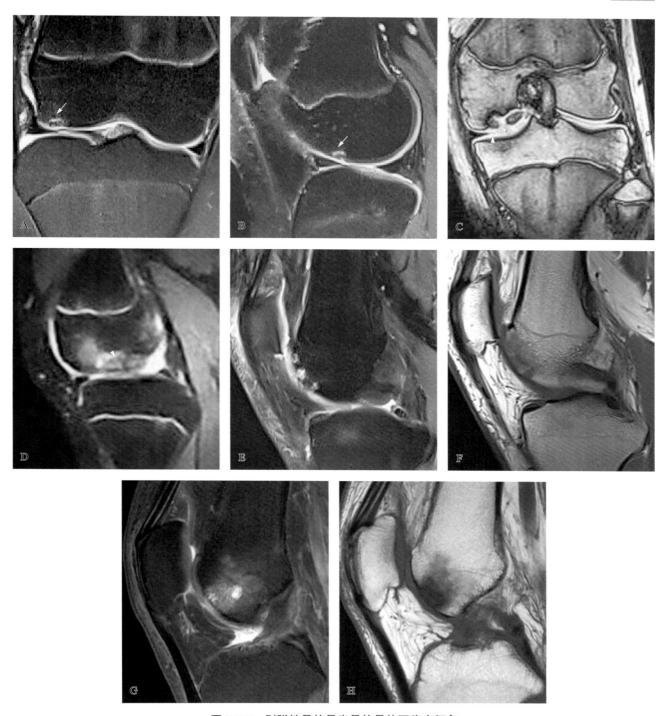

图3-7-5　剥脱性骨软骨炎骨软骨片不稳定征象

A、B.冠状位及矢状位FS PDWI示裂隙表面环状高信号（箭）；C、D.冠状位T₁WI、矢状位STIR示左股骨内髁骨软骨片完全分离，伴关节内游离体（箭头）；E、F.矢状位FS PDWI及T₁WI示软骨下骨板多发断裂累及软骨全层；G、H.矢状位FS PDWI及T₁WI示损伤的骨窝底部形成多发囊变区

关节炎、滑膜骨软骨瘤病、色素沉着绒毛结节性滑膜炎所形成的骨侵蚀相鉴别，但后者主要以关节软组织及滑膜改变为主要表现。

【治疗】

1.非手术治疗　发生在儿童及骺板尚未闭合的青少年，一般认为由于其稳定性较强，治疗上首先消除高负荷的外在撞击因素，加以管型石膏屈膝30°位固定6周以减轻疼痛等症状，防止进行性加重。之后解除固定，慢慢地恢复活动并辅助理疗以改善膝关节活动范围和股四头肌与腘绳肌肌力，直至承重状态下正常活动。如果非手术治疗失败或持续3个月症状不消失者，应考虑手术治疗。

2.手术治疗　发生在骺板已闭合的青少年及成人，稳定性较弱，需要进行手术治疗。首先选择在关节镜下手术，目的是促进软骨下骨的愈合，保持关节协调性，固定不稳定碎片，修复缺损。方法主要有：①病变已经松动但仍位于原位，可先将骨床刮擦或钻孔，去除病灶基底部的纤维组织和硬化骨，形成血管丰富的基床，再使用克氏针或内嵌型螺钉将剥脱骨块重新固定入母骨；②关节镜下微骨折术，利用骨髓间充质干细胞体内自我诱导分化形成纤维软骨，填补缺损区域；③已经完全碎裂游离，软骨下骨剩余量不足时，可在关节镜下先摘除游离体，再采用自体骨软骨、同种异体骨软骨和自体软骨细胞移植，恢复缺损区的正常结构。术后膝关节屈曲30°，至少固定6周，制动期间进行股四头肌等肌肉的康复理疗，并密切随访。解除固定后尽早进行活动，保持膝关节活动范围，促进关节功能的恢复。

（何　东）

参 考 文 献

［1］程相允，张升校，路雁惠，等，2018. 胫骨平台前外侧撕脱骨折合并前交叉韧带损伤的诊治. 中华关节外科杂志（电子版），12（4）：83-86.

［2］冯元超，舒衡生，2018. Blount病研究进展. 中国伤残医学，26（7）：90-94.

［3］高丽香，袁慧书，2019. 马拉松运动常见的运动损伤及其影像改变. 中华放射学杂志，53（10）：908-910.

［4］黎加识，张礼鹃，2018. Osgood-Schlatter病MRI影像特征及应用价值分析. 临床放射学杂志，37（7）：1173-1176.

［5］梁慧，2012. Blount's病的影像学表现（附5例报告并文献复习）. 医学影像学杂志，22（7）：1192-1194.

［6］刘潇，龚洪翰，2015. 膝关节骨及软骨损伤的磁共振成像诊断. 医学综述，21（13）：2426-2428.

［7］陆定贵，彭维波，黄辉，等，2016. 膝关节后交叉韧带止点磁共振测量及其意义. 右江医学，44（6）：662-664.

［8］任翠，郎宁，陈雯，等，2017. 术前膝关节剥脱性骨软骨炎分级及稳定性的磁共振成像评估. 中国医学科学院学报，39（6）：768-773.

［9］王津强，程飚，2018. 儿童胫骨髁间嵴骨折的关节镜治疗进展. 同济大学学报（医学版），39（2）：123-126.

［10］王宗博，牛广明，于静红，等，2016. 磁共振成像对膝关节急性软骨损伤的研究. 医学影像学杂志，26（10）：1885-1890.

［11］邬强，张强，熊锁，等，2014. 儿童髌骨袖套状骨折误治一例. 中华医学杂志，94（16）：1280.

［12］杨献峰，朱斌，蒋青，2013. 膝关节周围骨挫伤的临床与影像学研究进展. 中华放射学杂志，47（2）190-192.

［13］杨彦才，丁盛，2016. 儿童髌骨下极袖套状骨折诊治分析. 浙江实用医学，21（6）：435-438.

［14］张绪斌，张焱，杨滨，2011. 腓骨小头骨折—膝关节后外侧角不可忽视的征象. 中国临床医生，39（5）：75-78.

［15］郑战营，李干卿，李冬冬，2010. 儿童髌骨袖套状骨折. 河南外科学杂志，16（6）：96-97.

［16］Dhong Won Lee，Min Jeong Kim，Woo Jong Kim，et al，2016. Correlation between Magnetic Resonance Imaging Characteristics of the Patellar Tendon and Clinical Scores in Osgood-Schlatter Disease. Knee Surgery & Related Research，28：62-67.

［17］Ellermann JM，Donald B，Rohr S，et al，2016. Magnetic resonance imaging of osteochondritis dissecans：validation study for the ICRS classification system. Acad Radiol，23（6）：724-729.

［18］Mainil-Varlet P，Aigner T，Brittberg M，et al，2003. Histological assessment of cartilage repair：a report by the Histology Endpoint Committee of the International Cartilage Repair Society（ICRS）. J Bone Joint SurgAm，85（suppl 2）：45-57.

［19］Memisoglu K，Muezzinoglu US，Atmaca H，et al，2016. Arthroscopic fixation with intra-articular button for tibial intercondylar eminence fractures in skeletally immature patients. J Pediatr Orthop B，25（1）：31-36.

［20］Robbach BP，PaulusAC，Niethammer T，et al，2016. Discrepancy between morphological findings in juvenile osteoehondritis dissecans（OCD）：a comparison of magnetic resonance imaging（MRI）and arthroscopy. Knee Surg Sports Traumatol Arthrosc，24（4）：1259-1264.

第四章

韧带相关病变

第一节　前交叉韧带损伤

膝关节前交叉韧带（anterior cruciate ligament，ACL）撕裂属于膝关节损伤中的一种，人体膝关节部位的结构相对复杂，且ACL处于膝关节内滑膜外，外周被一定量的纤维组织所包裹。前交叉韧带在膝关节结构的稳定与功能中具有重要的作用，及时准确地诊断与治疗前交叉韧带损伤至关重要。

【病因】

前交叉韧带撕裂是日常生活中膝关节韧带最常见的损伤，尤其是运动员易发生前交叉韧带撕裂，在胫骨过度前后移位、膝关节过度屈伸及过度内外旋运动时，都可能在韧带起止点（胫骨或股骨附着点）或是韧带的体部发生断裂。临床研究显示，约70%的前交叉韧带断裂发生于爱好或经常运动者，其次，交通伤也是导致前交叉韧带断裂的重要因素。

【临床表现】

前交叉韧带损伤在膝关节韧带损伤中最为常见，ACL损伤女性多于男性，女性发生概率为男性的4～8倍，多发生于前内束，据统计，我国ACL损伤的发生率为0.43%，多见于运动损伤，其次为交通事故伤或意外伤，出现膝关节疼痛、肿胀，关节伸屈受限、行走不稳，临床体格检查Lachman试验及前抽屉试验部分阳性。①前抽屉试验：患者取仰卧位，屈髋45°，屈膝90°，足部平放，固定，向上牵引小腿上部，如出现胫骨前移比健侧大5mm为阳性；②Lachman试验，患者取仰卧位，屈膝15°，股骨下端固定，向上牵引股骨上端，观察患肢胫骨前移情况，与健侧相比，患肢胫骨前移则可判定为阳性。

【分类和分级】

前交叉韧带损伤按其损伤的程度分为三级，Ⅰ级（挫伤）：韧带拉伤或者是挫伤，表现为韧带的水肿，韧带连续性完整；Ⅱ级（部分撕裂）：韧带部分纤维连续性中断；Ⅲ级（完全撕裂）：韧带纤维连续性完全中断；可伴有韧带起点或者止点处的撕脱性骨折。

但在MRI图像中部分患者难以做出相对应的分级，只可分为部分撕裂和完全撕裂。

【影像学表现】

MRI是评价前交叉韧带（ACL）损伤最重要的成像技术。X线平片和CT可以显示骨质结构改变。

ACL是位于膝关节内的纤维结构，始于胫骨髁间隆起前内侧部，呈扇形斜向后上方止于股骨外侧髁内侧面，与外侧半月板前中部相连，宽度11 mm，长35～38 mm，分为前内、后外两束。膝关节ACL具有稳定功能，前内束在膝关节屈曲时可对胫骨的前移进行限制，后外束在伸直时可防止胫骨过度伸展。ACL损伤大部分发生在中段，其次为股骨附着处断裂，胫骨附着处完全断裂少见。ACL撕裂分为部分性撕裂及完全性撕裂，影像学表现主要包括直接征象和间接征象。直接征象为：

（1）部分性撕裂　韧带内部分信号改变，FS T_2WI 和PDWI呈高信号，但仍可见到部分连续、完整的纤维束，韧带变细（图4-1-1，图4-1-2）。

（2）完全性撕裂　①韧带增粗，韧带不连续，韧带内出现弥漫性高信号（图4-1-3）；②韧带走行异常，ACL内形成假瘤，无完整纤维束；③韧带缺失征（图4-1-4）、ACL走行不连续且 T_2WI 呈高信号横穿韧带全层、附着端挛缩等改变。

间接征象：①后交叉韧带纤曲（图4-1-4）。②胫骨前移征，胫骨前移在MRI股骨外侧髁中部的矢状位显示，表现为外侧胫骨平台后缘垂直线位于股骨外侧髁后缘皮质垂直线前方5mm以上（图4-1-5）。③股骨外侧髁凹陷征：为股骨外侧髁切迹异常加深，是由于切迹处的压缩性骨软骨骨折所致。股骨外侧髁凹

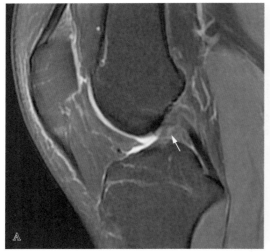
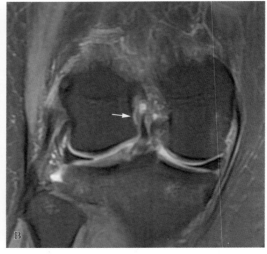

图4-1-1　前交叉韧带部分撕裂

A、B.矢状位、冠状位FS PDWI示韧带局部信号增高，韧带纤曲变细（箭）

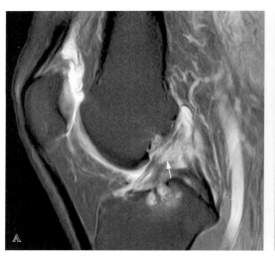
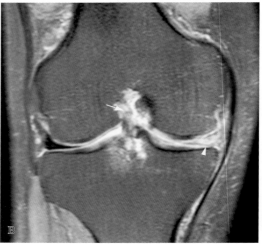

图4-1-2　前交叉韧带部分撕裂

A、B.矢状位、冠状位FS PDWI示韧带局部信号增高，其间可见部分连续、完整的纤维束（箭），内侧半月板后角损伤，呈线状高信号达关节面（箭头）

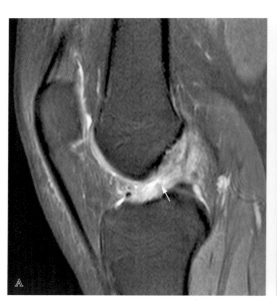
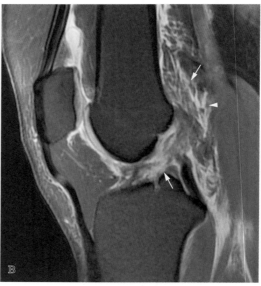

图4-1-3　前交叉韧带完全撕裂

A.矢状位FS PDWI示韧带形态异常，弥漫性信号增高（箭）；B.韧带连续性中断，信号增高（箭），关节周围软组织水肿（箭头）

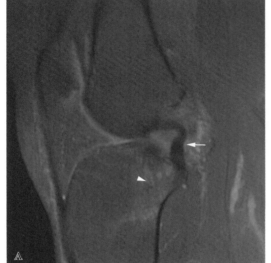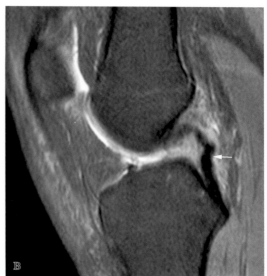

图4-1-4　前交叉韧带完全撕裂，韧带未见显示

A、B.矢状位FSP-DWI示前交叉韧带未见显示，后交叉韧带纤曲（箭），胫骨平台后缘骨髓水肿（箭头），为间接征象

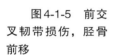

图4-1-5　前交叉韧带损伤，胫骨前移

A.矢状位T₁WI示股骨外侧髁中部的矢状位胫骨平台后缘垂直线（a线）与股骨外侧髁后缘皮质垂直线（b线）之间大于5mm；B.矢状位FS PDWI示韧带信号增高（箭）

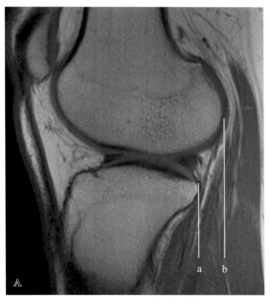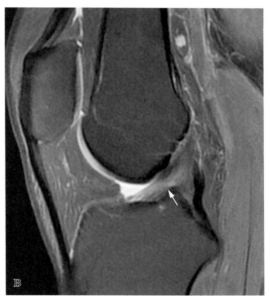

陷深度在膝关节侧位或MRI矢状位中测量，沿股骨外侧髁凹陷上下缘做切线，然后从凹陷最低点至切线做垂直线，垂直距离即为凹陷深度。股骨外侧髁凹陷深度＞2 mm，是前交叉韧带撕裂的特异性间接征象。④ACL胫骨附着点撕脱骨折，表现为T₁低信号，韧带松弛呈波浪状，FS T₂WI和PDWI表现为不规则高信号（图4-1-6）。⑤Segond骨折：胫骨平台前外侧撕脱骨折（图4-1-7），其发生于膝关节屈曲状态下，受到强烈内旋内翻暴力引起。⑥轴移骨髓水肿，其发生机制是前交叉韧带发生断裂后，股骨外侧髁对胫骨平台后外侧边缘撞击形成的，表现为股骨外侧髁、胫骨平台后外侧骨挫伤（图4-1-8），表现为T₁WI低信号，FS T₂WI和PDWI高信号。

伴随征象：①半月板损伤（图4-1-2），外侧半月板后角后移；②内侧副韧带损伤；③后外侧关节囊损伤；④前交叉韧带损伤，内侧副韧带损伤，内侧半月板损伤，称为O'Donoghue's三联征。

MRI检查分析时要注意假阳性出现的情况，可能的因素：①与韧带损伤未发生撕裂或韧带变形、韧带周边组织信号混杂不均匀产生的假影像显示等有关；②因为部分容积效应原因，前交叉韧带部分损伤时在矢状位常易出现假阳性，需要结合冠状位观察。

X线片不能直接显示前交叉韧带，但可显示与前交叉韧带撕裂有关的骨骼改变，如韧带胫骨髁间嵴附着处、胫骨平台等骨质结构（图4-1-9）。

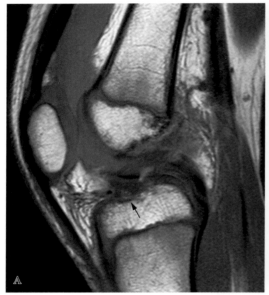

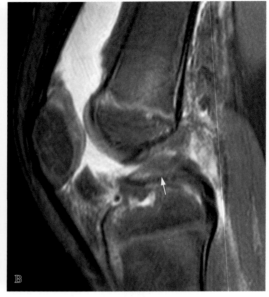

图4-1-6　前交叉韧带附着处胫骨髁间嵴撕脱性骨折

A.矢状位T₁WI示胫骨髁间嵴撕脱骨片（黑箭）；B.矢状位脂肪抑制的PDWI示前交叉韧带增粗稍纤曲，其间出现高信号，随撕脱性骨片上移（白箭）

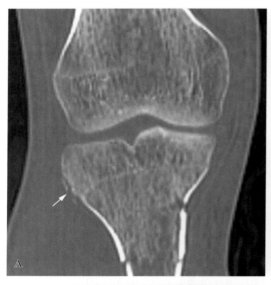

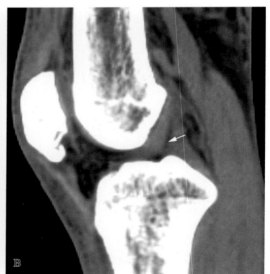

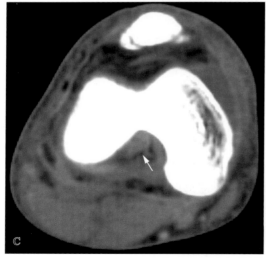

图4-1-7　前交叉韧带损伤，间接征象Segond骨折

A.CT冠状位显示胫骨平台外侧缘撕脱骨碎片（箭）；B.矢状位；C.横断位示前交叉韧带形态增粗肿胀，密度增高（箭）

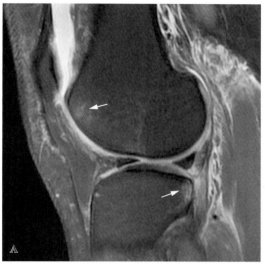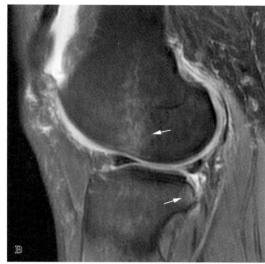

图4-1-8 前交叉韧带撕裂，轴移骨髓水肿

A、B.矢状位PD WIFS示股骨外侧髁及胫骨平台后外缘斑片状高信号（箭），为骨挫伤表现

CT对前交叉韧带撕裂的检出率远不及MRI，但在X线片基础上可进一步显示骨骼的细微改变、韧带损伤的形态和密度改变（图4-1-9）及关节积脂血征等。

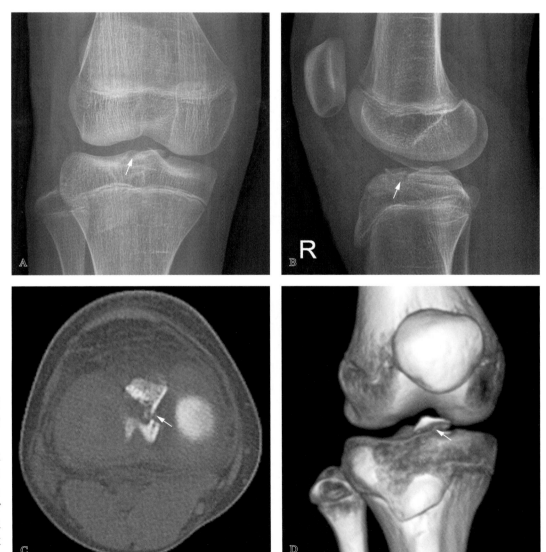

图4-1-9 前交叉韧带附着处胫骨髁间嵴撕脱性骨折

A、B.X线正侧位X线片显示胫骨髁间嵴撕脱性骨折（箭）；C.CT横断位；D.CT VRT骨重建，清晰显示撕脱骨折碎片移位方向（箭）

【治疗】

1.非手术治疗　石膏固定是非手术治疗的常用方法，对于前交叉韧带部分撕裂及急性前交叉韧带损伤合并内侧副韧带损伤的患者，可将患膝用石膏固定在屈曲30°位，3天后进行股四头肌训练，需要固定4～6周。其他非手术治疗还包括休息、冷敷、外用中草药、加压绷带包扎、超短波治疗、按摩、膝部支具控制等。非手术治疗期间避免剧烈活动，以免引起部分损伤转变为完全性的前交叉韧带撕裂，同时可根据病情给予消炎、镇痛等对症处理。

2.手术治疗　关节镜下前交叉韧带重建术是主要治疗方法。手术指征：①前交叉韧带完全撕裂，影响膝关节功能者；②前交叉韧带断裂合并膝关节其他韧带损伤；③韧带附着点的撕脱骨折并且有明显移位；④合并半月板撕裂者。手术重建的适宜时机在伤后4～8周，7～8周最常见。目前临床常用的移植物为自体骨－腱－骨的髌腱、腘绳肌腱及腓骨长肌腱。股薄肌、半腱肌是最常用的移植肌腱。固定的方式有三种：微型钢板、横穿钉及界面钉固定。ACL损伤合并Segond骨折时，在进行ACL重建后可对Segond骨折较大的骨块通过空心钉或加压螺钉固定、手术摘除等方法处理。

（张丽芳　何　波）

第二节　后交叉韧带损伤

当后交叉韧带在外部应力作用下发生部分或完全的撕裂称为后交叉韧带损伤（posterior cruciate ligament injury），虽然后交叉韧带损伤发生率较低，只占全部膝关节韧带损伤的5%～20%，但其损伤严重影响膝关节不稳。与完全撕裂相比，部分撕裂更为常见。后交叉韧带中间部是其撕裂的常见部位，后交叉韧带孤立性损伤较少见，通常伴有前交叉韧带、半月板、侧副韧带、后外侧角或关节囊等损伤。

【病因】

后交叉韧带损伤最常见的原因包括机动车事故和体育运动。后交叉韧带损伤的机制主要有以下三方面：①暴力作用于胫骨近端前部导致胫骨向后移，主要见于机动车事故中屈曲的膝关节在突然减速的过程中撞击仪表盘导致的胫骨过度后移，故称仪表盘损伤，通常会损伤到后交叉韧带的中下段和后关节囊，或伴股骨外侧髁的后下分与胫骨平台前份的骨髓水肿；②当膝关节跌倒时膝关节外翻，在内收或旋转力的作用下后外侧旋转不稳导致后交叉韧带损伤；③膝关节过度伸展时胫骨向前移位，也可导致胫骨端后交叉韧带的撕脱骨折损伤。当膝关节脱位时80%伴有后交叉韧带不同程度的撕裂损伤。

【临床表现】

后交叉韧带损伤多发生于青少年和成人，男性多于女性，最常发生于后交叉韧带的中部。多见于足球运动员和机动车事故，通常表现为患者感觉膝关节不稳定，特别是下楼梯时。抽屉试验、股四头肌收缩试验、下垂征象、反轴向移动试验、血管检查、神经检查等可出现阳性表现，但这些体格检查的准确率仅为50%～60%。

【分类和分级】

后交叉韧带按损伤的时间分为2周内的急性期、2～8周的亚急性期和大于8周的慢性期；根据损伤的程度分为部分撕裂、完全撕裂和骨端撕脱骨折引起的后交叉韧带损伤，依据不同分类系统，后交叉韧带损伤有多种分类。

美国医学会按胫骨与股骨间距分3级：

1级：损伤间距＜5mm。

2级：损伤间距5～10mm。

3级：损伤间距＞10mm。

GRADE分级系统分为：

Ⅰ级：韧带内损伤，无长度改变。

Ⅱ级：韧带内损伤，并长度延长。

Ⅲ级：完全性韧带撕裂。

美国运动医学联合会按韧带损伤的严重程度分为：

Ⅰ度：极少部分韧带纤维撕裂，伴有局部疼痛，无关节不稳定。

Ⅱ度：较多的韧带纤维撕裂，伴有一定的功能丧失和关节反应。

Ⅲ度：较多的韧带纤维撕裂，伴有明显的关节不稳。

【影像学表现】

由于后交叉韧带属于滑膜外结构，关节镜评估后交叉韧带损伤通常较困难，需要切开滑膜才能仔细观察，影像诊断作为无创性检查则尤为重要。

X线：Hall和Hochman描述了反Segond骨折（图4-2-1），指胫骨内侧缘的内侧副韧带深部纤维的撕脱性骨折，比较罕见，提示伴有后交叉韧带撕裂可能，当胫骨后移超过8mm时可增加后交叉韧带完全撕裂的诊断信心。

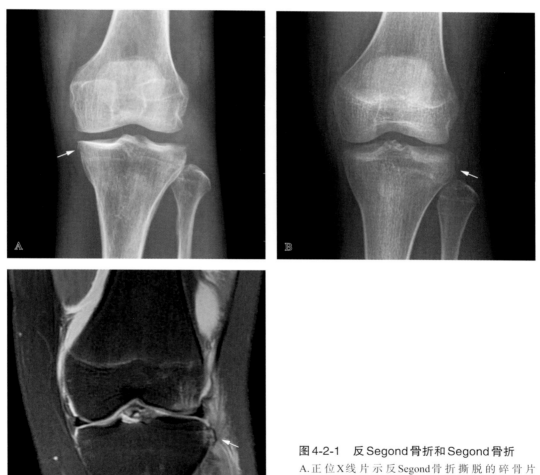

图4-2-1　反Segond骨折和Segond骨折

A.正位X线片示反Segond骨折撕脱的碎骨片（箭）；B.正位X线片示Segond骨折撕脱的碎骨片（箭）；C.冠状位FS PDWI示胫骨平台外侧撕脱骨折，并骨髓水肿（箭），（图B、C为同一例患者）

CT：损伤的后交叉韧带主要表现为韧带短缩、增粗、模糊、密度减低、后交叉韧带角度增大，附加征象可包括关节腔内不同程度的积血/液，膝关节周围软组织肿胀及侧副韧带损伤。CT在韧带损伤诊断中的准确性低于MRI。然而，CT可以精确地评估后交叉韧带胫骨平台止点处撕脱骨折（图4-2-2）或其他骨折的影像，可提供有关撕脱类型、碎片移位程度及大小等详细信息。

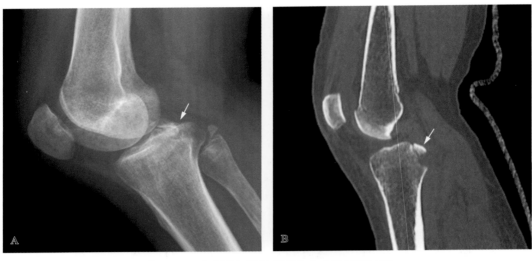

图 4-2-2　后交叉韧带胫骨平台止点处撕脱骨折

A、B.侧位X线片、矢状位CT重建图示后交叉韧带胫骨平台止点处撕脱骨折碎片（箭）

　　MRI：是交叉韧带损伤的首选检查方法，但其诊断后交叉韧带部分撕裂与完全撕裂仅能达到67%。一般正常的后交叉韧带在所有序列上呈均匀低信号，前后径最宽约7mm以内，据报道当其前后径＞7mm时提示损伤可能（图4-2-3）。后交叉韧带形态最直观的显示方位是矢状位，水平部损伤可结合冠状位，垂直部损伤可结合横断位观察增加诊断信心。据报道，MRI诊断后交叉韧带急性撕裂损伤的灵敏性达100%，特异性达97%～100%。

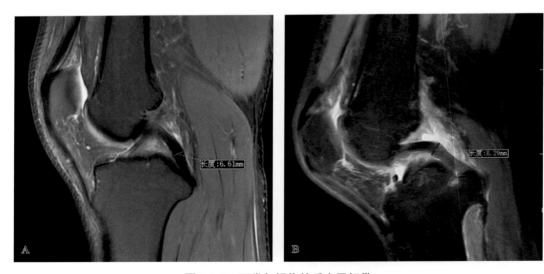

图 4-2-3　正常与损伤的后交叉韧带

A.矢状位FS PDWI示后交叉韧带未见异常，最宽处径线为6.61mm；B.矢状位FS PDWI示损伤水肿的后交叉韧带，最宽处径线为8.29mm

　　1.部分撕裂　MRI上部分纤维保持完整，尤其是韧带边缘的纤维，可以呈广泛的条片状水肿信号，或是局限性的水肿信号，信号可不均匀（图4-2-4）。后交叉韧带分前外侧束和后内侧束，正常时较难区分，外伤时偶可见分离（图4-2-5），也可以是前外侧束或后内侧束的部分撕裂伤（图4-2-6）。后交叉韧带部分撕裂损伤，多数呈局限性片状不均匀的稍高信号，尚可见部分连续的纤维束呈低信号显示，同时正常的板股韧带会压入水肿的后交叉韧带内（图4-2-7），由于后交叉韧带充血、肿胀，多表现为累及韧带全层的广泛高信号可超出韧带的宽度。

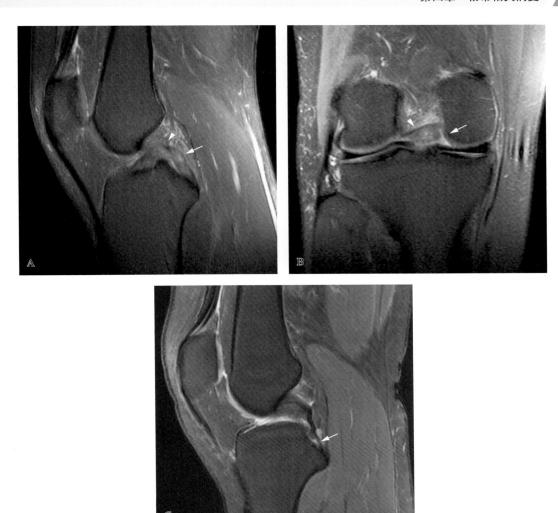

图 4-2-4 后交叉韧带部分撕裂

A.矢状位FS PDWI示水肿的后交叉韧带边缘可见较短的纤维信号（箭），后交叉韧带后上方可见板股后韧带（箭头）；B.冠状位FS PDWI示板股后韧带（箭头）下方压迫水肿的后交叉韧带（箭），韧带周围轻度水肿（A、B为同一例患者）；C.矢状位FS PDWI示后交叉韧带胫骨止点处局限性部分撕裂（箭）

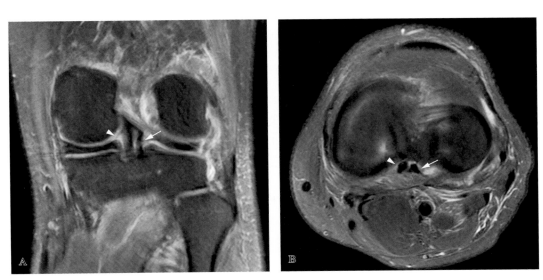

图 4-2-5 后交叉韧带分束显示

A、B.冠状位FS PDWI、横断位FS T₂WI示后交叉韧带的后内侧束（箭头）与前外侧束（箭）

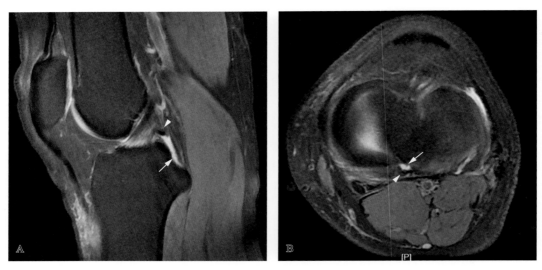

图4-2-6　后交叉韧带前外侧束撕裂

A.矢状位FS PDWI示后交叉韧带走行区部分空虚，呈水样高信号（箭），板股后韧带轻度下移（箭头）；B.横断位FS T₂WI示后交叉韧带的后内侧束显示（箭头），前外侧束走行区空虚（箭），提示前外侧束撕裂损伤后改变

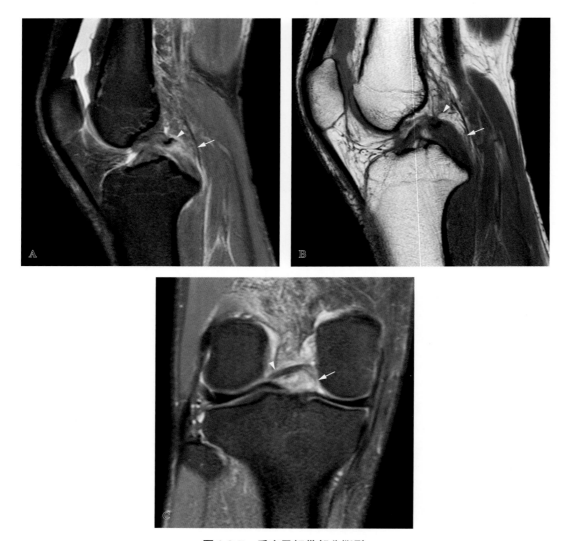

图4-2-7　后交叉韧带部分撕裂

A、B、C.矢状位FS PDWI、矢状位T₁WI及冠状位FS PDWI示板股后韧带（箭头）向下压入水肿的后交叉韧带（箭），后交叉韧带部分撕裂常见此征象（图A、B、C为同一例患者）

2.完全撕裂

（1）直接征象：完全撕裂在MRI上表现为正常的后交叉韧带结构不完整，韧带连续性中断、分离、可以断端挛缩呈团块状或边缘不规则呈波浪状；后交叉韧带完全撕裂的好发部位（图4-2-8）依次是后交叉韧带的中段、近股骨水平部的上段、近胫骨垂直部的下段，由于后交叉韧带形态较粗大，所以韧带出现完全中断的情况较少见；当髁间窝内未观察到后交叉韧带，且没有外伤水肿影像学表现的情况下，要想到可能是后交叉韧带的慢性损伤所致韧带缺失（图4-2-9）。

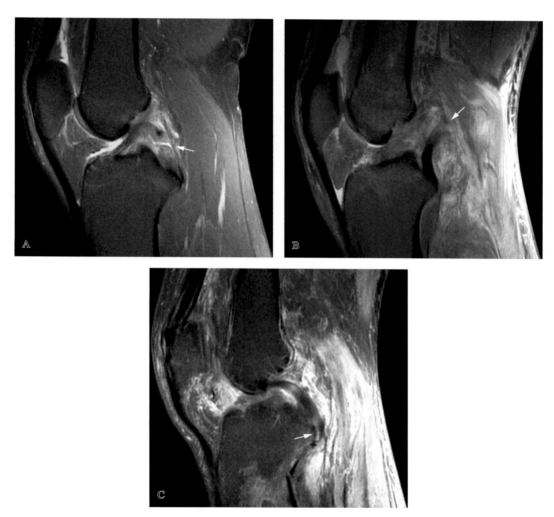

图4-2-8 后交叉韧带中段、上段、下段的撕裂损伤

A.矢状位FS PDWI示后交叉韧带的中段撕裂（箭）；B.矢状位FS PDWI示后交叉韧带近股骨水平部的上段撕裂（箭）；C.矢状位FS PDWI示后交叉韧带近胫骨垂直部的下段撕裂（箭）

（2）间接征象：内侧副韧带深层胫骨平台止点区的撕脱骨折，称反Segond骨折（图4-2-10），常合并后交叉韧带或内侧半月板的撕裂损伤；仪表盘损伤是胫骨上段前方或髌骨区受到猛烈的撞击后产生的骨髓水肿或骨折（图4-2-11），此时要想到后交叉韧带撕裂损伤的可能性；当膝关节出现过伸并外翻动作时，胫骨前内侧部可以撞击股骨同侧，形成内侧对吻性损伤，关节相对端的骨髓水肿（图4-2-12）；内侧副韧带撕裂，并内侧半月板撕裂时需着重观察后交叉撕裂损伤的可能。

3.胫骨平台撕脱性骨折 当胫骨过度向后移位，后交叉韧带牵拉胫骨平台后缘止点处的受力引起的前上方撕脱骨折（图4-2-13），8%～10%的病例出现此撕脱骨折表现。后交叉韧带损伤中最常见于胫骨附着处的撕脱骨折，而后交叉韧带股骨附着处的骨皮质撕脱少见。

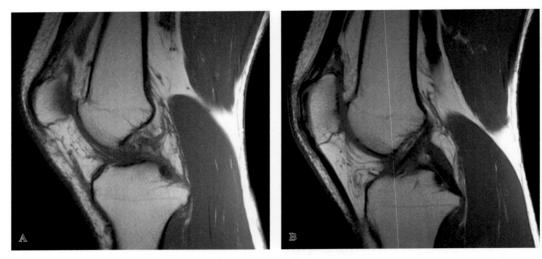

图 4-2-9　撕裂与正常后交叉韧带

A. 矢状位 T₁WI 示右侧膝关节髁间窝区未见后交叉韧带显示，病史为 1 年前右膝关节扭伤，未经治疗，直接征象提示后交叉韧带缺失；B. 矢状位 T₁WI 示左侧膝关节后交叉韧带显示

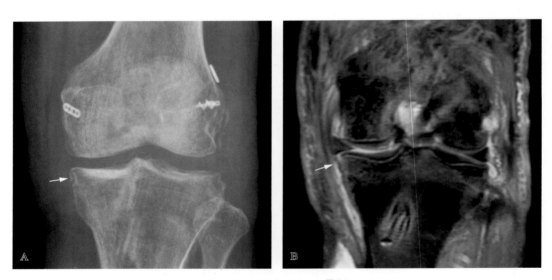

图 4-2-10　反 Segond 骨折

A. 正位 X 线片示反 Segond 骨折胫骨撕脱的骨片（箭）；B. 冠状位 FS PDWI 示反 Segond 骨折（箭）引起胫骨平台内侧骨髓水肿

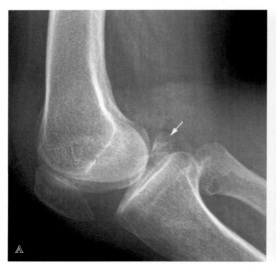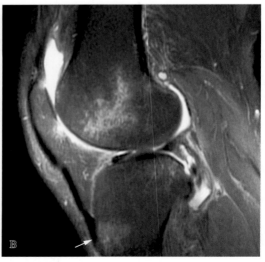

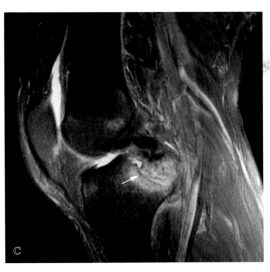

图4-2-11　后交叉韧带胫骨平台止点处撕脱骨折

患者为车祸伤，A.侧位X线片示后交叉韧带胫骨平台止点处撕脱（箭）；B.矢状位FS PDWI示胫骨上段前方受外力撞击产生致骨髓水肿（箭）；C.矢状位FS PDWI示后交叉韧带胫骨平台止点处撕脱骨折（箭）

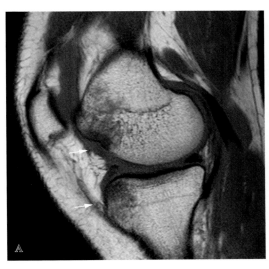

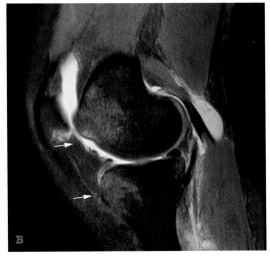

图4-2-12　对吻性骨挫伤

A、B.矢状位T₁WI、FS PDWI示股骨内侧髁与胫骨平台相对缘关节面下骨髓水肿，部分区域骨质凹陷（箭）

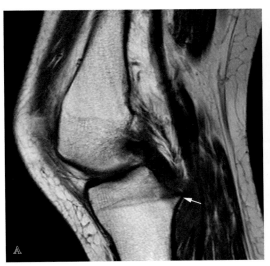

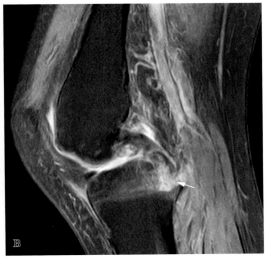

图4-2-13　后交叉韧带胫骨附着处撕脱骨折

A、B.矢状位T₁WI、FS PDWI示后交叉韧带胫骨附着处骨折碎片向前上方移位（箭）

4.膝关节脱位　膝关节胫骨向后脱位（图4-2-14）时，强烈提示后交叉韧带撕裂及关节囊腘窝部撕裂、邻近软组织损伤等，过伸性损伤亦常伴发后部关节囊撕裂的改变，并关节腔积液、肌肉软组织渗出水肿等。

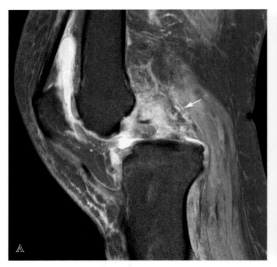
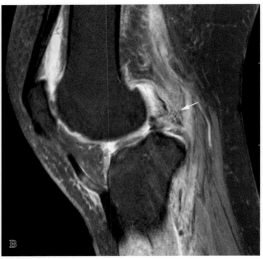

图4-2-14　膝关节脱位

A、B.矢状位FS PDWI示胫骨相对后移，后交叉韧带撕裂损伤，并髌上囊及关节腔积液，关节囊腘窝部撕裂损伤（箭），邻近软组织肿胀渗出

5.韧带损伤转归　后交叉韧带有很强的自我修复能力，急性期部分撕裂过渡至慢性期，断端的水肿、出血已基本消退，由于纤维瘢痕的桥接、韧带自行愈合而与正常的韧带相似，或仅表现为韧带轮廓、走行的异常（图4-2-15）。

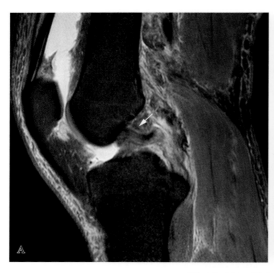
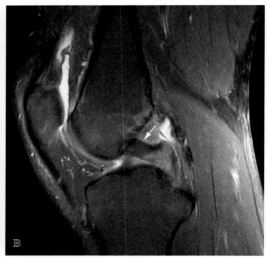

图4-2-15　后交叉韧带部分撕裂

同一例患者，膝关节扭伤，自行对症治疗3个月前后对比。A.患者受伤当日，矢状位FS PDWI示膝关节扭伤，诊断后交叉韧带部分撕裂，韧带水肿，信号不均（箭）；B.3个月后复查，矢状位FS PDWI示原交叉韧带水肿减轻，信号逐渐均匀，形态较前稍增粗（箭）

【治疗】

（1）后交叉韧带损伤临床常用Meyer分型，分为后交叉韧带体部损伤和后交叉韧带胫骨附着点撕脱骨折两种类型，具体的治疗方案主要基于具体的临床分型、查体和影像学表现。

（2）对于Meyers Ⅰ型（骨折块无移位）的后交叉韧带胫骨止点撕脱骨折患者，以及磁共振提示后交叉韧带未完全断裂的PCL体部损伤患者（后抽屉试验＜Ⅲ度），均可以采取非手术治疗方案。

（3）对于后抽屉试验＜Ⅲ度（胫骨向后移位＞10mm）的Meyers Ⅱ型（骨折块呈开窗性移位）患者，其治疗方案仍然存在争议，可根据患者的身体状况和运动需求来决定是否手术治疗，如果患者手术意愿不强，或者身体状况不允许手术，同样可以采取非手术治疗。

（4）对于Meyers Ⅲ型（骨折块移位明显）的PCL胫骨止点撕裂骨折患者，需要手术治疗，且新鲜骨折（受伤时间＜3周）手术效果好。若撕脱骨折为大块骨，行切开复位内固定术；若撕脱为小骨块，可行关节镜下复位内固定术。对于后抽屉试验Ⅲ度的PCL体部损伤患者，关节镜辅助PCL重建术是理想的手术方案，具有创伤小、康复快、痛苦少等优点，可以有效防止膝关节不稳和骨性关节炎的发生。

（5）在PCL的结构方面，前外侧束及后内侧束在膝关节运动过程中交替发挥后向稳定作用，仅重建前外侧束可能是造成部分后交叉韧带重建病例远期疗效不佳的原因，因此关节镜下后交叉韧带双束重建可以更好地提供膝关节稳定性。后交叉韧带重建后积极、合理的康复训练可以促进组织愈合，改善关节功能，避免手术并发症的发生，必须得到高度重视。

（李玉丹 何 波）

第三节 内侧副韧带损伤

当膝关节受到过度外翻力和（或）旋转力作用时即可导致内侧副韧带（medial collateral ligament，MCL）损伤。内侧副韧带是膝关节最常损伤的韧带，其损伤是导致膝关节疼痛及慢性关节失稳的重要原因之一。内侧副韧带损伤通常为孤立性损伤，但也可能伴随其他结构的损伤，形成联合损伤，如后斜韧带的损伤，可能会导致膝关节慢性持续性外翻和旋转不稳定，以及功能受限。

【病因】

膝关节接触性损伤和（或）非接触扭伤均可导致内侧副韧带的损伤。冲撞性运动，如滑雪、足球和冰上曲棍球等都会导致接触性内侧副韧带损伤的概率增加。当脚掌固定，膝关节扭转或旋转时，就会发生非接触性损伤。单纯的外翻力通常会造成内侧副韧带浅层不同程度的损伤；当增加旋转力时，前交叉韧带和后内侧角也可同时发生损伤。当内侧副韧带断裂后外翻力还在持续增加，前交叉韧带会随之撕裂。

【临床表现】

内侧副韧带损伤多见于青年人，男性多于女性的2倍，据统计，内侧副韧带损伤占所有膝关节韧带损伤的42%。内侧副韧带损伤后表现为膝关节内侧肿痛，皮下淤血，膝关节活动受限，损伤处沿韧带走行不同程度的压痛，小腿外展时疼痛加剧，侧向分离试验阳性，且膝关节内侧间隙随着损伤程度加重而增宽。

【分类和分级】

内侧副韧带损伤包括急性损伤和慢性损伤，绝大多数情况下急性损伤为孤立性损伤，但也可合并前交叉韧带、后交叉韧带、髌内侧支持带和半月板等的撕裂损伤，从而形成联合性损伤。

根据美国医师协会分级将内侧副韧带损伤分为3级：

Ⅰ级：很小的韧带撕裂，以韧带拉长为主要表现，无膝关节不稳。

Ⅱ级：韧带部分撕裂，出现膝关节不稳。

Ⅲ级：韧带完全撕裂，出现膝关节明显不稳。

根据应力位X线片上膝关节内侧关节间隙的间距可分为4级：

Ⅰ级：0～5mm。

Ⅱ级：6～10 mm。

Ⅲ级：11～15 mm。

Ⅳ级：16～20 mm。

根据MR表现可分为3级：

Ⅰ级：单束纤维内的细微撕裂损伤，内侧副韧带轮廓完整。

Ⅱ级：部分撕裂损伤，部分韧带纤维断裂，伴有信号形态的改变。

Ⅲ级：完全撕裂损伤，即韧带连续性完全中断，松弛或呈波浪状改变。

【影像学表现】

据报道，MRI在检测内侧副韧带损伤中的准确性为87%，在评估韧带Ⅱ级损伤时，MRI表现与临床损伤程度的相关性最高。虽然内侧副韧带损伤后的治疗通常采用的是非手术治疗，但对于临床医师手术方案的制订及患者管理MR图像是必不可少的。

1.急性损伤　通常情况下，内侧副韧带急性损伤可分为以下3个等级：扭伤、部分撕裂和完全撕裂。

（1）Ⅰ级损伤（纤维完整的扭伤）：内侧副韧带的韧带纤维保持完整，韧带纤维被拉伸，但是仍然连续。内侧副韧带扭伤通常伴有疼痛，但体格检查时不伴有关节内侧松弛。在MR图像上，韧带厚度基本正常，平行于内侧副韧带浅层可见弥漫水肿或者出血，在T₂WI/PDWI上表现为高信号（图4-3-1）。内侧副韧带与皮下脂肪之间界限不清，但韧带在起点和止点仍分别与股骨和胫骨紧密相连。

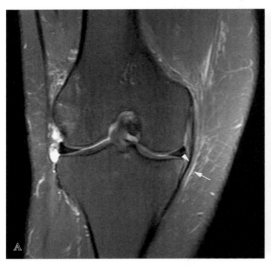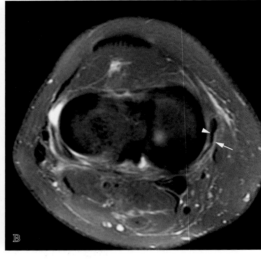

图4-3-1　内侧副韧带Ⅰ级损伤

A、B.冠状位FS PDWI、横断位FS T₂WI示内侧副韧带浅层韧带纤维完整（箭头），皮下软组织内见与内侧副韧带浅层平行的水肿高信号（箭）

（2）Ⅱ级损伤（部分撕裂损伤）：意味着纤维的不完全中断，并且体格检查时膝关节内侧有一定程度的松弛。MRI示韧带内部信号强度不均、形态破坏，部分纤维内出现局灶性异常高信号。部分韧带纤维与起始部或者终止处的骨质分离，韧带表面和深部都可看到弥漫水肿和出血的高信号（图4-3-2）。当内部的纤维被累及时，内侧副韧带滑囊内有积液，从而导致内侧副韧带滑囊与关节囊分离。内侧副韧带的部分撕裂可能同时累及内侧副韧带浅层和内侧副韧带深层，同时伴有半月板股骨韧带和（或）半月板胫骨韧带损伤，亦称关节囊韧带损伤（图4-3-3）。在极少数的单纯性内侧副韧带浅层损伤中也有后两者的损伤。内侧副韧带部分损伤时可能有伴随征象，即股骨内侧髁骨质挫伤水肿。

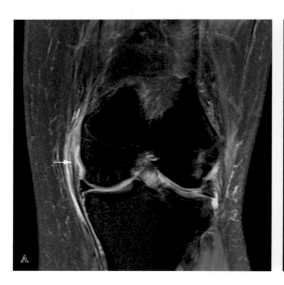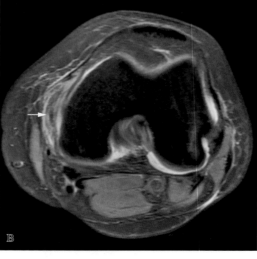

图4-3-2　内侧副韧带Ⅱ级损伤

A、B.冠状位FS PDWI、横断位FS T₂WI示内侧副韧带内局灶性异常信号（箭），韧带结构紊乱

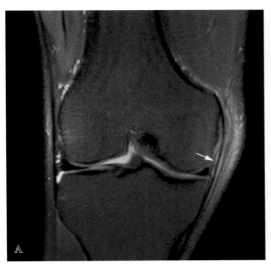
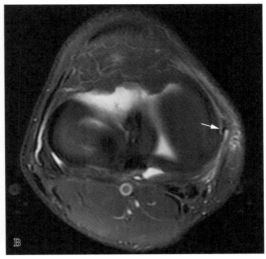

图 4-3-3 内侧副韧带 Ⅱ 级损伤伴半月板股骨韧带损伤

A、B.冠状位 FS PDWI、轴位 FS T₂WI 示内侧副韧带部分撕裂损伤（箭）并半月板股骨韧带损伤（箭）

（3）Ⅲ级损伤（完全撕裂损伤）：当体格检查时膝关节内侧失稳。在MR上韧带连续性中断并水肿或出血都是内侧副韧带完全撕裂的标志（图4-3-4）。撕裂的内侧副韧带呈波浪状改变，有时内侧副韧带的断端可能卡在股骨内侧髁和胫骨之间的间隙内。

由于内侧副韧带撕裂损伤的外科治疗取决于损伤的部位和两个断端之间的距离，MRI的作用是准确评估这些特征，以协助临床医师治疗决策的制订。股骨附着处的撕裂损伤是最常见的损伤类型，通常伴有很小的撕脱骨折碎片。在MR上，除了可见股骨内上髁撕脱下的骨折碎片，还可见软骨下的水肿（图4-3-5）。然而，多数情况下在MR上很难发现撕脱的骨折碎片。因此，对于膝关节的急性损伤，我们仍需要拍摄膝关节X线平片或CT以发现较小的撕脱骨折碎片。

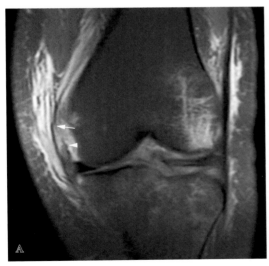
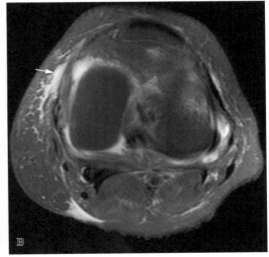

图 4-3-4 内侧副韧带Ⅲ级撕裂损伤

A、B.冠状位 FS PDWI、横断位 FS T₂WI 示内侧副韧带韧带连续性中断并周围水肿（箭），半月板股骨韧带呈波浪状改变（箭头）

（4）联合损伤：绝大多数情况下内侧副韧带急性损伤为孤立性损伤，但是，内侧副韧带损伤也可能合并前交叉韧带、后交叉韧带和半月板等撕裂损伤。在所有联合损伤中，内侧副韧带合并前交叉韧带损伤约占95%，并且内侧副韧带的Ⅲ级撕裂损伤中有78%是内侧副韧带损伤合并前交叉韧带损伤（图4-3-6）。体

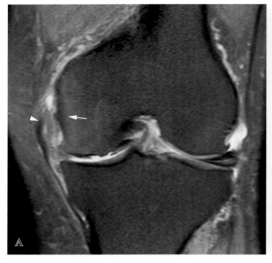
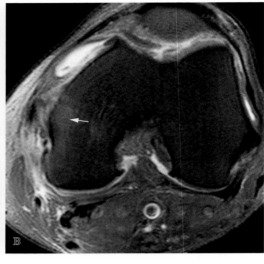

图4-3-5　内侧副韧带Ⅲ级撕裂损伤骨质水肿

A、B.冠状位FS PDWI、横断位FS T₂WI示内侧副韧带股骨附着处撕裂（箭头）伴股骨骨髓水肿（箭）

格检查若发现内侧旋转不稳定时，这通常是后斜韧带损伤合并内侧副韧带损伤。其他的内侧副韧带联合损伤在MR上通常表现为关节囊损伤伴或不伴内侧半月板撕裂，半月板囊状分离（图4-3-7），以及胫骨平台的撕脱骨折（也称反Segond骨折）。如果内侧副韧带损伤合并有前交叉韧带及内侧半月板的撕裂损伤即为人们所熟知但又比较少见的"O'Donoghue"三联征，该损伤多由美式足球运动所致的复合性损伤。

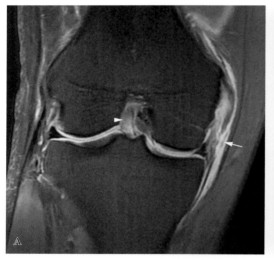
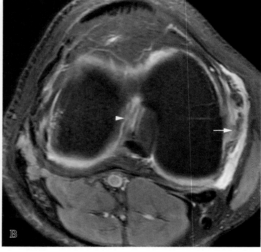

图4-3-6　内侧副韧带与前交叉韧带联合损伤

A、B.冠状位FS PDWI、横断位FS T₂WI示内侧副韧带撕裂损伤（箭），并前交叉韧带形态肿胀，信号增高（箭头）

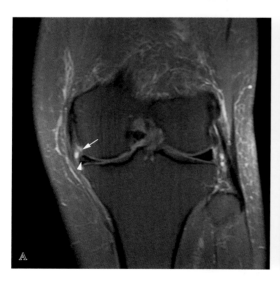
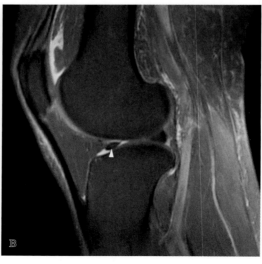

图4-3-7　内侧副韧带与内侧半月板联合损伤

A、B.冠状位、矢状位FS PDWI示半月板股骨韧带撕裂损伤（箭）并内侧半月板前角撕裂（箭头）

2.慢性损伤　有时由于反复的损伤和轻微的撕裂会导致损伤发展比较缓慢，在MR上表现为内侧副韧带增厚。内侧副韧带近端附着处的骨化也是由慢性创伤引起的。股骨附着处的骨化也称Pellegrini-Stieda病（图4-3-8）。虽然大多数患者无症状，但也有少数患者会出现Pellegrini-Stieda病特有的疼痛和运动受限。Pellegrini-Stieda病的骨化不只局限于内侧副韧带还有可能累及股骨内上髁骨膜、大收肌肌腱。较小的骨化在MR所有序列上均表现为低信号，若骨化范围较大，其内可能存在少量脂肪，在MR上即可见脂肪信号。

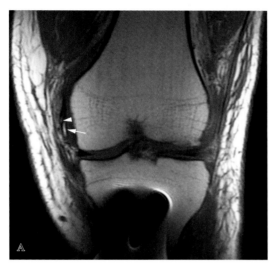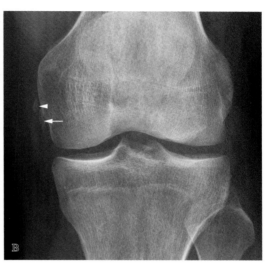

图4-3-8　Pellegrini-Stieda病

A、B.MR冠状位T₁WI、正位X线片示MCL股骨附着处多发骨化（箭、箭头）

【治疗】

1.非手术治疗　内侧副韧带损伤的治疗尚存争议。一致认为内侧副韧带Ⅰ级、Ⅱ级撕裂损伤采用非手术治疗。治疗方案包括支具固定、活动调节和康复训练。关于支具的选择目前尚未达成共识，但目前临床中使用较多的为长铰链支具。内侧副韧带在受伤后的最初几天内会有短暂的出血和充血。在该阶段主要是控制炎症和水肿，治疗方法包括冰敷、使用抗炎药物、弹性包扎、神经肌肉电刺激、激光治疗等。之后的两周是过渡阶段阶其特征是Ⅰ型和Ⅲ型胶原纤维的增殖替换。最后一个阶段是一个漫长重建阶段，会有桥接瘢痕的形成。该阶段可恢复肌肉活动，进行步态训练，对于步态不稳的患者可在水中进行步态训练，并逐渐增加运动强度，进行直线慢跑。对于Ⅲ级撕裂损伤非手术治疗多为内侧副韧带孤立性损伤，目前对所有级别的孤立性损伤都倾向于非手术治疗。对于慢性内侧副韧带损伤及症状较轻的Pellegrini-Stieda病患者，首选非手术治疗。治疗方案包括休息、镇痛药物、局部封闭治疗、振波治疗。

2.手术治疗　对于Ⅲ级撕裂损伤合并有其他韧带的损伤则多采用手术治疗。伴有撕脱性骨折的内侧副韧带损伤，需对撕脱部位的韧带进行复位固定。韧带中部的断裂通常采用断端缝合修补术治疗。对于内侧副韧带重建，可进行股四头肌肌腱自体移植，腘绳肌腱自体及异体移植或者是异体跟腱移植。Pellegrini-Stieda病非手术治疗失败的可通过取出骨化组织治疗。

（严　俊　何　波）

第四节　外侧副韧带损伤

膝关节外侧副韧带（lateral collateral ligament，LCL）是沿膝关节外侧延伸的韧带或致密结缔组织，起自股骨外上髁上方，向下延伸至腓骨头下方，经膝关节间隙时腘肌腱将其与外侧半月板隔开。在膝关节屈伸活动中，伴随胫骨旋转而引起外侧副韧带松弛，主要通过股二头肌环绕于其周围的腱纤维保持连续性张力，从而维持关节的稳定性，防止膝关节内翻和外旋。在膝关节屈曲时呈松弛状态。膝关节有一个重要结构为后外侧角（posterolateral corner，PLC），又称后外侧结构或后外侧复合体，是一个复合功能单元，解剖关系比膝关节内侧副韧带复杂。外侧副韧带损伤常是后外侧复合体的损伤，与内侧副韧带损伤相比相对少见，但仍然是引起膝部疼痛和功能障碍的重要原因。

【病因】

外侧副韧带损伤由多种因素共同作用导致：①膝关节处于伸直位时，腿部或膝关节内侧遭受暴力打击或重压，导致膝关节过度内收，发生外侧副韧带部分或完全撕裂；②膝关节处于屈曲位时进行前后向的运动，突然受到内翻的力，导致外侧副韧带损伤。

【临床表现】

外侧副韧带损伤男性多于女性，涉及外侧副韧带的大多数运动损伤都来自直接接触损伤，多见于橄榄球或曲棍球运动员（运动中易发生碰撞）、足球或篮球运动员（快节奏运动中发生急转弯或急停）及摔跤运动员（摔跤垫上腿突然扭曲）。常见临床表现：①炎症表现，如膝关节外侧局部红肿、疼痛、继之见瘀斑；②压痛点，如外侧副韧带损伤时，膝关节僵硬，股骨外上髁或腓骨小头处出现压痛点；③麻木或无力，如果撕裂严重，除了膝关节疼痛，患者的足会感到麻木或无力；④活动受限，行走时膝关节被"锁住"或"卡住"，行走或站立时感觉膝关节会脱出，当关节伸直或小腿被动内收动作时则会产生疼痛或活动受限，膝关节活动范围减小；⑤严重时可有膝关节脱位、腓骨小头骨折及腓总神经损伤等。膝关节外侧副韧带损伤时，抽屉试验、挤压试验时可出现明显的疼痛，膝关节内翻试验、外侧副韧带张力试验可以呈现阳性。局部肿胀、疼痛等会限制临床检查的诊断效力。

【分类和分级】

膝关节外侧副韧带损伤类似于内侧副韧带损伤，按照损伤的严重程度可出现挫伤、部分撕裂及完全撕裂。

Ⅰ级：很小的韧带撕裂，韧带浅层水肿，外形不规则，纤维完整，膝关节不会有明显的不稳定。

Ⅱ级：部分撕裂，韧带及周围信号增高，纤维部分不连续，膝关节不稳定。

Ⅲ级：完全撕裂，纤维连续性中断，膝关节明显不稳定。

按损伤演变过程分为：

急性期损伤：韧带纤维模糊或连续性中断，伴水肿、出血等改变。

陈旧性损伤：韧带增厚，或见弯曲圆索状结构。

【影像学表现】

MRI是显示膝关节外侧副韧带的最佳影像学检查方法，由于外侧副韧带的上段稍向前内侧倾斜，扫描时倾斜角度约12°的冠状位或矢状位显示更佳。横断位及冠状位T_2WI显示韧带损伤较敏感，冠状位及矢状位能较好地显示骨性撕脱伤。

膝关节外侧副韧带位于膝关节外侧，有肌腱及疏松组织与关节囊相隔，不与半月板相连。外侧副韧带呈圆索状，长5～7cm，宽约0.5cm。外侧副韧带与膝后外侧结构共同限制膝关节内翻及外旋。通常外侧副韧带损伤是后外侧复合体的损伤，且常合并其他损伤，如交叉韧带损伤、Segond骨折等，单纯外侧副韧带损伤概率较小。

在腓骨止点处，外侧副韧带与股二头肌腱形成联合肌腱，在矢状位图像上呈"V"字形（图4-4-1），但不易显示。外侧副韧带MR图像表现为直的均匀低信号结构，周围通常包绕脂肪组织。在横断位MR图像上，前斜带是从外侧副韧带延伸至胫骨外侧的纤维组织带，是外侧副韧带的分支，部分前斜带纤维与髂胫束后纤维相互融合。腘肌起于股骨外侧髁的外侧面，移行为肌腱后穿过腘肌腱裂孔，止于胫骨后侧的三角区域，通过腘腓韧带与腓骨小头后方相连接，共同组成腘肌腱复合体共同防止胫骨外旋，腘肌腱与前交叉韧带协同防止股骨向前移位，被认为是膝关节动态稳定结构（图4-4-2）；外侧副韧带、豆腓韧带、腘腓韧带及弓状韧带被认为是后外侧角静态稳定结构。前外侧韧带是膝关节的横向韧带，在腓侧副韧带之前，起于股骨外上髁凸起，插入胫骨近端前外侧（图4-4-2），在膝关节中主要发挥限制胫骨内旋的作用。腘腓韧带是连接腘肌腱和腓骨头之间的韧带增厚部分（图4-4-3），长约1cm，前宽后窄，是组成膝关节后外侧重要的结构之一，与腘肌腱共同限制膝关节外旋。豆腓韧带与腓肠豆近端相连，向下垂直延伸至腓骨茎突。

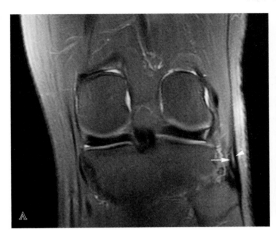
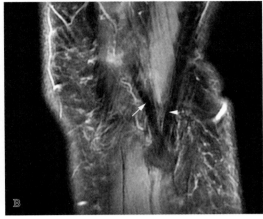

图4-4-1 外侧副韧带与股二头肌

A.冠状位FS PDWI示腓骨止点处，外侧副韧带（箭）与股二头肌腱（箭头）形成联合肌腱；B.矢状位FS PDWI示呈"V"字形表现

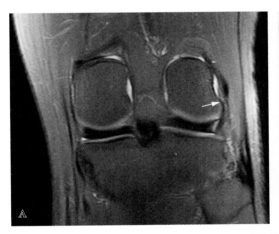
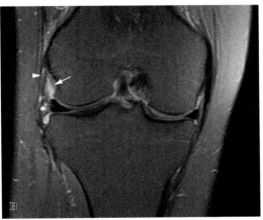

图4-4-2 腘肌腱与前外侧韧带

A.冠状位FS PDWI示腘肌腱（箭）；B.冠状位FS PDWI示腘肌腱（箭）及前外侧韧带（箭头）

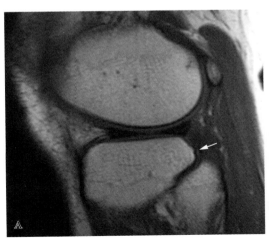
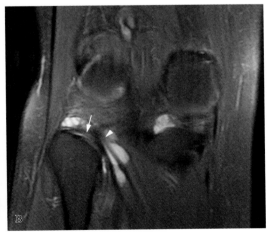

图4-4-3 腘腓韧带与腘肌腱

A.矢状位T₁WI示低信号的腘腓韧带（箭）附着于腓骨头；B.冠状位FS PDWI图像，腘腓韧带（箭）连接腓骨头和腘肌腱（箭头）

外侧副韧带损伤体现为韧带纤维的增厚及FS T₂WI或FS PDWI信号的增高，但与内侧副韧带损伤的MRI特点不同的是，外侧副韧带损伤信号强度低于内侧副韧带损伤，可能是由于外侧副韧带与关节囊的疏松结合阻止了关节液在其内部渗出。

外侧副韧带损伤可表现为孤立性损伤或复合损伤。正常情况下，外侧副韧带在MR各方位中均呈边界清楚的条索样结构（图4-4-1），韧带内（或伴韧带周围）水肿提示扭伤，完全撕裂表现为纤维中断且不易辨认，呈波浪状、失去韧带的连续性。发生于腓骨头附近的韧带损伤常合并其他损伤。

外侧副韧带扭伤意味着韧带纤维是完整的、韧带周围可见水肿（图4-4-4）。外侧副韧带部分撕裂主要表现为韧带增厚或变薄，部分纤维不连续，韧带内见线样高信号（图4-4-5），韧带周围见水肿高信号。在韧带完全撕裂中，见纤维不连续，肌腱撕裂处检出高信号的水肿或出血（图4-4-6）。

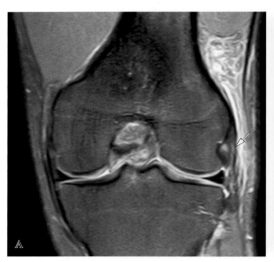
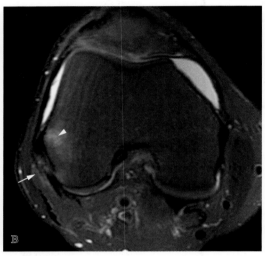

图4-4-4　外侧副韧带扭伤

A.冠状位FS PDWI示外侧副韧带纤维完整，周围见广泛水肿（箭）；B.另一位患者轴位FS PDWI示外侧副韧带纤维连续，周围软组织稍水肿（箭），股骨外侧髁骨髓水肿（箭头）

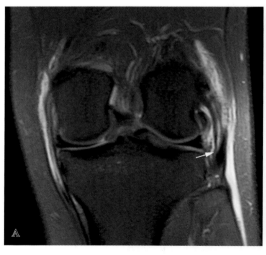
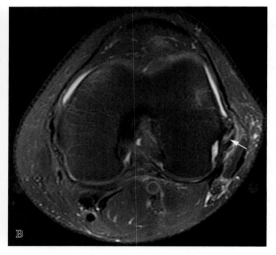

图4-4-5　外侧副韧带部分撕裂

A.冠状位FS PDWI示外侧副韧带局部纤细，信号增高（箭）；B.横断位FS PDWI示韧带内见线样高信号结构（箭）

伴发损伤：①Segond骨折，即1879年法国PaulFerdinand Segond医师描述的胫骨近端前外侧的撕脱性骨折，是发生在外侧胫骨平台的纵向撕脱性骨折（图4-4-7），X线正位显示佳，多因膝关节内翻及受到内旋力状况下前外侧韧带胫骨止点的撕脱性骨折，大部分患者伴前交叉韧带、外侧半月板及外侧副韧带损伤；②"弓形"征，可见于外侧副韧带、股二头肌、弓状韧带、腘腓韧带或豆腓韧带腓骨附着处的撕脱，MRI评估是非常必要的（图4-4-8，图4-4-9）。

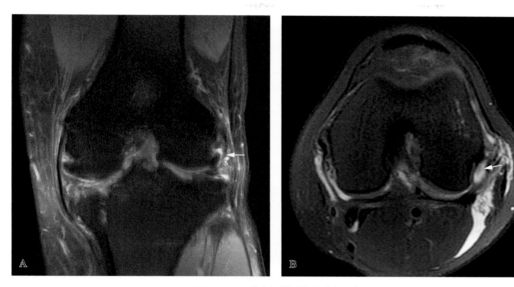

图4-4-6　外侧副韧带完全撕裂
A.冠状位FS PDWI示韧带纤维不连续（箭）；B.横断位FS PDWI示外侧副韧带纤维断裂，外侧膝关节囊水肿（箭）

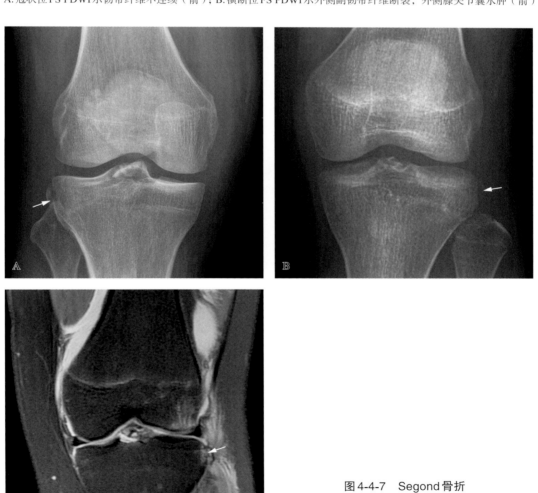

图4-4-7　Segond骨折
A、B.两位患者的正位X线片示外侧胫骨平台Segond撕脱伤（箭）；C.患者B的冠状位FS T₂WI示Segond撕脱伤（箭）并股骨外侧髁骨髓水肿

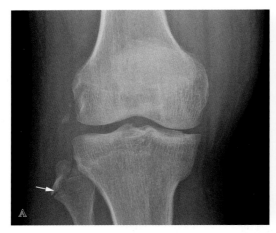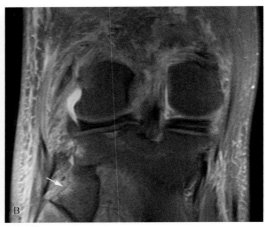

图 4-4-8　腓骨头骨折

A.正位 X 线片示腓骨头骨折（箭）；B.冠状位 T_2WI 示外侧副韧带及股二头肌肌腱腓骨头附着处骨折（箭）

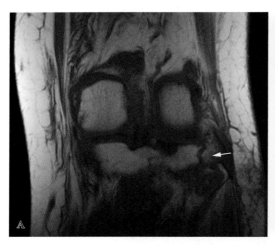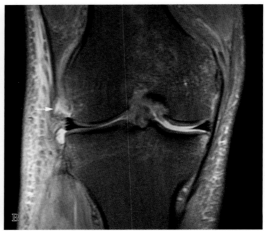

图 4-4-9　外侧副韧带及股二头肌肌腱附着处撕脱与外侧副韧带损伤

　　A.冠状位 T_1WI 示外侧副韧带、股二头肌肌腱腓骨头附着处纤维不连续（箭）；B.另一位患者冠状位 T_2WI 示外侧副韧带纤维欠连续、信号增高（箭）

【治疗】

　　膝关节外侧副韧带损伤的治疗基于多个因素，包括解剖结构、损伤程度、伴随损伤等，需要及时积极地完善检查以明确损伤及是否具有手术指征等，强调早期 MR 影像诊断的重要性。

　　新鲜外侧副韧带轻度撕裂者，局部制动，将膝部置于约 150° 的屈曲位，用石膏固定，口服消炎镇痛药物，并可于患处外敷活血化瘀膏药，不可进行局部按摩，固定约 1 周后下地适当行走，约 1 个月后解除外固定，进行屈伸功能锻炼。严重撕裂及断裂者需切开探查，手术缝合损伤的韧带，术后用石膏固定 4 ~ 6周。如果同时合并交叉韧带损伤，应修复交叉韧带，然后修复外侧副韧带；如果伴有半月板损伤，应先切除损伤的半月板，再修复外侧副韧带。陈旧性外侧副韧带断裂，需增强股四头肌的锻炼，增加膝关节稳定性，并可用邻近部位的肌腱做韧带重建。

　　对于损伤后的炎症反应，早期采用冰敷、抬高、加压、固定和休息原则，同时可采用针刺、艾灸等方法，中后期运用中药熏蒸、热敷疗法。对膝关节感觉运动的训练：①台阶训练，即适当条件下走不同高度的台阶进行训练；②平地训练，即向各个不同方向行走。对于伴发损伤如 Segond 骨折，及时明确是否合并存在前交叉韧带、外侧半月板等的损伤，若为单纯骨折，可予以非手术治疗，预后良好，若合并前交叉韧带损伤，需手术修复或重建韧带。

（曾小敏　何　波）

第五节　髌骨内侧支持带损伤

髌骨内侧支持带是维持髌骨内侧稳定性的最主要解剖结构，分为浅、深两层，浅层为股内斜肌筋膜，深层主要组成结构包括内侧髌股韧带（medial patellofemoral ligament，MPFL）、内侧髌骨半月板韧带（medial patella meniscal ligament，MPML）、内侧髌胫韧带（medial patella tibial ligament，MPTL），见图4-5-1。其中，MPFL是维持髌骨内侧支持带最重要的结构，起自股骨收肌结节与内上髁之间，止于髌骨内侧缘上部。

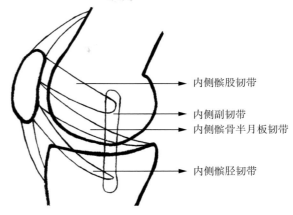

内侧髌股韧带
内侧副韧带
内侧髌骨半月板韧带
内侧髌胫韧带

图4-5-1　髌骨内侧支持带

【病因】

当髌骨向外移位造成髌骨外侧脱位时，髌骨沿股骨外侧滑车前缘向外移位，导致髌骨与股骨滑车发生骨软骨损伤，由于有韧带的限制，髌骨开始回位，髌骨内侧缘与股骨外侧髁外缘碰撞导致回位受阻，髌骨内侧支持带发生损伤。

【临床表现】

髌骨内侧支持带损伤常为髌骨外侧脱位的伴随症状，髌骨外侧脱位是一种常见的损伤，可以为急性单一发生也可为慢性反复发生，多在屈膝状态下突然发生膝外翻、外旋性扭伤，通常是短暂性的，可自行恢复，诱发因素包括先天的滑车发育不良、Wilberg Ⅲ型髌骨、高位髌骨、膝外翻及韧带松弛，患者多因外伤后关节内侧面疼痛或周围肿胀就诊。

【分级】

根据不同程度韧带损伤的病理表现分级标准将髌骨内侧支持带损伤分为3级：

Ⅰ级挫伤，髌骨内侧支持带形态正常，纤维连续边缘光滑，韧带系膜及周围软组织可见出血水肿。

Ⅱ级部分撕裂，髌骨内侧支持带张力减低，局部韧带中断，变细，韧带内有出血及水肿。

Ⅲ级完全撕裂，髌骨内侧支持带纤维完全断裂，韧带增粗或肿块样，韧带无张力。

【影像学表现】

MRI FS T₂WI或FS PDWI横断位是目前显示髌骨内侧支持带损伤最好的检查手段，同时辅助以矢状位FS T₂WI或FS PDWI，可以直接显示支持带的走行、信号改变，髌骨脱位相关骨软骨损伤，周围软组织情况。对于髌骨内侧支持带损伤，目前主要评价的是MPFL，而MPTL及MPML尚未引起重视。MPFL在横断位上表现为以髌骨内缘止点处为最厚，向收肌结节方向逐渐变薄。

髌骨内侧支持带损伤程度分级对应MRI表现：

Ⅰ级挫伤：支持带形态连续，可出现边缘模糊、水肿，周围软组织有局限性高信号表现（图4-5-2）。

Ⅱ级部分撕裂：支持带变细、部分连续性中断，韧带及周围软组织条带样高信号（图4-5-3）。

Ⅲ级完全撕裂：支持带连续性中断，断端呈波浪状改变或挛缩，韧带走行区弥漫高信号（图4-5-4）。

另外，根据髌骨内侧支持带损伤的进程可分为急性损伤和慢性损伤。急性损伤的MRI表现为支持带在FS T₂WI或FS PDWI信号增高、形态增粗或连续性中断，边缘模糊，周围软组织肿胀、出血；慢性损伤表现为支持带信号在T₁WI

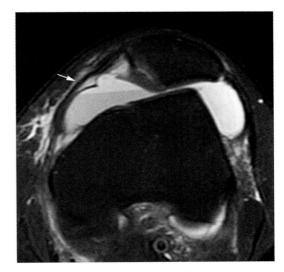

图4-5-2　左膝髌骨内侧支持带挫伤（Ⅰ级）

FS PDWI横断位示髌骨内侧支持带纤维连续（箭），周围软组织水肿，髌骨向外移位，髌上囊液-液平面

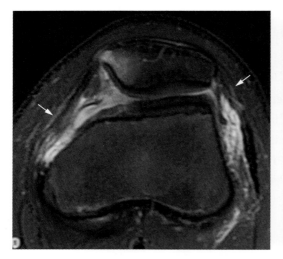
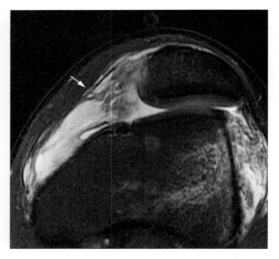

图4-5-3 左膝髌骨内、外侧支持带损伤（Ⅱ级）
FS PDWI横断位示髌骨内外侧支持带纤维部分不连续（箭），周围软组织水肿，髌骨向外移位，髌上囊积液

图4-5-4 左膝髌骨内侧支持带完全撕裂（Ⅲ级）
FS PDWI横断位示髌骨内侧支持带纤维连续性中断（箭），髌骨向外移位，股骨外侧髁骨髓水肿，周围大量积液

上呈等/稍高信号,FS T$_2$WI或FS PDWI呈等信号，形态变细、萎缩、纤曲，边缘较清晰，周围软组织肿胀、出血征象消失。

相关伴发征象：髌骨内侧缘骨软骨损伤、股骨外侧髁骨质损伤，髌股关节对合关系异常、关节腔积液/积血，半月板撕裂，其他韧带损伤。

【治疗】

1.非手术治疗 髌骨内侧支持带损伤常为髌骨脱位的伴随症状，若为孤立性事件没有内在结构紊乱的，可采取非手术治疗的方式，即休息、功能锻炼，也可于康复期口服非甾体抗炎药。

2.手术治疗 针对非手术治疗无效或有内侧支持带Ⅱ、Ⅲ级撕裂的患者，宜采取手术治疗的方式，目前临床主要的手术思路包括：①外侧髌骨支持带松解术，以减少髌骨外侧张力；②内侧韧带加强术，以增加髌骨内侧张力。

（吴 迪 何 波）

第六节 髌骨外侧支持带损伤

髌骨外侧支持带可分为浅、深两层，浅层纤维起自髂胫束和股骨外侧肌筋膜，纤维斜行向前止于髌骨和髌韧带；深层包括外侧横韧带（lateral transverse ligament）、外侧髌胫韧带（lateral patellotibial ligament）和外侧髌股韧带（epicondylopatellar ligament）。外侧横韧带自髂胫束深层纤维横行至髌骨外侧缘，该韧带纤维排列致密，横行走行且宽厚，为限制髌骨内移的最主要结构。外侧髌胫韧带纤维排列疏松，大小、强弱变异较大，为髌骨提供外下方及远端的稳定。外侧髌股韧带又称为上髁髌韧带，较薄弱，几乎水平向前走行，为髌骨提供外上方的静力稳定。

【病因】

临床上单独的髌骨外侧支持带损伤较少见，多发生于髌股关节痛、髌外侧脱位/半脱位后、直接外伤后。

【临床表现】

髌骨外侧支持带挛缩及髌骨内侧稳定结构的损伤可以导致髌骨向外侧脱位/半脱位，从而改变髌骨的正常运动轨迹，引起髌股关节疼痛或运动障碍。

【分级】

根据不同程度韧带损伤的病理表现将髌骨外侧支持带损伤分为3级，与髌骨内侧支持带损伤分级一致。

Ⅰ级挫伤，髌骨外侧支持带形态正常，纤维连续，边缘光滑，韧带系膜及周围软组织可见出血、水肿。

Ⅱ级部分撕裂，髌骨外侧支持带张力减低，局部韧带中断、变细，韧带内有出血及水肿。

Ⅲ级完全撕裂：髌骨外侧支持带纤维完全断裂，韧带增粗或肿块样，韧带无张力。

【影像学表现】

MRI FS T$_2$WI 或 FS PDWI 横断位是目前显示髌骨外侧支持带损伤适宜的检查手段，其可以直接显示支持带的走行、信号改变，相关骨软骨损伤，周围软组织情况。

髌骨外侧支持带损伤程度分级对应 MRI 表现：

Ⅰ级挫伤：支持带形态连续，可出现边缘模糊、水肿，周围软组织有局限性高信号表现（图4-6-1）。

Ⅱ级部分撕裂：支持带变细、部分连续性中断，韧带及周围软组织条带样高信号（图4-6-2）。

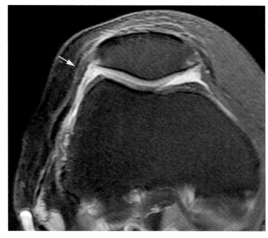

图4-6-1 右膝髌骨外侧支持带损伤（Ⅰ级）
FS PDWI 横断位示髌骨外侧支持带信号增高，形态连续（箭），髌上囊少量积液

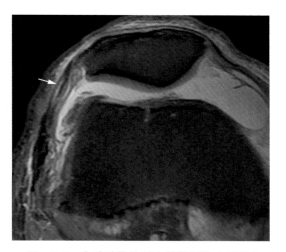

图4-6-2 右膝髌骨外侧支持带损伤（Ⅱ级）
FS PDWI 横断位示髌骨外侧支持带纤维连部分不连续、信号增高（箭），髌上囊积液

Ⅲ级完全撕裂：支持带连续性中断，断端呈波浪状改变或挛缩，韧带走行区弥漫高信号（图4-6-3）。

【治疗】

1.非手术治疗 若没有内在结构紊乱者可采取非手术治疗的方式，即休息、功能锻炼，也可于康复期口服非甾体抗炎药。

2.手术治疗 针对非手术治疗无效或有外侧支持带Ⅱ、Ⅲ级撕裂的患者，宜采取手术治疗的方式，即外侧支持带修补术。另外，若患者同时伴有髌骨脱位及内侧支持带撕裂时，临床常采用切断外侧横韧带的方式以减轻髌骨外侧张力。

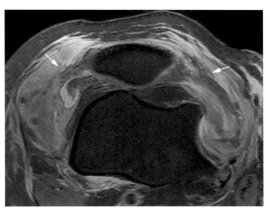

图4-6-3 左膝髌骨外、内侧支持完全撕裂（Ⅲ级）
FS PDWI 横断示髌骨内外侧支持带纤维连续性中断（箭），髌骨向外移位，周围软组织明显肿胀

（吴 迪 何 波）

第七节 膝关节其他韧带损伤

在膝关节韧带损伤中，以前交叉韧带损伤最为常见。但在实际临床工作中，通常会忽略膝关节其他韧带的损伤，例如：膝横韧带（transverse geniculate ligament，TGL）、板股韧带（meniscofemural ligament，MFL）等。随着关节镜技术和 MRI 在膝关节疾病的诊治过程中的广泛应用，膝横韧带和板股韧带的损伤日

益受到临床重视。

一、膝横韧带

膝横韧带也称为前半月板间韧带、半月板间韧带或Winslow韧带，呈索条状，连接内外侧半月板前角的正常解剖结构，在运动过程中协助维持膝关节的稳定，并且对半月板前角具有一定的保护作用。位于关节腔前方Hoffa脂肪垫的后分。膝横韧带粗细不等，也可缺如。

【病因】

膝横韧带表面光滑，有弹性，通常起缓冲股骨内、外侧髁对胫骨内、外侧髁的碾压作用。当两侧半月板被强力牵拉和股骨内、外侧髁对胫骨内、外侧髁过度碾压时，较容易造成此韧带的损伤。

【临床表现】

临床上患者有不同程度外伤史，通常表现为前膝疼痛伴关节肿胀。上楼梯或下蹲时疼痛会加剧。

【分型】

Ⅰ型：连接内侧半月板前角与外侧半月板前缘。

Ⅱ型：内侧半月板前缘、经外侧半月板前方连接到外侧关节囊。

Ⅲ型：经内外侧半月板前方，连接内、外侧关节囊，与内、外侧半月板前方无直接连接。

【影像学表现】

MRI是目前无创性诊断膝关节的最佳检查手段。膝横韧带应在MRI矢状位上观察，表现为一类圆形低信号结构，此韧带位于胫股关节前方、髌下脂肪垫后方。其走行方式可分为两种：一种常见，与胫骨平台关系呈疏松型，即从髌下脂肪垫中间穿过；另一种较少见，与胫骨平台关系呈紧密型，即紧贴于胫骨平台关节面走行。

膝横韧带的损伤通常合并半月板前角损伤或前交叉韧带撕裂，在膝关节MRI矢状位FS PDWI上，其通常表现为形态增粗，其内信号增强（图4-7-1A），同时可合并膝关节其他组织结构的损伤，如半月板前角的损伤（图4-7-1B）。认识膝横韧带的重要性在于避免将其误认为外侧半月板前角的一部分，而将膝横韧带与外侧半月板前角之间的高信号脂肪间隔误认为半月板撕裂，此为外侧半月板前角的假性撕裂的原因（图4-7-1C）。

在膝关节手术如关节镜检查、前交叉韧带重建术、半月板切除术、胫骨髓内钉植入术、膝关节置换术中也可能损伤甚至离断膝横韧带。所以在关节镜检查或术前要进行MRI检查明确有无膝横韧带的存在及有无撕裂，且术中要避免损伤及不必要的离断。

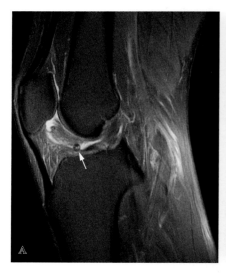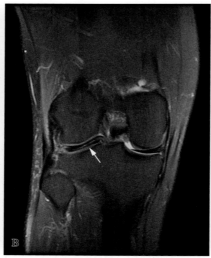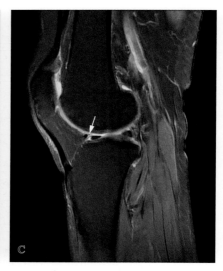

图4-7-1　膝横韧带损伤与半月板损伤

A.矢状位FS PDWI示膝横韧带形态肿胀，其内信号增高（箭）；B.冠状位FS PDWI示外侧半月板前角横行撕裂（箭）。C.矢状位FS PDWI示膝横韧带与外侧半月板前角之间的高信号不要误认为外侧半月板前角撕裂（箭）

【治疗】

临床中，单纯膝横韧带损伤很罕见，一般以非手术治疗为主。通常合并膝关节内其他组织的损伤较为常见，如半月板前角或前交叉韧带的损伤。治疗通常是以其他组织结构的损伤治疗为主。

二、板股韧带

板股韧带又称半月板股骨韧带，起自于外侧半月板后角内侧缘，沿后交叉韧带前、后斜行向内上方，止于股骨内侧髁内侧面。根据与后交叉韧带（posterior cruciate ligament，PCL）不同的位置关系，板股韧带可分为板股前韧带（anterior meniscofemoral ligament，aMFL）及板股后韧带（posterior meniscofemoral ligament，pMFL），板股前韧带、板股后韧带分别称为Humphry韧带及Wrisberg韧带。Humphry韧带起自外侧半月板后角内缘，其位置较Wrisberg韧带前，经后交叉韧带前方继续向内上斜行，止于股骨内侧髁内侧面。Wrisberg韧带也起自外侧半月板后角内缘，经后交叉韧带后方继续向内上斜行，止于股骨内侧髁内侧面；两者可独立存在，亦可同时存在，亦可两者均不存在。其中Wrisberg韧带出现率较Humphry韧带高。板股韧带的功能主要集中在辅助外侧半月板运动、维持外侧间室压力及加强膝关节后外侧复合结构稳定性的作用。

【病因】

屈膝时，胫骨上端受到向后的暴力或膝关节过伸时受暴力均可导致损伤。通常合并PCL或半月板后角的损伤。

【临床表现】

患者主要表现为局部疼痛、肿胀、活动障碍等。

【影像学表现】

板股韧带可在MRI矢状位上进行观察，Humphry韧带表现为沿PCL前缘凹面类圆形低信号结构或紧贴PCL前缘的扁平低信号结构；Wrisberg韧带表现为紧靠PCL后部，一卵圆形低信号影。在MRI冠状位上进行观察，Wrisberg韧带显示较清晰，通常可显示其全貌，呈线条状低信号；而Humphry韧带显示相对较差，其原因可能为部分Humphry韧带较为细小或与周围结构关系密切。通常板股韧带的损伤表现为韧带形态的增粗，其内信号的增强（图4-7-2），通常合并PCL和半月板后角的损伤。部分板股韧带与外侧半月板后角之间的滑膜组织或脂肪成分表现出的线样高信号误认为半月板后角撕裂（图4-7-3）。

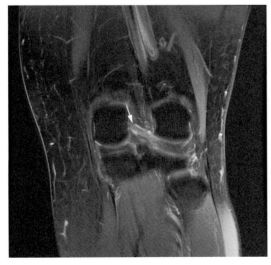

图4-7-2　左膝关节板股韧带损伤

冠状位FS PDWI示板股韧带内条状稍高信号（箭）

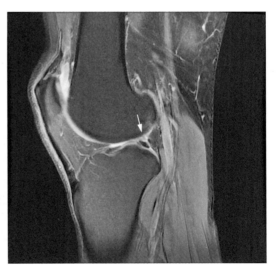

图4-7-3　板股韧带与外侧半月板后角间隙不要误认为半月板撕裂

矢状位FS PDWI示板股韧带与外侧半月板后角之间线状高信号误认为外侧半月板后角撕裂（箭）

【治疗】

临床中，单纯MFL损伤亦很罕见，一般以非手术治疗为主。然而，MFL合并膝关节内其他组织的损伤较为常见，如半月板后角或后交叉韧带的损伤。通常是以其他组织结构的损伤治疗为主。

（郭宏磊　何　波）

第八节　与韧带相关的附着点处撕脱伤

膝关节是人体所有关节中解剖比较复杂关节之一。在一些剧烈运动、重体力劳作和交通事故中，经常会发生膝关节受损的状况。其中，韧带在维持膝关节稳定性方面起着重要作用，只要韧带发生损伤，膝关节就会失去稳定性和灵活性。通常膝关节韧带附着处撕脱性骨折在膝关节损伤中常可出现。

一、前、后交叉韧带附着处撕脱性骨折

【病因】

通常以高处坠落、交通事故、重物撞击伤等损伤多见。若外力自前方撞击胫骨上段可导致后交叉韧带损伤，伴有附着处撕脱骨折；若外力自后方撞击胫骨上段或膝关节过伸可导致前交叉韧带损伤，伴有附着处撕脱骨折。前交叉韧带附着处撕脱骨折导致胫骨向前移动，后交叉韧带附着处骨折导致胫骨向后移动，是造成膝关节不稳的主要因素。

【临床表现】

主要表现为关节疼痛、活动障碍等症状。对于前交叉韧带附着处撕脱性骨折，检查时前抽屉试验呈阳性。对于后交叉韧带附着处撕脱性骨折，检查时后抽屉试验呈阳性。

【影像学表现】

对于前、后交叉韧带附着处的胫骨平台撕脱性骨折，X线平片检查作为首选的检查方法，可见胫骨平台骨皮质中断及游离骨片影（图4-8-1）。但是X线平片影像因为受重叠组织影响，撕脱骨片体积较小，在重叠的组织中常显示不清，且无法显示韧带情况，给诊断带来一定困难。在MRI中，韧带在任何序列均为低信号。它与周围的脂肪组织及滑膜组织形成良好的对比，使韧带得以清晰显示，因而能够明确韧带与骨质结构的关系，从而确定是否存在撕脱性骨折及相应韧带的损伤情况。MRI FS PDWI及T_1WI上可见相应的髁间嵴骨皮质不连续表现，关节腔内可见撕脱的小片状骨质信号影（图4-8-2，图4-8-3）。有时在MRI FS PDWI上可见邻近骨髓高信号，提示骨髓水肿，考虑骨挫伤，邻近韧带可出现不同程度高信号，提示韧带不同程度损伤。

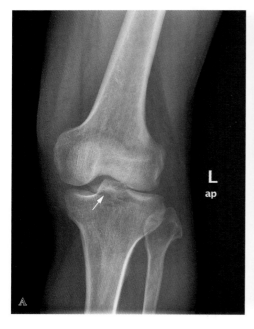
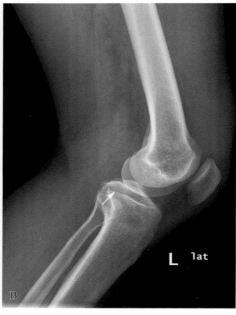

图4-8-1　膝关节胫骨髁间嵴骨折

A、B.膝关节正侧位X线片示膝关节胫骨髁间嵴骨折（箭）

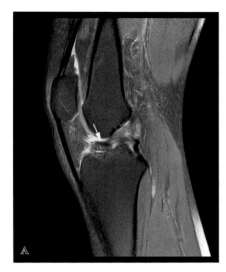
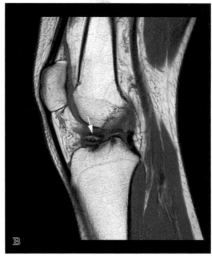
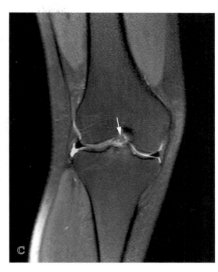

图4-8-2　膝关节前交叉韧带损伤伴胫骨髁间嵴撕脱性骨折

A.矢状位FS PDWI；B.矢状位T₁WI；C.冠状位FS PDWI示前交叉韧带附着处胫骨髁间嵴撕脱性骨折伴邻近骨髓水肿及前交叉韧带损伤（箭）

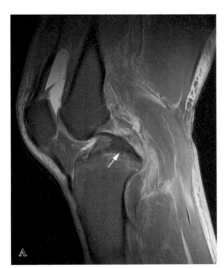
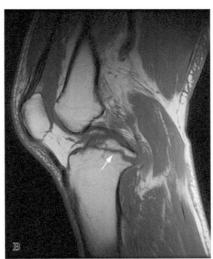
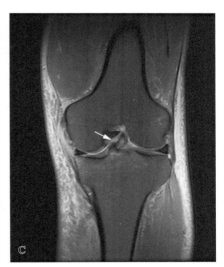

图4-8-3　膝关节后交叉韧带附着处撕脱性骨折

A.矢状位FS PDWI；B.矢状位T₁WI；C.冠状位FS PDWI示后交叉韧带附着处撕脱性骨折伴邻近骨髓水肿（箭）

【治疗】

1.对于前交叉韧带胫骨附着处撕脱性骨折后，前交叉韧带的功能也就丧失了，若治疗不当或不及时，可导致膝关节不稳定或功能受限，根据分型不同，其治疗原则亦不同。目前临床以 Meyers-Mc Keever 分型，根据骨折移位程度将前交叉韧带胫骨附着处撕脱性骨折分为3种类型。Ⅰ型：骨折无移位。Ⅱ型：骨折部分移位，撕脱骨块 1/3 向前或 1/2 向上移位，后方仍与胫骨干相连，侧位X线片呈"鸟嘴样"改变。Ⅲ型：骨折完全移位。Ⅲ型骨折又被细分为两个亚型：ⅢA：单纯骨折完全移位；ⅢB：骨折完全移位和存在旋转。Zaricznyj 和 Casalonga 等又进一步分出Ⅳ型，即骨折完全移位并呈粉碎性骨折。目前，对于Ⅰ型和移位小于5 mm的Ⅱ型骨折建议非手术治疗，伸直位石膏或支具固定 4～6 周，根据骨折愈合情况逐渐开始屈膝锻炼；对于移位大于5 mm的Ⅱ型骨折以及Ⅲ型、Ⅳ型骨折，建议手术治疗，手术目的是解剖复位骨折块、恢复前交叉韧带张力，手术固定后早期进行功能锻炼，有利于膝关节功能恢复。

2.在临床上，单纯后交叉韧带胫骨附着处撕脱性骨折并不常见，因此全面了解其损伤机制，才能更好地为患者提供良好的治疗方案。由于胫骨近端突然受到撞击导致后交叉韧带胫骨附着处的撕脱性骨折，若同时伴有内旋或外旋的撞击，更易使半月板、侧副韧带受损。目前应早期手术复位内固定进行修复，争取恢复膝关节的稳定性。手术治疗方式大体上可分为开放式手术及关节镜下微创手术。关节镜下手术具有微创、可同时解决合并的半月板损伤、取出关节游离体等优势。

二、Segond 骨折

Segond 骨折是指胫骨平台外侧的撕脱性骨折，在膝关节运动损伤及交通伤中较常见。Segond 骨折常合并前、后交叉韧带损伤、半月板损伤、内外侧副韧带损伤、胫骨平台髁间嵴撕脱性骨折等。

【病因】

因小腿内翻或受内旋力，使外侧关节囊韧带（包括髂胫束的后方纤维与外侧副韧带的前斜行纤维）受到较强的牵引力而发生。

【临床表现】

通常表现为膝关节疼痛伴功能障碍。

【影像学表现】

大部分 Segond 骨折X线片即可诊断，表现为胫骨平台外侧撕脱性骨折（图4-8-4A），对无移位骨折需加行 CT 确诊，在MRI FS PDWI上可见胫骨平台外侧撕脱的骨质结构，邻近骨髓水肿（图4-8-4B）。同时，MRI可对膝关节韧带、半月板损伤的情况做出综合评估（图4-8-4C）。

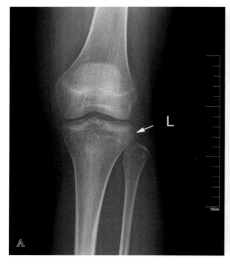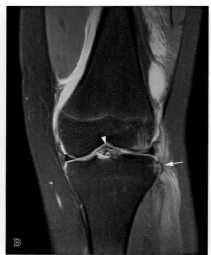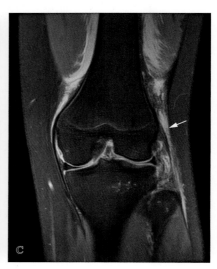

图 4-8-4　Segond 骨折伴周围组织结构损伤

A.膝关节正位X线片示：胫骨平台外侧缘撕脱性骨折（箭）。B、C.冠状位FS PDWI示Segond骨折（箭）、前交叉韧带胫骨髁间嵴附着处撕脱性骨折（箭头），邻近骨质水肿；外侧副韧带股骨附着处损伤（箭）

【治疗】

单纯 Segond 骨折很罕见，无合并前交叉韧带、半月板及内外侧副韧带的损伤，小的骨折片不会对关节面造成大的影响，可以采取非手术治疗。但是，在临床中Segond 骨折通常合并多种关节内组织结构的损伤，其中合并前交叉韧带的损伤尤为常见，此时可行针对性治疗，可早期行自体肌腱或人工肌腱重建术治疗。若合并内侧副韧带损伤，可在有明确手术修复指征的情况下，采用带线锚钉固定重建的方式治疗；若合并半月板损伤的患者，可采用成形术治疗。

三、髌韧带附着处撕脱性骨折

髌韧带损伤分为急性和慢性。急性损伤主要有髌韧带自髌骨下缘撕脱、髌韧带中部撕裂。常见于青少年。胫骨粗隆与股骨体在尚未发育成熟前，当股四头肌肌腱猛力收缩时，易导致髌韧带自胫骨粗隆处撕脱分离。

髌韧带由股四头肌中份纤维经过髌骨前方延伸形成，向下止于胫骨粗隆。

【病因】

突然猛伸膝关节或外力强制屈曲膝关节时，因股四头肌急剧收缩，强大的力作用于韧带，将导致髌韧带损伤。髌韧带损伤多为胫骨粗隆附着处的撕脱性骨折。

【临床表现】

膝前髌下区的肿胀和疼痛，膝关节处于被动屈膝位，伴有伸膝受限。若骨折移位明显时，胫骨粗隆区空虚，皮下可触及三角形骨块，并可触及明显向近端移位的髌骨。

【影像学表现】

若髌韧带内出现高信号，可反映韧带的水肿、出血、渗出等病理改变，提示髌韧带损伤。MRI图像上还可以判断髌韧带损伤的部位和严重程度，部分性撕裂伤表现为局部肿胀，信号增强，但仍可见连续存在纤维的低信号。完全撕裂伤表现为韧带连续性中断，断端肿胀，回缩移位，信号呈弥漫性增高。若损伤严重时，可并发髌韧带胫骨结节附着处的撕脱性骨折，表现为胫骨结节皮质欠连续，邻近可见游离碎骨片影（图4-8-5）。

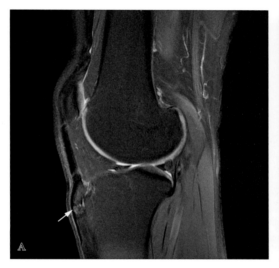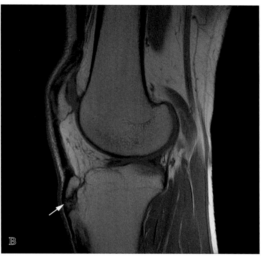

图4-8-5　髌韧带损伤并胫骨撕脱性骨折

A、B.矢状位FS PDWI示髌韧带信号弥漫性增高伴胫骨结节撕脱

【治疗】

（1）骨折片移位不明显或经闭合复位后骨折移位纠正且稳定性较好的骨折，采用保守治疗，伸膝位前后石膏托或管型石膏固定，定期复查X线片以确定骨折块无移位，并逐渐功能锻炼。

（2）对于骨折片移位明显的患者，切开复位内固定术为最常用的治疗方法。

（郭宏磊　何　波）

第九节　韧带术后影像

膝关节韧带损伤在运动创伤中较为常见，大部分韧带损伤重建患者都有外伤病史，当损伤时间较长或非常严重时，如不尽早干预容易继发骨性关节炎，目前膝关节交叉韧带重建等手术在临床上应用广泛。

【流行病学】

交叉韧带是膝关节重要的稳定结构，损伤后会造成膝关节不稳，膝关节功能受损、疼痛，影响正常行走，若不能得到及时的诊断治疗，可继发膝关节不稳、创伤性关节炎、半月板损伤、软骨退变等损伤，严重影响患者的生活质量。前、后交叉韧带的重建常采用自体腘绳肌移植，以前交叉韧带重建修复最多见。MRI是重建术后临床疗效评价最有效，最直观的方法。

【正常影像学表现】

1.移植物信号　从生物学的角度，关节内移植物需要长达两年以上的时间进行修复，大致由4个阶段组成：缺血坏死、血管重建、细胞增殖、"韧带"重塑；整个肌腱移植物获得与正常韧带相似的组织学和生物力学特性的过程被称作"韧带化"（图4-9-1）。这个过程能通过MRI检查观察到：术后6～12周出现移植物信号的显著增强（图4-9-1B），这与移植物张力低相关（大概是原始张力的7%～16%）。从3个月后至第24个月，移植物信号与正常前交叉韧带信号没有不同（图4-9-1C），张力逐渐增加，达到原始张力的60%。组织学角度上看，高信号的出现与新的血管重构及细胞修复组织相关。采用不同的手术方式，移植物信号略有差异：骨-髌腱-骨移植在术后的第1个月，移植物通常在MRI T_1WI和T_2WI上表现为低信号，此时的信号强度和原始的髌腱相似，随后，在重塑阶段，移植物被滑膜组织包裹并血管化，随后MRI信号持续性的增加一直至术后第16～18个月，过了这个时期，移植物的信号将迅速恢复至与原始交叉韧带相似的信号；腘绳肌自体移植在术后的第1个月，因为移植物的多层结构会造成薄层的液体聚集在韧带间隙内，因此在术后的早期可能就出现分层的高信号（图4-9-2），并会持续一年时间，最终腘绳肌移植物的成熟过程与髌腱移植物相似。

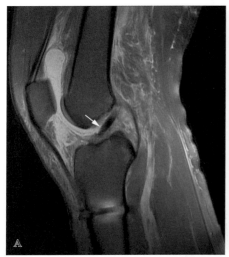
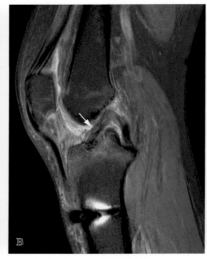
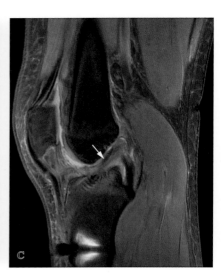

图4-9-1　前交叉韧带移植物磁共振表现

A、B、C.矢状位PDWI示前交叉韧带重建术后1天、前交叉韧带重建术后3个月、前交叉韧带重建术后6个月（箭）

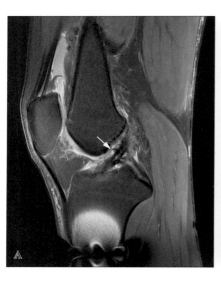
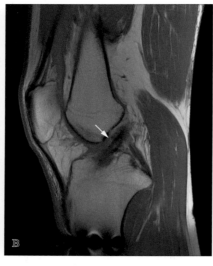

图4-9-2　采用双股腘绳肌与半腱肌移植物进行前交叉韧带重建的患者

A、B.矢状位PDWI、矢状位T_1WI示移植物间观察到平行于肌腱纤维束的T_1WI低信号、T_2WI高信号（箭）

2.隧道的位置与扩大　前交叉韧带重建：胫骨隧道的前缘应该落在blumensaat线（髁间窝顶线）的后方，在膝关节完全伸直的状态下胫骨隧道内口的位置不应该超过胫骨近端的中点。股骨隧道的位置应当是股骨后缘骨皮质与髁间窝外侧壁（髁间窝顶线）的交点（图4-9-3）。

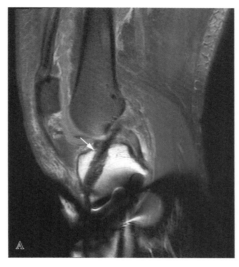
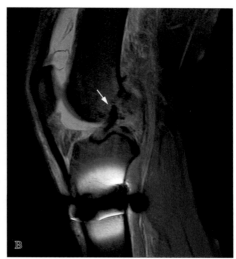

图4-9-3 前交叉韧带重建韧带隧道内口位置

A、B.矢状位PDWI示胫骨隧道内口应落在髁间窝顶线的后方（箭）；股骨隧道内口是股骨后缘与髁间窝顶线的交点（箭）

隧道的扩大可发生在术后的3个月，并长期持续长达两年的时间，隧道的扩大一般不会影响骨与肌腱的愈合（图4-9-4）。但出现隧道内囊肿时，移植物稳定性就会受到影响。

【异常影像学表现】

1.移植物断裂 移植物断裂是韧带重建手术最严重的并发症，MRI上表现为移植物连续性的中断（图4-9-5），移植物局部的信号增高，部分不连续提示部分撕裂，完全不连续的低信号提示移植物的断裂，与未重建膝关节一样，PCL的弯曲提示ACL的松弛（图4-9-5A）。

2.移植物撞击 是韧带重建最常见的并发症，隧道位置偏前是移植物发生撞击的主要原因，MRI显示为损伤部位信号增高（图4-9-6），多由于移植物撞击髁间窝顶引起。MR表现为移植物远端信号增高，多为移植物的前2/3（4-9-6B）。胫骨隧道内积液可以在韧带损伤、部分或完全撕裂中见到，可能是由于移植物在隧道内过度移动，引起关节内液体进入隧道而包绕在移植物周围（4-9-6A）。

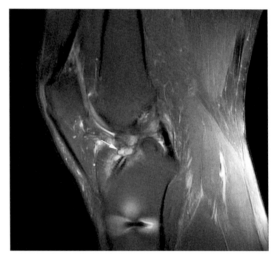

图4-9-4 前交叉韧带重建术后胫骨隧道扩大

矢状位PDWI示前交叉韧带重建术后3个月胫骨隧道内可见高信号小囊肿（箭）

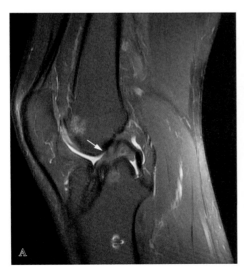
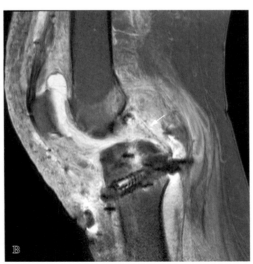

图4-9-5 重建交叉韧带断裂

A.矢状位PDWI示重建前交叉韧带连续性中断，后交叉韧带弯曲，提示重建前交叉韧带断裂（箭）；B.重建后交叉韧带连续性中断，胫骨后移，提示重建后交叉韧带断裂（箭）

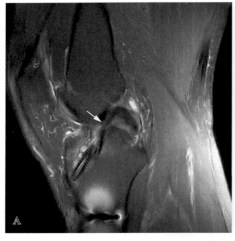
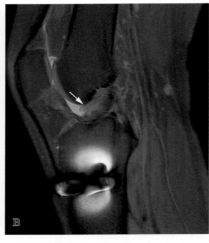
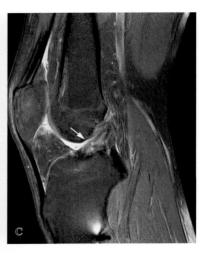

图4-9-6　前交叉韧带重建术后重建韧带局部与髁间窝顶部撞击

A.矢状位PDWI示重建前交叉韧带前下2/3处撞击（箭）；B.重建前交叉韧带前下部撞击，局部滑膜增厚（箭）；C.重建前交叉韧带信号增高，局部纤维连续性中断（箭）

3.移植物纤维化　因术后关节腔内纤维组织过度形成，是膝关节伸直受限的主要原因，分为弥漫性纤维化和局限性纤维化。弥漫性纤维化移植物周围滑膜增殖，其内有炎性细胞浸润（图4-9-7）。局限性纤维化为髁间窝移植物远侧前部局限性纤维组织结节，关节镜下呈红-蓝着色，类似于眼睛，称为"独眼征"，纤维化是由于移植物的损伤引起的，可引起移植物末端伸展的机械性障碍，MR上容易发现（图4-9-8）。

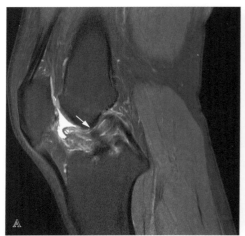
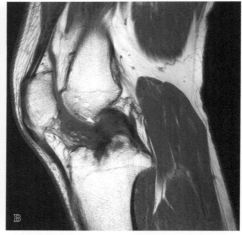

图4-9-7　前交叉韧带重建术后移植物弥漫性纤维化

A、B.矢状位PDWI、T_1WI示前交叉韧带重建术后移植物弥漫性纤维化，移植物周围可见弥漫短T_1、T_2信号（箭）

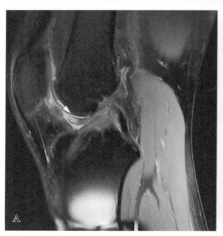
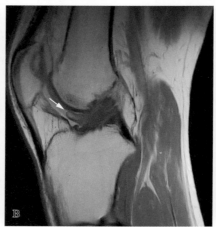
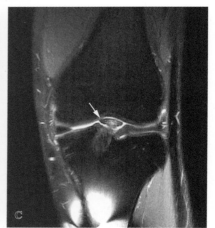

图4-9-8　前交叉韧带重建术后移植物局限性纤维化

A、B、C.矢状位PDWI、T_1WI、冠状位PDWI示前交叉韧带重建术后移植物局限性纤维化，可见一结节状短T_1、T_2混杂信号，典型的"独眼征"改变（箭）

4.移植物黏液样退变 是ACL重建术后少见的并发症，多见于半腱肌和股薄肌的自体移植，可能与移植物组织的退变、部分撕裂有关。黏液样退变不伴关节不稳，但可引起关节疼痛，典型影像学表现为"芹菜杆"（图4-9-9）。

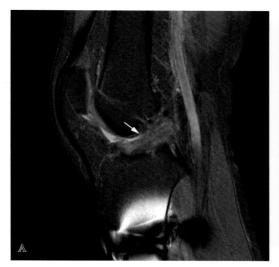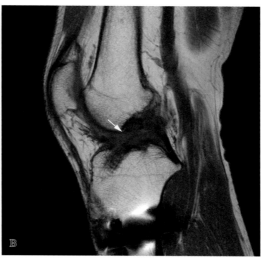

图4-9-9 前交叉韧带重建术后移植物变性

A、B.矢状位PDWI、T_1WI示前交叉韧带重建术后移植物肿胀，呈稍长T_1、T_2信号，并可见"芹菜杆"样改变（箭）

5.隧道内囊肿 是韧带重建中较少见的并发症，表现为胫骨近端前缘的囊性肿块，源于胫骨隧道，临床表现为疼痛，如果囊肿较大，可能引起运动障碍（图4-9-10）。

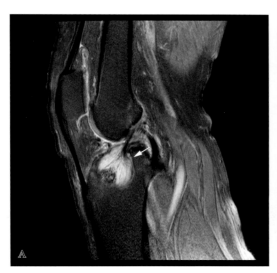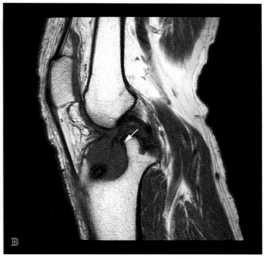

图4-9-10 前交叉韧带重建术后胫骨隧道扩大并有囊肿形成

A、B.矢状位PDWI、T_1WI示前交叉韧带重建术后胫骨隧道明显扩大，可见囊状长T_1、T_2信号，其内可见纤维束（箭）

6.固定装置异常 是前交叉韧带重建的罕见并发症，可有螺钉的脱落（图4-9-11）及断裂（图4-9-12），游离的螺钉可损伤关节软骨，甚至导致移植物撕裂。少数螺钉可游离至关节囊外。

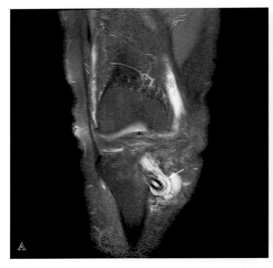
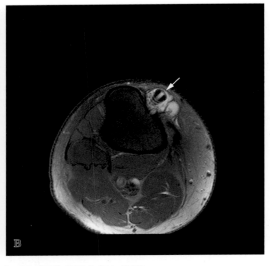

图4-9-11　前交叉韧带重建术后胫骨隧道固定螺钉脱出

A、B.冠状位、横断位PDWI示前交叉韧带重建术后胫骨隧道固定螺钉脱出，并游离至胫骨隧道外口外（箭）

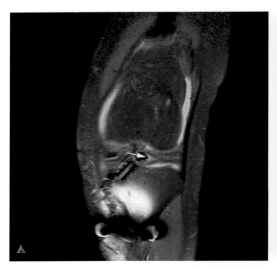
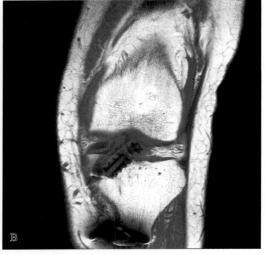

图4-9-12　前交叉韧带重建术后内固定螺钉断裂

A、B.冠状位PDWI、T₁WI示前交叉韧带重建术后胫骨隧道内固定螺钉断裂，并游离于胫骨隧道内口内（箭），形成关节游离体，损伤关节软骨

【治疗】

1.移植物的断裂　需要进行二次手术进行重建、修复。

2.移植物的撞击　先分析撞击的原因，可以先进行髁间窝成形术，如果隧道位置过于靠前，髁间窝成形也不能改善撞击的话，那就再次进行重建。

3.移植物的纤维化　分析纤维化的原因，纤维组织进行剥离、关节松解或修复。

4.隧道内径的病理性扩大　要注意复健活动的时间，不能操之过急，隧道过大可以植骨。

（张建强　何　波）

参 考 文 献

［1］艾良，2018.用小切口锚钉内固定术治疗后交叉韧带胫骨止点撕脱骨折的效果探讨.当代医药论丛，16（21）：51-53.

［2］曾宇晴，胡劲涛，万俊明，等，2017.膝关节前外侧韧带损伤的诊治进展.中国骨伤，30（08）：773-776.

［3］陈兵，黄昀桀，孟庆东，等，2014.Segond骨折与交叉韧带损伤的影像相关性研究.按摩与康复医学，5（7）：212-214.

［4］陈勇，CHENYong，2016. MRI在前交叉韧带损伤辅助诊断中的应用. 中国CT和MRI杂志，14（10）：127-129.

［5］程相允，张升校，路雁惠，2018. 胫骨平台前外侧撕脱骨折合并前交叉韧带损伤的诊治. 中华关节外科杂志（电子版），12（4）：535-536.

［6］丁建平，李石玲，殷玉明，2015. 骨与关节损伤影像诊断学. 2版. 北京：人民卫生出版社.

［7］丁琦峰，2017. 磁共振成像技术在膝关节前交叉韧带断裂诊断中的价值研究. 实用医学影像杂志，18（4）：362.

［8］高元桂，张爱莲，程流泉，2013. 肌肉骨骼磁共振成像诊断. 北京：人民军医出版社：3.

［9］郭万首，程立明，译，2011. 膝关节磁共振诊断. 2版. 北京：人民军医出版社：82.

［10］何波，何飞，2019. 骨关节创伤影像征象解析. 北京：人民卫生出版社.

［11］黄硕，谷文光，李朋，等，2015. 前交叉韧带损伤后膝关节半月板和软骨的MRI定量分析研究进展. 中国矫形外科杂志，23（14）：1291-1294.

［12］乐先杰，刘又平，崔凤，2014. 膝关节的磁共振成像技术与临末应用探讨. 浙江创伤外科，19（1）：147-150.

［13］李豪，吴震宇，王大麟，2017. 股骨髁间窝及胫骨平台后倾角的MRI测量与前交叉韧带损伤的相关性研究. 中国骨与关节损伤杂志，32（6）：585-588.

［14］李梅，李明华，2004. 前交叉韧带重建后的MRI评价. 国际医学放射学杂志，27（5）：324-326.

［15］李兆勇，朱刚明，梁俊生，等，2017. 急性滑脱性髌股关节撞击综合征的3.0T MRI诊断. 放射学实践，32（7）：739-743.

［16］梁碧玲，2016. 骨与关节疾病影像诊断学. 2版. 北京：人民卫生出版社.

［17］刘华，许明涛，高传平，2013. 前交叉韧带重建术后并发症磁共振成像表现. 实用医学影像杂志，14（5）：343-345.

［18］刘文锋，刘远健，张文涛，等，2011. 膝横初带与半月板损伤间关系的MRI研究. 中华解剖与临床杂志，16（1）：19-21.

［19］吕贻民，熊鹏飞，2013. 髌骨内侧支持带损伤的MRI表现. 中国实用医刊，40（16）：59-60.

［20］彭波涛，2016. MSCT和MR诊断膝关节交叉韧带损伤比较. 中国CT和MRI杂志，14（3）：127-128.

［21］时磊，武永刚，2018. 合并"对吻征"的前交叉韧带损伤研究进展. 包头医学院学报，34（5）：131-132.

［22］孙斌，吴旭东，沈万祥，2016. Segond骨折及合并损伤的临床诊治分析. 中国骨伤，29（2）：149-153.

［23］王琪，刘宪民，刘松波，等，2012. Segond骨折合并交叉韧带损伤的外科治疗. 中华创伤杂志，28（8）：726-729.

［24］王斌，韩守江，张合，等，2018. 关节镜下锚钉固定前交叉韧带治疗胫骨髁间前嵴骨折. 实用骨科杂志，24（3）：271-273.

［25］王成林，王海丽，康巍，等，2010. 前交叉韧带断裂的MRI征象研究. 中华创伤杂志，26（3）：261-264.

［26］王道安，2017. MRI对前交叉韧带损伤的诊断意义及其与关节镜比较研究. 中国CT和MRI杂志，15（7）：146-149.

［27］王寥，江凯，成科，等，2015. 膝关节外侧半月板假撕裂MRI征象分析及临床意义町中国骨伤，（07）：669-672.

［28］温宗昱，2018. 膝关节前交叉韧带撕裂的MRI诊断分析. 现代医用影像学，27（4）：1126-1127.

［29］徐超，2017. 核磁共振成像技术在膝关节前交叉韧带断裂诊断中的应用效果观察. 中国卫生标准管理，8（9）：120-121.

［30］于春水，宣芸，李坤成，2004. 髌外侧支持带的解剖观察及临床意义. 中国临床解剖学杂志，22（2）：171-173.

［31］张金华，孟宪平，2018. 髌骨内侧支持带损伤MRI研究进展. 影像诊断与介入放射学杂志，22（6）：450-453.

［32］张金华，杨小庆，孟宪平，等，2011. 髌骨内外侧支持带损伤MRI表现初步研究. 中国医学影像杂志，19（6）：450-454.

［33］张君，郭勇，林建宁，2016. 前交叉韧带重建术后MRI评价和临床评估的相关性分析. 局解手术学杂志，（2）：98-101.

［34］郑小飞，黄华扬，张余，等，2013. 关节镜下前交叉韧带重建术后翻修的原因分析和治疗对策. 中国骨科临床与基础研究杂志，（5）：273-277.

［35］郑晓熙，王成，龚熹，2017. 前交叉韧带重建术后移植物愈合的临床研究. 中国运动医学杂志，（36）：960.

［36］周莹，徐凯，周胜利，等，2008. 健康成人后交叉韧带MSCT与MRI对比研究. 放射学实践，（11）：84-87.

［37］Arendt EA，Fithian DC，Cohen E，2002. Current concepts of lateral patella dislocation. Clin Sports Med，21（3）：499-519.

［38］Bollier M，Smith PA，2014. Anterior cruciate ligament and medial collateral ligament injuries. J Knee Surg，27（5）：359-368.

［39］Bolog N，Hodler J，2007. MR imaging of the posterolateral corner of the knee. Skeletal Radiol，36（8）：715-728.

［40］Casalonga A，Bourelle S，Chalencon F，et al，2010. Tibial intercondylar eminence fractures in children：The long-term perspective. Orthop Traumatol Surg Res，96（5）：525-530.

［41］Chouhan DK，Dhillon MS，John R，et al，2017. Management of neglected ACL avulsion fractures：a case series and systematic review. Injury, 48 Suppl 2：S54-S60.

［42］Claes S，Luyckx T，Vereecke E，et al，2014. The segond fracture：A bony injury of the anterolateral ligament of the knee. Arthroscopy，30（11）：1475-1482.

［43］Elias DA，White LM，Fithian DC，et al，2002. Acute lateral patellar dislocation at MR imaging：injury patterns of medial patellar soft-tissue restraints and osteochondral injuries of the inferomedial patella. Radiology，225（3）：736-743.

［44］Elliott，M，Johnson DL，2015. Management of medial-sided knee injuries. Orthopedics，38（3）：180-184.

［45］Farooki S，Seeger LL，1999. Magnetic resonance imaging in the evaluation of ligament injuries. Skeletal Radiol，28（2）：61-74.

［46］Grassi A，Bailey JR，Signorelli C，et al，2016. Magnetic resonance imaging after anterior cruciate ligament reconstruction：A practical guide. World J Orthop，7（10）.

［47］Hall FM，Hochman MG，1997. Medial segond-type fracture：corticalavulsion off the medial tibial plateau associated with tears ofthe posterior cruciate ligament and medial meniscus. SkeletalRadiol，26：553-555.

［48］Hansford BG，Yablon CM，2017. Multiligamentous Injury of the Knee：MRI Diagnosis and Injury Patterns. Seminars in Musculoskeletal Radiology，21（2）：63-74.

［49］Kim C，Chasse PM，Taylor DC，2016. Return to play after medial collateral ligament injury. Clin Sports Med，35（4）：679-696.

［50］Kramer DE，Miller PE，Berrahou IK，et al，2020. Collateral ligament knee injuries in pediatric and adolescent athletes. J Pediatr Orthop，40（2）：71-77.

［51］LaPrade CM，Civitarese DM，Rasmussen MT，et al，2015. Emerging updates on the posterior cruciate ligament：A review of the current literature. Am J Sports Med，43（12）：3077-3092.

［52］Laprade RF，Gilbert TJ，Bollom TS，et al，2000. The magnetic resonance imaging appearance of individual structures of the posterolateral knee A prospective study of normal knees and knees with surgically verified grade III injuries. Am J Sports Med，28（2）：191-199.

［53］Manaster BJ，Roberts CC，Petersilge CA，et al，2018. 创伤性骨肌诊断影像学. 赵斌，王光彬，译. 济南：山东科学技术出版社.

［54］Marcheix PS. The anterior intermeniscal ligament of the knee：an anatomic and MR study. Surg Radiol，31（5）：331-334.

［55］Margheritini F，Mariani PF，Mariani PP，2000. Current concepts in diagnosis and treatment of posterior cruciate ligament injury. Acta Orthop Belg，66（3）：217-228.

［56］McDonald LS，van der List JP，Jones KJ，et al，2017. Passive anterior tibial subluxation in the setting of anterior cruciate ligament injuries：A comparative analysis of ligament deficient states. Am J Sports Med，45（7）：1537-1546.

［57］Meyers AB，Haims AH，Menn K，et al，2010. Imaging of anterior cruciate ligament repair and its complications. Am J Roentgenol，194（2）：476-484.

［58］Bolog Nicolae V，Andreisek Gustav，Vlbrich Erika J，et al. MRZ of the knee：A Guide to Evaluation and Reporting. 2015.

［59］Recht M P，Kramer J. MR Imaging of the Postoperative Knee：A Pictorial Essay1. RadioGraphics，2002，22（4）：765-774.

［60］Roach CJ，Haley CA，Cameron，KL，et al，2014. The epidemiology of medial collateral ligament sprains in young athletes. Am J Sports Med，42（5）：1103-1109.

［61］Robert S. Dean，Robert F. LaPrade. ACL and posterolateral corner injuries. Current Reviews in Musculoskeletal Medicine，2019.

［62］Robertson A，Nutton RW，Keating JF，2006. Dislocation of the knee. J Bone Joint Surg Br，88（6）：706-711.

［63］Schein A，Matcuk G，Patel D，et al，2012. Structure and function，injury，pathology，and treatment of the medial collateral ligament of the knee. Emerg Radiol，19（6）：489-498.

［64］Servant CT，Ramos JP，Thomas NP，2004. The accuracy of magnetic reso-nance imaging in diagnosing chronic posterior cruciate ligament inju-ry. Knee，11：265.

［65］Sonin AH，Fitzgerald SW，Friedman H，et al，1994. Posterior cruciate ligament injury：MR imaging diagnosis and patterns of injury. Radiology，190（2）：455-458.

［66］Sonin AH，Fitzgerald SW，Hoff FL，et al，1995. MR imaging of the posterior cruciate ligament：normal，abnormal，and associated injury patterns. Radiographics，15（3）：551-561.

［67］Stork A，Feller JF，Sanders TG，et al，2000．Magnetic resonance imaging of the knee ligaments．Semin Roentgenol，35（3）：256-276．

［68］Thomas L．Pope，Hans L，Bloem Javier Beltran，et al．肌肉骨骼影像学．陆勇，严福华，王绍武，等，译．上海：上海科学技术出版社，2018．

［69］Verhulst FV，MacDonald P，Diagnosing PCL injuries：history，physical examination，imaging studies，Arthroscopic Evaluation．Sports Med Arthrosc，2020，28（1）：2-7．

［70］Watanabe AT，Carter BC，TeitelbaumGP，et al，1989．Normal variations in MR imagingof the knee：Appearance and frequency．AJR，153（2）：341-344．

第五章

半月板病变

第一节　半月板解剖和变异

半月板是位于膝部胫股关节之间的半月状纤维软骨结构，分为内侧和外侧两部分，分别位于胫骨内侧髁与外侧髁的关节面上。半月板的形状和结构对吸收冲击、分配轴向载荷、协助关节润滑及在屈曲和伸展极限时保持关节一致性方面具有重要的作用。对半月板的解剖、变异、老化过程及相应 MRI 表现的认识，有助于准确诊断，避免因过度诊断造成不必要的检查和治疗。

一、半月板正常解剖

半月板是两个由纤维软骨构成的新月状结构，覆盖在胫骨平台的内侧和外侧，每个半月板可分为前角、体部和后角。尽管有相似之处，内侧半月板和外侧半月板却有着明显的不同。

（一）内侧半月板

内侧半月板呈半圆形，后角明显宽于前角，长 40～45mm，宽约 27mm，前后径约 35mm，覆盖胫骨内侧平台的 51%～74%。内侧半月板后角附着在髁间隆起后方、后交叉韧带胫骨附着点的前方；内侧半月板前角附着的变化较多，Berlet 等描述了 4 种不同的附着类型：①附着在膝关节髁间嵴的平坦部分（Ⅰ型，59%）；②附着在髁间区向内侧关节平台倾斜的斜坡（Ⅱ型，24%）；③附着在胫骨平台的前斜坡（Ⅲ型，15%）；④无骨性附着点（Ⅳ型，8%）。最常见的附着点在前交叉韧带（ACL）前 7mm，内侧半月板前角的附着点面积可达 61.4mm^2，是四个半月板角中最大的，而最小的是外侧半月板后角，面积为 28.5mm^2（图 5-1-1）。另外，内侧半月板前角通过膝横韧带与外侧半月板前角相连。内侧半月板周缘的附着结构包括冠状韧带和内侧副韧带深层。冠状韧带是关节囊的一部分，以半月板为界分为上方的板股韧带和下方的板胫韧带，前者连接半月板外围上份与股骨髁，后者连接半月板下份和胫骨，其中板胫韧带较板股韧带短而厚。内侧副韧带深层附着在半月板中部并与之紧密相连。基于上述附着结构，内侧半月板相对固定，活动度较小（图 5-1-2，图 5-1-3）。

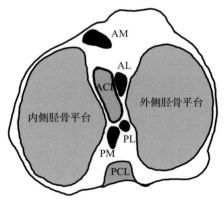

图 5-1-1　半月板前后角附着点位置示意图

ACL. 前交叉韧带；PCL. 后交叉韧带；AM. 内侧半月板前角；PM. 内侧半月板后角；AL. 外侧半月板前角；PL. 外侧半月板后角

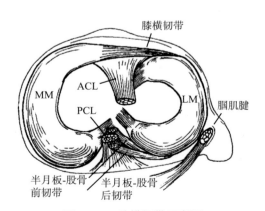

图 5-1-2　膝横韧带示意图

ACL. 前交叉韧带；PCL. 后交叉韧带；MM. 内侧半月板；LM. 外侧半月板

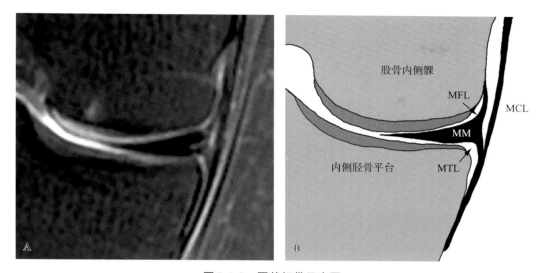

图5-1-3 冠状韧带示意图

MFL.半月板股骨韧带；MTL.半月板胫骨韧带；MCL.内侧副韧带；MM.内侧半月板

由于股骨内侧髁的显著凸出和胫骨内侧平台的轻微凹陷之间存在结构上的不匹配，如果没有内侧半月板，膝关节内侧室的接触区域将集中在一个很小区域上。横截面呈楔形的并呈半圆形状的半月板完美地填充了平台和股骨髁突之间的空隙。上述内侧半月板的各种附着结构，为膝关节内侧间室提供了强大的稳定力，允许最小限度的平移，有助于股骨内髁保持在胫骨平台的中心，防止移位。

（二）外侧半月板

外侧半月板呈"C"形，前后宽度相对均匀，覆盖胫骨外侧平台的75%～93%。外侧半月板前角附着在髁间隆起前、前交叉韧带附着处外侧的胫骨棘上；后角附着在胫骨外侧棘的正后方、内侧半月板后角附着点的正前方。半月板-股骨前韧带（Humphrey Lig.）和半月板-股骨后韧带（Wrisberg Lig.）起源于股骨内侧髁的外侧，分别经过后交叉韧带的前部或后部，附着在外侧半月板后角上，只有46%的人同时有这两条韧带，大多数人至少有一条。外侧半月板周缘并不附着在外侧副韧带上，通过一些松散的结构与关节囊附着，而在腘窝裂孔处这种附着被腘肌腱打断，仅通过腘肌半月板腱膜、半月板腓骨韧带等结构进行固定，因此外侧半月板较内侧半月板活动度更大（图5-1-2，图5-1-4）。

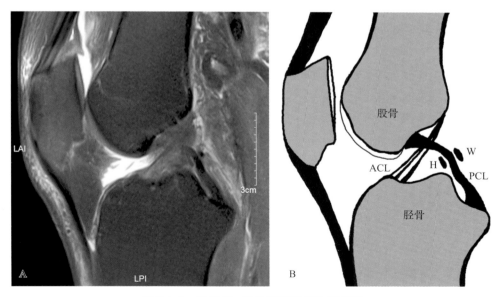

图5-1-4 半月板-股骨韧带矢状位示意图

ACL.前交叉韧带；PCL.后交叉韧带；H.半月板-股骨前韧带；W.半月板-股骨后韧带

　　股骨外侧髁和胫骨平台两者都呈凸型，外侧间室较内侧有更大的不匹配。外侧半月板的活动度增加，允许胫骨外侧平台上股骨髁有较大的前后移动程度，是外侧半月板的活动度，保持其适应外侧髁的方向。

（三）半月板的血供

　　半月板的血液供应主要来自腘动脉的分支膝内侧和外侧中动脉形成的半月板前毛细血管丛。出生时几乎整个半月板都有血管，1岁时半月板内环出现无血管的区域，10岁后血管区域退缩到外周的1/3范围，50岁以后，只有包膜附近的半月板（约1/4）有血管。成人半月板的大部分是无血管结构的，根据是否有血供，可将半月板分为周围血管化的红区、中央无血管的白区和中间过渡部分的红白区，白区和红白区通过扩散或机械泵送从滑液中获得超过2/3的营养，是否有血供关系到半月板的愈合能力，有重要的临床意义（图5-1-5）。

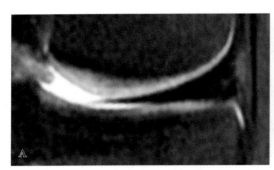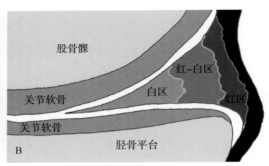

图5-1-5　半月板红白分区示意图

（四）半月板的神经支配

　　膝关节受胫后神经、闭孔神经、股神经、腓总神经等分支的支配，这些分支均穿入关节囊，与血管的分布一致。因此，神经主要集中在半月板的周围1/3。这也能解释为什么手工探查半月板中央组织时轻微或无疼痛，而探查周围半月板组织时有轻微或中度不适。

（五）半月板的显微结构和生化成分

　　半月板纤维软骨结构是一种致密的细胞外基质，主要由水（65%～70%）、胶原蛋白（20%～25%）和蛋白多糖（＜1%）组成。这种细胞外基质成分因区域而异，由半月板的细胞成分维持。在白区，纤维软骨占优势，这些是半月板线粒体很少的无氧细胞，使之非常适应血管缺乏区域的生存；而在血管丰富的红区，成纤维细胞占优势，形成细胞外基质。

　　Ⅰ型胶原主要分布在半月板的红区，而Ⅱ型胶原则是白区细胞外基质的主要成分。这些胶原纤维排列成复杂的3层结构，非常适合将垂直压缩载荷转换为周向环向应力。深层的胶原密度最高，含有较多的Ⅰ型胶原和较少的Ⅱ型胶原纤维。这些纤维呈圆周方向排列以抵抗圆周环向应力。呈放射状排列的Ⅰ型胶原纤维构成了第二层，这些纤维相互编织，并与环形纤维捆绑在一起，提供了进一步的结构刚性和抗纵向分裂的能力。表面层包括以不同角度平行于表面的纤维，以提供光滑的滑动表层。

　　在正常的半月板组织中，水占总重量的65%～70%，主要存在于半月板的后部。理论上，弯月面的水渗透性允许在压缩荷载下产生阻力，这种阻力可以减少通过半月板传递的压缩应变，有助于吸收冲击并降低半月板损伤风险。蛋白多糖位于胶原编织层内，在健康的半月板中，这些带负电的亲水分子将水吸入半月板组织，在半月板压缩荷载的情况下进行液体传导。

（六）半月板的老化与退变

　　衰老与各种器官和组织的功能损伤有关，但对于半月板组织，通常将退行性变与随年龄的老化混为一谈。然而，退行性变与老化的概念并不相同，前者定义为组织的结构和功能衰竭，而老化则被定义为分子和细胞损伤的时间依赖性累积。从宏观上看，年轻半月板的表面是半透明、光滑和闪亮的，而老年半月板更不透明，呈暗黄色，半月板变硬并失去弹性。在微观结构上，随着年龄的增长，细胞密度降低，细胞外基质呈现强烈的Safranin-O染色，纤维直径增粗紊乱。研究发现，与正常半月板相比，退行性变的半月板血供并没有变化，这意味着血管供应可能不会因为退化而改变，但可由于老化而改变。相关问题目前尚无定论，本书摘引相关文献，目的在于引起读者关注。

二、半月板变异

（一）外侧半月板筛状前角（speckled anterior horn）

前交叉韧带（ACL）的部分纤维插入外侧半月板前角，引起半月板的纤维软骨和韧带的胶原结合，在MRI上表现为斑纹状、斑点状信号改变，即低信号的纤维软骨中夹杂稍高信号的胶原，在T_1和质子密度加权图像上最为明显。该征象本身并无临床意义，重要的是避免错误的诊断为外侧半月板前角撕裂。恰恰这个部位的撕裂是不常见的，仅占全部半月板撕裂的2%和外侧半月板撕裂的6%（图5-1-6）。

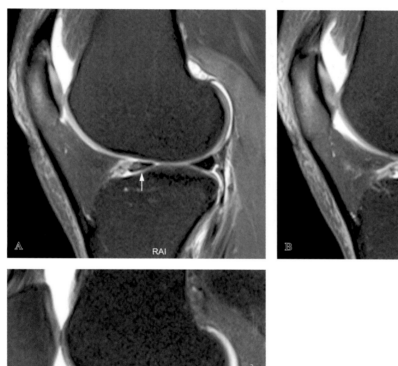
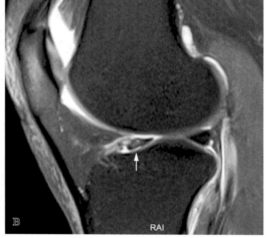
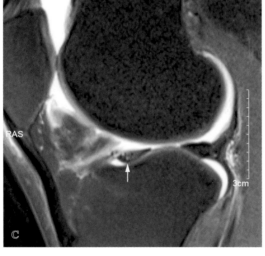

图5-1-6　外侧半月板筛状前角MRI表现

A，B.女性，44岁；C.男性，39岁。前交叉韧带的部分纤维插入外侧半月板前角，在MRI矢状位连续层面观察，表现为斑纹状、斑点状信号改变（箭）

（二）裙边样半月板（meniscal flounce）

半月板内缘轮廓松弛或部分折叠，可呈"裙边样""荷叶边样"表现但并不伴有其内部纤维软骨的撕裂。若无其他证据表明"裙边样"半月板存在病变，则是一种正常的解剖变异。"裙边样"半月板被认为是一种短暂的生理性变形，产生的原因可能是韧带松弛的患者，股骨在胫骨上滑动导致的半月板内边缘折叠或屈曲，其程度可随半月板在胫骨平台的位置和膝关节的解剖位置而改变，是半月板柔韧性良好的表现，多见于内侧半月板。在MRI上，发生率为0.2%～6%，通常在中立的位置观察到，通过最大限度弯曲或伸展膝关节征象可能消失。在MRI矢状位图像上观察较为直观，但在冠状位图像上，因部分容积效应影响可能会产生半月板内缘截断的假象，误诊为小的放射状撕裂（图5-1-7）。

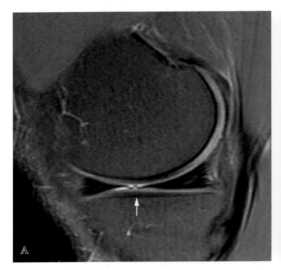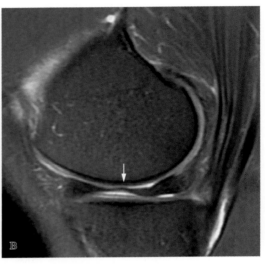

图5-1-7　内侧"裙边样"半月板MRI表现

A、B失状位（FS PDWI）内侧局部折曲，呈裙边样（箭）

（三）盘状半月板（discoid meniscus）

详见本章第四节：盘状半月板。半月板增厚呈盘状，是一种解剖变异，是由于半月板未能在中央穿孔造成的，发生率约为3%。盘状半月板常见于外侧，内侧盘状半月板罕见。盘状半月板的分类多种多样，渡边等将盘状半月板分为三种类型：完全型、不完全型和Wrisberg韧带型。完全型和不完全型表示盘状半月板在股骨髁和胫骨平台之间的存在的程度，这两种类型都有完整的后外侧半月板胫骨韧带。而Wrisberg韧带型，该型半月板与关节囊之间的细微连接结构缺如，导致关节过度活动和半脱位，引起疼痛症状，Wrisberg韧带型尽管在任何年龄的患者中都可见到，但在儿童中更常见。盘状半月板的MRI诊断是指在三个或更多连续的5mm矢状位切面或四个或更多连续的4mm矢状位切面上，半月板前后1/3的连续性（图5-1-8，图5-1-9）。

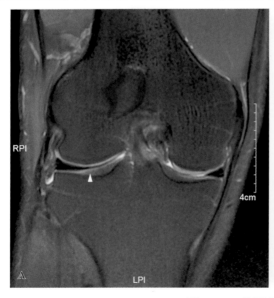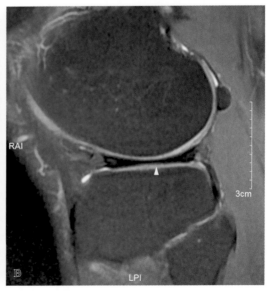

图5-1-8　外侧完全型盘状半月板

男性，38岁。A.冠状位FS PDWI；B.矢状位FS PDWI。外侧半月板呈盘状，完全覆盖外侧胫骨平台，但塑形良好，信号如常（箭）

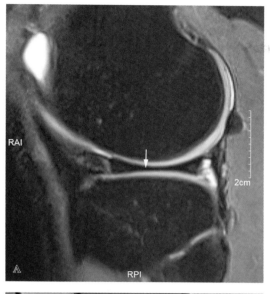

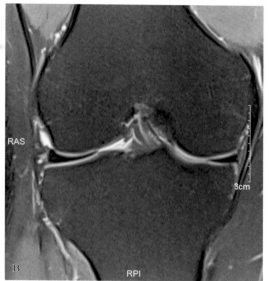

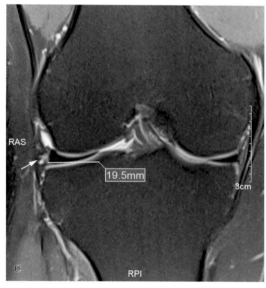

图5-1-9　外侧不完全型盘状半月板

男性，20岁。A.矢状位FS PDWI；B、C.冠状位 FS PDWI，半月板覆盖了大部分外侧胫骨平台，塑形良 好，半月板体部宽度19.5mm，信号如常（箭）

（四）半月板形状畸形

盘状半月板是最常见的半月板解剖变异，但也可能出现环状、双层、发育不全和部分或完全缺失的半月板。所有的半月板解剖变异在东亚人群中发生的频率更高，最常见的是外侧半月板。除盘状外侧半月板外，半月板畸形的发生率估计约为0.3%。环状半月板大多数是在关节镜下偶然发现的，呈现桶柄样半月板撕裂的外观。外侧半月板异常带是附着在后角和中间部分的窄带，可自由移动。双层半月板位于正常半月板表面并与之平行，不能自由移动。

（五）半月板小骨

半月板小骨（meniscal ossicles）很少见，通常见于内侧半月板后角，其原因可能与后角附着点更宽大、活动度较小有关。半月板小骨形成原因可能是先天发育（膜内成骨）或外伤后营养不良性钙化。半月板小骨被半月板包围，中央含骨髓脂肪和骨松质，周围是骨皮质和软骨。MRI可显示反映骨髓脂肪的高信号特征和周围皮质骨的薄层低信号边缘。患者可有或没有相关的内侧半月板疼痛症状。

（六）膝横韧带

膝横韧带（transverse ligament）也称为半月板韧带或前横韧带，连接内、外侧半月板的前角，出现率约60%。根据其插入部位分为三种类型。Ⅰ型最常见，连接在内侧和外侧半月板的前角；Ⅱ型连接内侧半月板前缘和外侧半月板前方的关节囊；Ⅲ型不附着于半月板，而是连接半月板前方内侧和外侧关节囊。有25%的患者不存在膝横韧带。MRI矢状位图像上，膝横韧带有可能被误认为是半月板前角的撕裂，通过连续矢状位图像跟踪半月板结构，可以发现膝横韧带逐渐与半月板前角分离，为在髌下脂肪垫内穿行的连续结构（图5-1-10）。

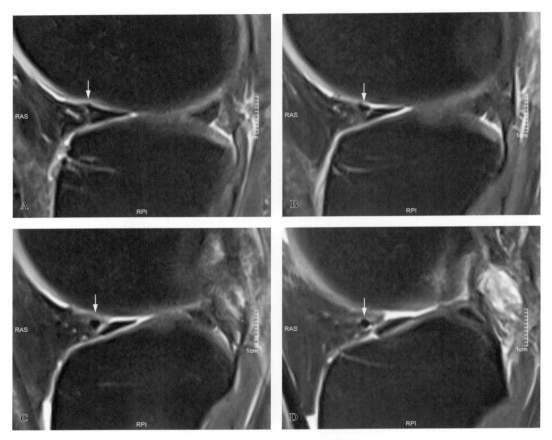

图5-1-10　膝横韧带MRI表现

男性，39岁。A～D.矢状位FS PDWI序列连续层面观察显示膝横韧带逐渐与外侧半月板前角分离（箭），图B和图C层面显示裂隙状高信号，易与半月板撕裂混淆

（七）斜半月板半月板韧带

斜半月板半月板韧带（oblique meniscomeniscal ligament，OMML）连接一个半月板的前角和另一个半月板的后角，根据其前部的附着部位将其命名为内侧或外侧，是一种罕见的韧带变异，出现率为1%～4%，斜半月板半月板韧带沿胫骨平台在前交叉韧带（ACL）和后交叉韧带（PCL）之间穿过。在MRI矢状位和冠状位图像上，可能被误诊为中央移位的半月板撕裂或ACL撕裂（图5-1-11）。

（八）半月板股骨韧带（meniscofemoral ligament）

外侧半月板后角发出板股韧带，起自外侧半月板后角止于股骨内侧髁的外侧面，是加强外侧半月板后角稳定性的结构。根据半月板股骨韧带沿后交叉韧带前方或后方的走行，分别称为前半月板股骨韧带（Humphrey韧带）和后半月板股骨韧带（Wrisberg韧带）。Humphrey韧带的存在较不恒定，发生率为33%～83%，Wrisberg韧带是较为恒定的结构，发生率为90%～93%，二者同时出现的概率有报道为6%～88%。在矢状位图像上，Humphrey韧带或Wrisberg韧带也可能被误认为是半月板后角撕裂或是异常结构，熟知正常解剖可以避免误判（图5-1-12）。

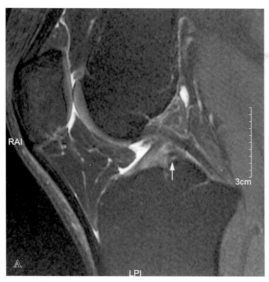

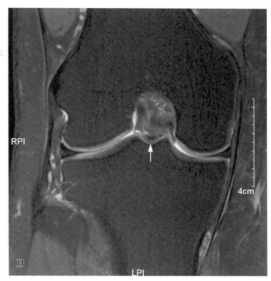

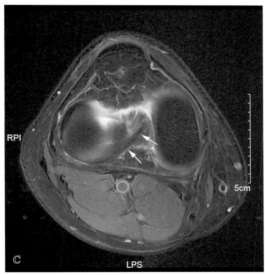

图5-1-11 斜半月板半月板韧带MRI表现

男性，39岁。A.矢状位显示后交叉韧带前方、胫骨髁间隆起上方片状低信号影（箭）；B.冠状位显示髁间隆起上方片状低信号影（箭）；C.横断位显示OMML从外侧半月板后角连接内侧半月板前角（箭）

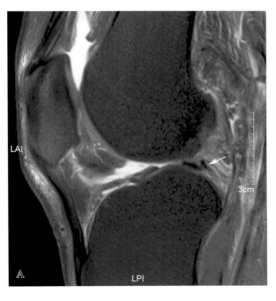

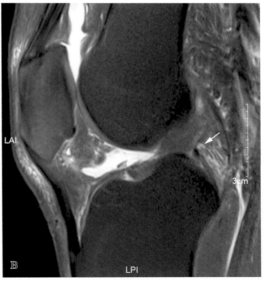

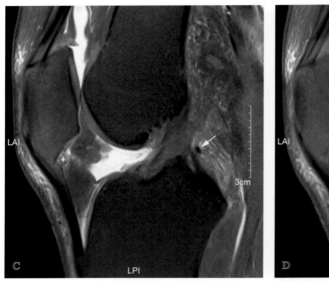
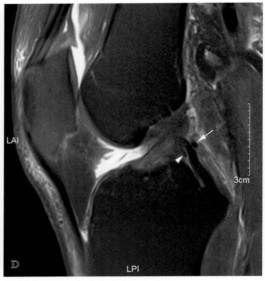

图5-1-12　Humphrey韧带和Wrisberg韧带MRI表现

男性，39岁。A～D.矢状位脂肪抑制PDWI序列显示Humphrey韧带（箭头）和Wrisberg韧带（箭）与外侧半月板后角逐步分离，分别在PCL的前后走行，附着于股骨内侧髁的外侧面

（九）前内侧半月板股骨韧带

前内侧半月板股骨韧带（anteromedial meniscofemoral ligament）是一种罕见的正常变异，出现率低于1%，起源于内侧半月板的前角，与前交叉韧带类似的走行过程附着于髁间窝，可能会被误解为前交叉韧带的纤维，也可能被误认为是突出的髌下皱襞，但起源于内侧半月板的前角而不是Hoffa脂肪垫是鉴别点（图5-1-13）。

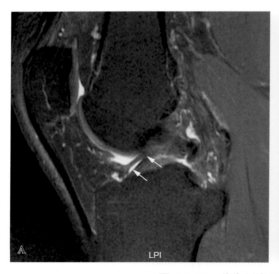
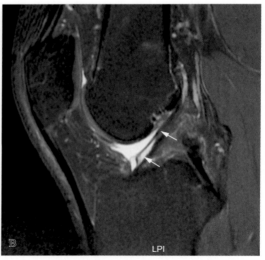

图5-1-13　前内侧半月板股骨韧带MRI表现

男性，57岁。A、B.前内侧半月板股骨韧带起自内侧半月板前角，与前交叉韧带同方向走行（箭），易与前交叉韧带混淆

（十）腘肌腱

外侧半月板后外侧和关节囊附着疏松，之间有腘肌及其肌腱（popliteal tendon）在外侧穿行。腘肌腱鞘内经常可以有少量的液体成分，在矢状位和冠状位图像上有可能被误认为是外侧半月板后角和体部连

接处的撕裂。此外，外侧半月板后角处发出上、下纤维束与腘肌腱相连，也被称为腘肌半月板筋膜（图5-1-14）。

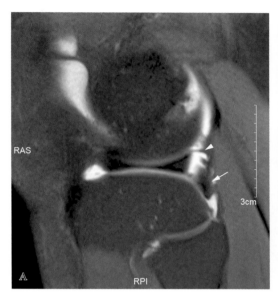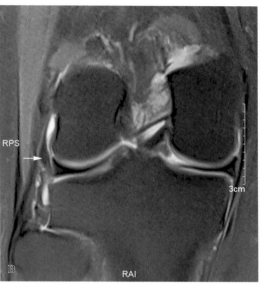

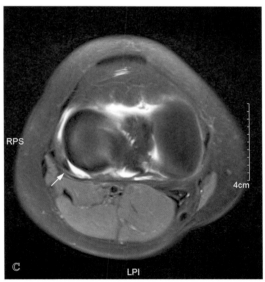

图5-1-14　腘肌腱MRI表现

女性，20岁。A～C.矢状位、冠状位和横断位 FS PDWI 序列图像显示腘肌腱走行（箭），腘肌腱与外侧半月板后角之间存在少许关节积液，易误认为是半月板撕裂。矢状位显示腘肌腱裂孔顶部为腘肌半月板筋膜（箭头）

三、半月板MRI表现

（一）半月板的正常MRI表现

正常情况下半月板在所有成像序列上显示低信号，但对"低信号"应有客观地认识，在儿童和青少年，因半月板的富血管（红区）范围较广，可呈现为较高信号。成人半月板外围1/3～1/2位置是红区或者红-白区，存在血管结构，也可以呈现为稍高信号。另外，设备场强高低、成像序列、图像分辨率和清晰度及半月板治疗等均可能对半月板内部信号产生影响，不应该见到半月板内部信号增高即诊断半月板"损伤"或"撕裂"。

在MRI矢状位，以5mm层厚扫描，在半月板体部可见1或2层的蝶形改变，在穿过前后角部的近髁间窝的矢状位可见半月板前后角逐渐分离成2个尖端相对的三角形，三角形的游离缘自然而尖锐，至少有2～3个层面中可见半月板前后角分离，外侧半月板的前后角的形态和大小相近，而内侧半月板后角较前角宽大。在接近髁间窝层面，应注意观察半月板在胫骨的附着点（根部），表现为与胫骨皮质相连续的低信号。在内、外侧半月板前角近胫骨髁间隆起部层面上可见低信号的膝横韧带，逐渐与半月板分离。在近髁间窝平面，还可见外侧半月板后角发出的低信号小韧带，连接股骨内侧髁外侧面，可通过追踪其与PCL的关系，判断为Humphrey韧带和（或）Wrisberg韧带。外侧半月板后角与关节囊之间有腘肌腱穿行，其间可以有关节滑液集聚，为正常表现（图5-1-15）。

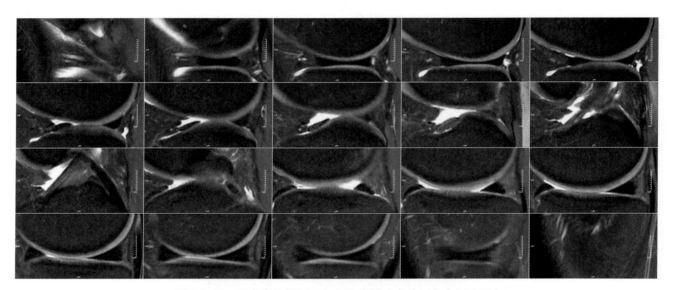

图5-1-15　正常半月板MRI矢状位表现（自外侧向内侧排列）

在MRI冠状位，由于切面方向与前后角方向一致，半月板前后角可呈现为低信号的板状，在体部平面半月板则表现为典型的尖端指向髁间窝的三角形低信号影，其宽度一般不超过15mm，游离缘自然而尖锐。在后角平面，可清晰显示半月板根部附着在胫骨髁间嵴。有时能够显示Humphrey韧带和（或）Wrisberg韧带的完整走行（图5-1-16）。

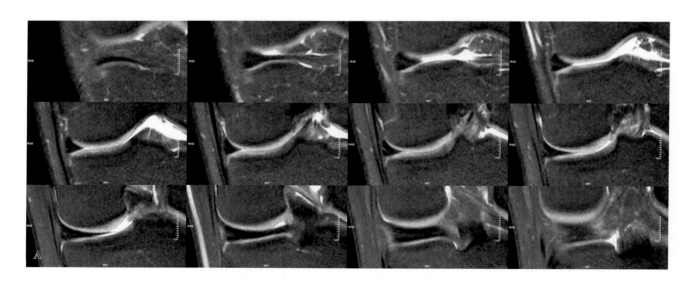

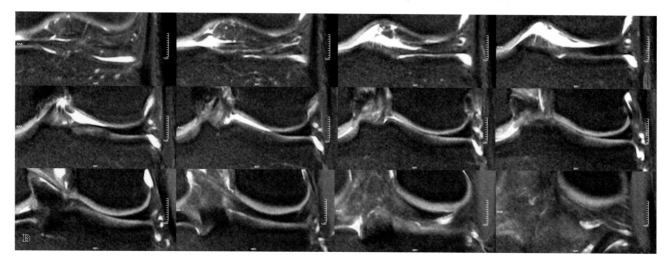

图5-1-16　正常半月板MRI冠状位表现（自前向后排列）

A.内侧半月板；B.外侧半月板

（二）易误诊半月板损伤的陷阱

上述提到的半月板正常解剖和变异，可能在不经意间被误认为是损伤。此外，还有一些结构和MRI检查中的技术原因，也可造成图像的误读和诊断错误。

1.魔角效应（magic-angle effect）　当肌腱及半月板的胶原纤维方向与主磁场之间的夹角为55°时，可以出现魔角现象，表现为内部信号增高，这种现象在短TE的序列图像上特别常见。外侧半月板后角的纤维斜向后上方走行，与主磁场方向呈近55°夹角，在短TE的序列图像上会出现"魔角效应"，但是在长TE的序列图像（＞40ms）上，这样的高信号会消失。

2.腘动脉搏动伪影　当相位编码方向与腘动脉搏动方向一致时，动脉的搏动伪影可能造成好似半月板撕裂的假象。改变相位编码方向，可以避免此类伪影。

3.运动伪影　检查过程中患者的轻微移动亦会造成运动伪影形似半月板撕裂。仔细观察各个成像层面，可以发现异常信号通常超出半月板结构。此外，如前所述，运动伪影同动脉搏动伪影一样，在其他成像层面上也能够发现。

（明　帅　龚向阳）

第二节　半月板损伤

半月板损伤是膝关节疼痛和功能障碍最常见的病因，年平均发病率为（60～70）/10万，男女比例为（2.5～4）:1。年轻患者的半月板损伤大多由急性创伤性事件引起，而老年人通常是退行性改变的结果。

【病因】

半月板损伤的病因有很多。①外伤性损伤：通常见于膝关节剧烈活动，多有扭转外力引起，当一腿承重，小腿固定在半屈曲、外展位时，身体及股部猛然内旋，内侧半月板在股骨髁与胫骨之间受到旋转压力，而致半月板撕裂。②退变性损伤：通常见于中老年及多运动量患者，频繁的刺激和超生理范围的摩擦负荷使半月板由发生组织变性和微小破损等病理变化，逐渐加重为达到撕裂程度的损伤。③其他损伤：半月板本身结构异常会加速半月板损伤，如半月板囊肿或盘状半月板，轻微外力作用就可能会对半月板造成进一步损伤。

【临床表现】

半月板损伤多见于青中年人，男性稍多于女性，且损伤大多数发生在内侧半月板。急性撕裂多有明显外伤史，急性期膝关节有明显疼痛、肿胀和积液，关节屈伸活动障碍。急性期过后，肿胀和积液可自行消退，但活动时关节仍有疼痛，尤以上下楼、下蹲起立、跑、跳等动作时疼痛更加明显，严重者可跛行或屈伸功能障碍，部分患者有交锁现象。体格检查时压痛部位一般即为病变部位，对半月板损伤的诊断及确定其损伤部位均有重要意义，半月板常见的检查包括关节线触痛（Joint-line tenderness）、回旋挤压试验（McMurray test）、Thessaly试验、过伸试验、过屈试验、研磨试验（Apley test）、蹲走试验（鸭步试验）和摇摆试验等。

【分级和分类】

半月板损伤的MR分级和分类从信号和形态两个维度进行。有学者总结为两条标准：①标准一对应于半月板中的信号异常，应至少在两张连续图像上发现撕裂存在，即"两层接触规则"（two-slice-touch rule）。异常高信号应与半月板的上下关节面或尖端（游离缘）相接触。如果在两个或多个连续图像中出现与关节面的接触，半月板撕裂的诊断准确率就会提高。②标准二涉及半月板的形态。全面了解半月板的正常解剖是必要的，需在矢状位和冠状位上进行交互分析，如在两个平面上同时显示半月板撕裂则可降低假阳性率。然而，半月板囊交界处的几处撕裂只能其中一个平面上可见。

（一）半月板信号异常的分级

通常采用Stoller和Crues三级分类法，该分类与组织学模型的相关性较好，已被临床证明是可靠的。有些分类将正常半月板分为"0"级，这样就是四级分类法。

（1）1级病变：局灶性或弥漫性非关节区信号异常，该征象与早期半月板退行性变有关，反映了半月板内黏液样变性和透明质变性（图5-2-1）。

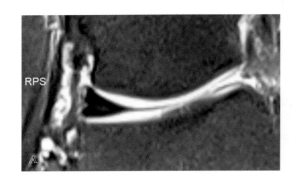
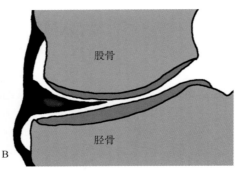

图5-2-1 半月板1级病变信号MRI表现及示意图

半月板内可见团片样信号增高，界限不清楚，不与关节面交通

（2）2级病变：是指在半月板内线样高信号，延伸到半月板的表面下但未穿透关节面。这种异常信号比1级病变更明显，但半月板没有分裂或撕裂。2级病变是1级退行性变的进展，患者通常无症状。2级信号可进一步细分为下述三种亚类（图5-2-2）。

2A型：不与关节面接触的线性信号。

2B型：于单一层面图像上显示的、与一个关节面接触的异常信号。

2C型：非常广泛的信号异常，但不与关节面接触。

（3）3级病变：高信号延伸至半月板的大部分并与至少一个半月板关节表面相连。然而，大约5%的3级病变局限于半月板内，没有真正的半月板分裂（图5-2-3）。

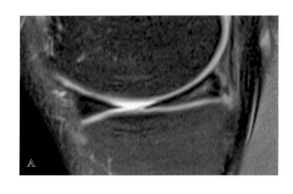
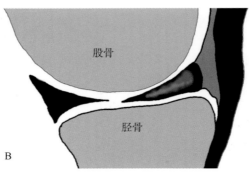

图5-2-2 半月板2级病变信号MRI表现及示意图

半月板内可见条状信号增高，界限不清楚，不与关节面交通

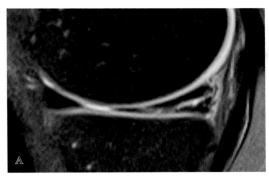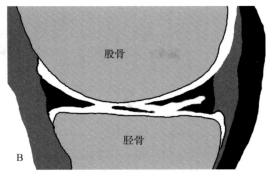

股骨

胫骨

图5-2-3　半月板3级病变信号MRI表现及示意图

半月板内可见条状信号增高，界限清楚，与上关节面和下关节面交通

（二）半月板撕裂的形态分类

撕裂根据撕裂平面与水平面的关系，可分为垂直撕裂、水平撕裂。根据与半月板长轴的关系，可分为纵向撕裂和放射状撕裂；根据撕裂的程度可分为部分撕裂和全层撕裂。各种不同的分类相互重叠，构成了各种半月板复杂的撕裂形式。此外，还有一些特殊的撕裂被专门提出，如截断撕裂、桶柄样撕裂、鹦鹉嘴样撕裂，半月板翻转、外围边缘撕裂、半月板关节囊分离、半月板根部撕裂和半月板挤压等。

【影像学表现】

临床医师（体育医师、外科医师或风湿病学家）需要对半月板损伤和相关损伤进行精确的放射学分析，以便更好地选择治疗方案。虽然许多诊断性放射学检查可用于半月板损伤的评估，但MRI无疑是诊断半月板撕裂最准确和侵入性最小的方法，成了半月板成像的"金标准"。MRI对半月板撕裂的诊断具有良好的敏感性和特异性，被用来进行半月板损伤的早期诊断和病变的分类。

（一）常规X线摄片

常规X线摄片在评估半月板损伤中价值极为有限。常规的膝关节X线片可能被来评估骨的质量、胫股关节间隙的宽度、胫骨平台内侧或外侧的关节面增生及其他骨关节炎的风险。

（二）超声检查

膝关节超声对肌腱和外周韧带损伤有很高的诊断价值，关节积液和囊肿的超声显像也很好，但超声波不能准确检查膝关节的深层结构，超声诊断半月板病变的可靠性差异很大，总体效果并不令人满意。只有半月板囊肿容易诊断，并可穿刺和超声引导抽吸。

（三）关节造影和CT关节造影

膝关节造影诊断半月板病变的可靠性在83%～94%，随着无创、无电离辐射的MRI广泛应用，该技术逐渐被放弃。然而，关节造影与CT联合应用的CT关节造影仍有一定的价值。螺旋CT扫描提供了高质量的二维薄层图像和多平面重建图像，可以检测到MRI上看不到的撕裂，以及半月板囊分离导致的半月板和关节囊之间的对比剂充盈。本检查是一项安全的技术，对半月板病变的诊断敏感性和特异性在86%～100%，可以准确诊断不能进行MRI或术后评估半月板缝合和关节表面软骨覆盖情况的患者半月板和软骨损伤，为MRI检查提供补充信息。

（四）MRI检查

低场强、中场强和高场强的MRI都能提供半月板病变的准确诊断图像，但使用低场强MRI时，为了获得高质量的半月板图像，必须增加平均次数，这种调整增加了成像时间，从而增加了患者移动的风险，即使最轻微的移动也会降低图像质量，从而影响半月板病变的诊断能力。因此，如果有选择，建议尽可能使用高场强MRI进行检查。

MRI对内侧半月板病变的诊断敏感性在86%～96%，特异性为84%～94%；对外侧半月板的诊断敏感性在68%～86%，特异性在92%～98%。敏感性和特异性的差异可能是由于所使用的序列、观察者的不同或研究人群的样本易大小。无论采用何种技术，对内侧半月板的检测敏感度通常高于外侧半月板。与关节镜检查结果相比，6%的半月板撕裂无法识别，1.5%的半月板MRI表现为半月板愈合或关节镜下漏诊所致的假阳性，但21%的半月板诊断错误是由于对正常解剖结构的误解。

1.纵向垂直撕裂（longitudinal-vertical Tears）　平行于半月板长轴并垂直于胫骨平台的纵向撕裂，可累及单个或两个关节面，将半月板分为内、外两部分。纵向垂直撕裂多见于受到急性创伤的年轻人群，通常发生在环形纤维聚集的半月板外周部分，较少涉及半月板的游离缘。纵向垂直撕裂与前交叉韧带撕裂有高度的相关性，研究报道，90%的内侧和83%的外侧半月板外周纵向垂直撕裂发生在前交叉韧带损伤的背景下。

这种类型的撕裂在矢状位图像上更为明显，MRI矢状位图像上纵向撕裂的异常高信号垂直胫骨平台走行直至半月板关节面，薄层横断位图像上可见平行于半月板长轴的线样高信号。有些纵向撕裂在矢状位图像上可以表现为斜向走行，横断位图像有助于确认是否属于纵向撕裂。一些正常的解剖结构可以与纵向垂直撕裂相混淆，包括腘肌腱、膝横韧带和半月板股骨韧带附着部位等。由于此类型的撕裂常发生在半月板外部10%～25%，该部位具有丰富的血管供应，易于修复和愈合（图5-2-4）。

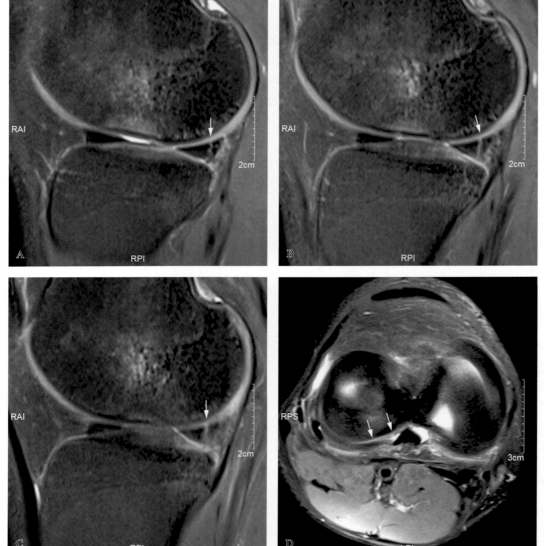

图5-2-4　半月板纵向垂直撕裂MRI表现

男性，20岁。右膝关节反复肿痛不适2年余。A～C.矢状位FSPD加权序列连续层面观察显示外侧半月板后角垂直于胫骨平台裂隙（箭），D.横断位图像显示外侧半月板后角外围边缘纵向撕裂（箭）

2. 桶柄样撕裂（Bucket handle meniscus tear） 桶柄样撕裂是纵向垂直撕裂的一种特殊形式，当纵向撕裂累及的范围足够大，撕裂半月板内侧游离缘部分向髁间窝方向移位，移位的半月板好似桶的把手，未移位的半月板代表"桶"本身。桶柄样撕裂通常见于受到创伤的年轻人，内、外侧半月板都可以发生，内侧更为常见，发生率是外侧的3倍。

移位的半月板碎片可以部分或完全游离至髁间窝，也可与半月板的残留部分一端或两端相连。由于半月板的撕裂并发生移位导致半月板体部的宽度减小，冠状位图像显示半月板变窄、游离缘变钝，在髁间窝内可见移位的半月板碎片；矢状位显示正常半月板体部"领结"样的图像减少或消失，代表了体部的部分缺失；横断位图像则有助于显示碎片与残留半月板之间的关系。由于撕裂累及的范围较大，残留的半月板前、后角通常减小，其内信号可以正常或异常。正常情况下，内侧半月板后角比前角宽大，外侧半月板前后角大致相等，在矢状位图像上表现为半月板前角的高度不应大于后角。在没有半月板部分切除病史的前提下，内侧半月板后角变小通常与桶柄样撕裂有关。移位至髁间窝的半月板碎片位于后交叉韧带前下方并平行于PCL，与后交叉韧带构成特征性的"双后交叉韧带"征（图5-2-5）。

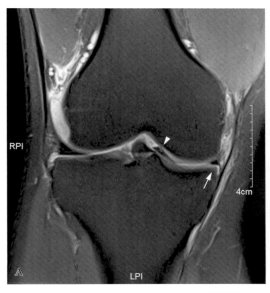
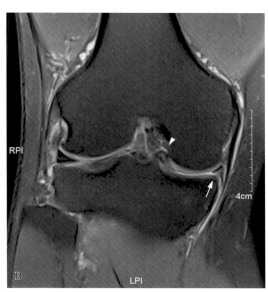
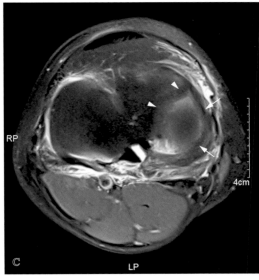

图5-2-5 半月板桶柄样撕裂MRI表现

男性，33岁。右膝关节疼痛伴活动受限1周。A、B.冠状位FS PDWI，内侧半月板体部撕裂，游离缘向髁间嵴方向移位，位于髁间嵴内缘（箭头），残余半月板组织体积明显减小（箭）；C.横断位脂肪抑制PDWI，显示内侧半月板撕裂后，游离缘向中心移位（箭头），原位残留半月板（箭），形成典型的"桶柄样"改变

3. 水平撕裂（Horizontal tear） 是最常见的半月板撕裂类型，撕裂发生在水平方向，平行于胫骨平台将半月板纤维分成上、下两个部分，撕裂累及半月板的游离缘并逐渐扩展至外周缘，通常是由于股骨髁和胫骨平台之间的应力造成。水平撕裂多发生于40岁以上患者，多由于退行性改变所引起，通常继发于微小

的损伤。发生在内侧半月板后角的水平撕裂最多见（图5-2-6）。

水平撕裂若继续向上方或下方延展从而抵达半月板的上、下关节面，会导致形成上方或下方的半月板瓣状撕裂，MRI表现为半月板上或下关节面部分缺失、半月板体积减小，其中又以下关节面最为常见，MRI诊断时要注意仔细寻找游离的半月板碎片。半月板水平撕裂常易造成半月板囊肿的发生，反之发现半月板囊肿也有提示价值。

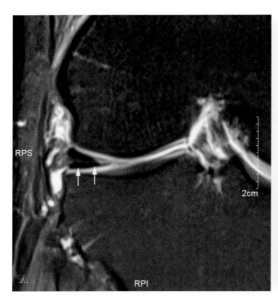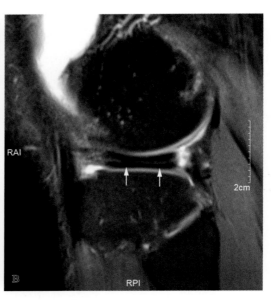

图5-2-6　半月板水平撕裂MRI表现

男性，49岁。反复发作右膝关节疼痛1年。A.冠状位FS PDWI，外侧半月板体部水平撕裂（箭），撕裂口贯通半月板游离缘；B.矢状位FS PDWI，显示外侧半月板体部水平撕裂（箭）

4.放射状撕裂（radial tear）　是指垂直于半月板游离缘的撕裂，与纵向撕裂不同，放射状裂的方向与半月板长轴垂直而非平行。放射状撕裂根据其部位可分为三个亚型：①前角-体部连接处撕裂；②体部撕裂；③后角-体部连接处撕裂。根据其累及的范围可以将其分为部分型（撕裂只局限于半月板的游离缘）和完全型（撕裂延伸至半月板的外周缘）两种。

放射状撕裂有四种影像学征象：三角形截断征、裂隙征、移动裂隙征和鬼影半月板，征象的变化取决于撕裂相对于成像平面的位置和撕裂的深度。发生于半月板体部的放射状撕裂，矢状位成像切面恰好通过撕裂平面，半月板体部"领结"样结构中出现垂直于半月板的线样高信号，称为"裂隙征"；若撕裂方向与矢状位成像切面相交，在连续的矢状位或冠状位图像上，高信号的裂隙的位置并不固定好似在行进中，称为"移动裂隙征"，该征象最常见于发生在体部和后角连接处的放射状裂；冠状位图像上半月板游离缘正常的三角形尖端锐利轮廓的突然截断并呈高信号，称为"三角形截断征"。在矢状位或冠状位图像上，正常呈低信号的三角形半月板消失或完全被高信号取代出现，称"鬼影半月板"。"三角形截断征"和"裂隙征"是最有效的诊断标准。横断位图像可帮助确定撕裂的部位及形态（图5-2-7）。

放射状撕裂破坏了环向胶原纤维，降低了半月板抵抗环向应力的能力。鉴于恢复功能的可能性很低，且典型的中心部位不存在有助于愈合的血液供应，这些损伤很少能够修复。撕裂越深，对半月板生物力学功能的影响就越大。

5.斜行撕裂（oblique tear）　斜行撕裂是一种特殊类型的垂直撕裂，通常最先开始于垂直于半月板游离缘的放射状裂，继而撕裂平面方向发生改变转而沿半月板长轴方向，故而包含了放射状撕裂和纵向撕裂两种撕裂成分。

斜裂最典型的MRI表现是矢状位图像上斜行走向的3级信号改变，若撕裂范围过大累及半月板外周部分的环形纤维或是累及半月板后角根部时，会导致残留半月板相对于胫骨平台的半脱位（图5-2-8）。

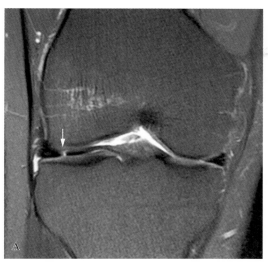
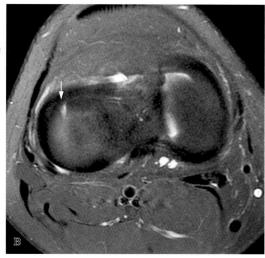

图5-2-7 半月板放射状撕裂MRI表现

男性，25岁。右膝扭伤后疼痛活动受限2个月。A.冠状位FS PDWI，外侧半月板前角裂隙状撕裂（箭）；B.横断位FS PDWI，显示外侧半月前角放射状撕裂（箭）

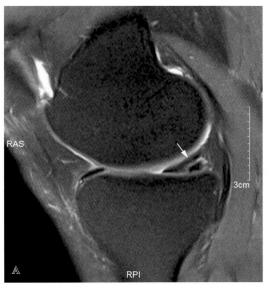
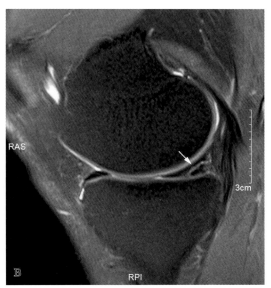

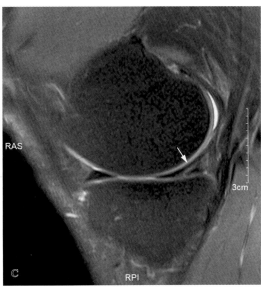

图5-2-8 半月板斜行撕裂MRI表现

女性，50岁。外伤后右膝关节屈膝时疼痛2年。A～C.矢状位FS PDWI，连续层面显示内侧半月板后角内裂隙状高信号，与半月板下关节面交通（箭）

6.瓣状撕裂（flap tears）　半月板撕裂部分移位形成"活瓣"，可分为水平和垂直瓣状撕裂，是一种不稳定的损伤。临床表现除疼痛外，还可形成机械性闭。因为移位的碎片可能很难在关节镜下看到，需要借助探针或钩子来定位，因此术前MRI识别非常重要。垂直瓣裂又称鹦鹉嘴样撕裂，包括纵向和放射状两种撕裂形式，典型损伤开始于中心游离缘的放射状撕裂，但在向周围扩展时转为纵向，这种结构允许半月板的撕裂部分（活瓣）向中央移位，呈现出类似鹦鹉喙的外观。水平瓣状撕裂累及半月板较短的部分，半月板"活瓣"或"碎片"可发生移位。在大多数情况下，撕裂的半月板"活瓣"通常移位至髁间窝或关节囊的上、下滑囊隐窝内，表现为冠状位图像上冠状韧带或半月板股骨韧带内侧的隐窝内可见低信号游离碎片，可以伴有胫骨平台反应性的骨髓水肿。若撕裂的半月板碎片向前或向后翻转成为翻转碎片，在矢状位图像上表现为"双板"征或两个"叠加"的半月板外观改变，称为"翻转"征（图5-2-9，图5-2-10）。

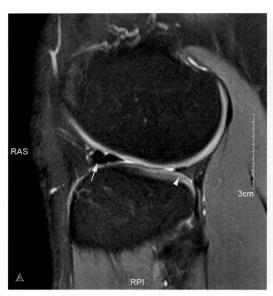
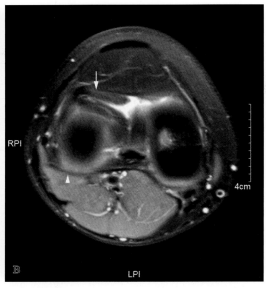

图5-2-9　半月板翻转MRI表现

男性，19岁。外伤后右膝疼痛活动受限3周。A.矢状位FS PDWI，假性增大的外侧半月板前角（箭）和体积缩小的半月板后角（箭头）；B.横断位显示固有外侧半月板前角前缘可见条状低信号（箭），半月板后角缩小（箭头），提示外侧半月板后角撕裂向前翻转

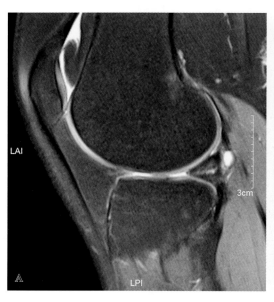
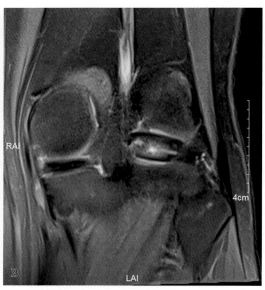

图5-2-10　半月板翻转叠加MRI表现

女性，31岁。左膝反复疼痛1年6个月。A.矢状位FS PDWI，外侧半月板后角增厚、增大，中央可见裂隙状高信号，半月板前角缺如；B.冠状位显示外侧半月板后角呈"三明治"样改变

7.根部撕裂（root tears）　是一种特殊的放射状撕裂，发生在邻近半月板前后角胫骨连接部10mm之内的半月板组织，包括半月板附着处的撕脱性骨折，内侧半月板后角最为常见。半月板根部撕裂改变了膝关节的生物力学和运动学，导致关节早期退变。根据关节镜所见将根部撕裂分为5型：①根部部分性撕裂，稳定型；②根部完全性、放射状撕裂，骨性锚点存在；③根部完全性撕裂合并桶柄样撕裂；④根部完全性、斜行撕裂；⑤根部撕脱性骨折。

半月板根部撕裂MRI容易忽视，其对后角根性撕脱伤的诊断敏感度也仅为66.3%。三种MRI征象有助于提高对根部撕裂的检测敏感度：矢状位上的"鬼影半月板征"、冠状位上的"垂直裂隙样缺损"和横断位上的"放射状裂隙样缺损"。另外，根部撕裂容易造成半月板被挤出关节间隙（extrusion），如观察到半月板挤出超过3mm，应高度怀疑根部撕裂，应做针对性地观察。根据MRI表现可分为3级：①1级：根部内部出现高信号，表面完整；②部分撕裂，表面缺损或充填液体信号；③全层撕裂，完全分离（图5-2-11，图5-2-12）。

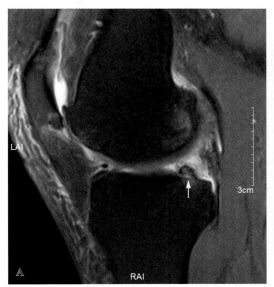
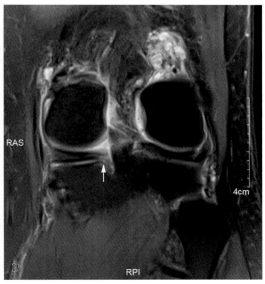
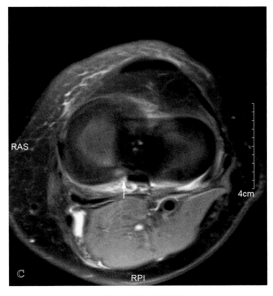

图5-2-11　半月板根部撕裂MRI表现

女性，64岁。左膝痛数年，活动不利。A.矢状位脂肪抑制PDWI，内侧半月板根部信号增高，轮廓模糊（箭）；B.冠状位显示半月板根部附着处信号增高，可见液体充填（箭）；C.横断位图像显示半月板根部信号增高（箭）

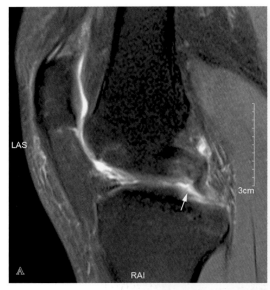
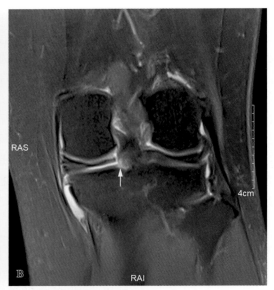
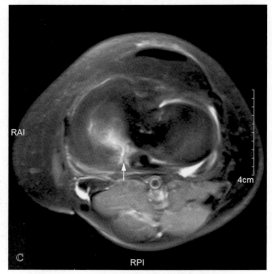

图5-2-12　半月板根部撕裂MRI表现

男性，52岁。左膝扭伤11个月，反复疼痛发作。A.矢状位FS PDWI，内侧半月板根部正常低信号消失，局部显示轮廓模糊高信号（箭）；B.冠状位显示半月板根部附着处信号增高，连续性中断，可见液体充填（箭）；C.横断位图像显示半月板根部撕裂、缺损（箭）

8.半月板关节囊分离（meniscocapsular separation）　半月板关节囊分离或撕裂通常见于活动度相对较小的内侧半月板，其后角通过半月板胫骨韧带或冠状韧带固定在胫骨平台上，其关节囊连接处容易发生损伤。

正常情况下，矢状位图像上胫骨平台关节软骨被内侧半月板后角覆盖而没有裸露。内侧半月板后角移位超过5mm，胫骨平台软骨裸露，半月板边缘和关节囊之间有液体都提示有半月板关节囊的分离。需要注意的是，胫骨平台软骨的裸露及半月板移位的测量可能并不可靠。此外，正常情况下，内侧半月板上、下关节囊隐窝内可以存在少量液体而没有半月板关节囊连接处的损伤。真正的半月板关节囊分离表现为矢状位图像上内侧半月板后角外周缘和关节囊之间的液体信号。内侧副韧带撕裂通常伴有半月板关节囊的分离。正常半月板的上、下关节表面都不应该有高信号存在，若半月板关节囊韧带撕裂，会使关节液、出血等通过撕裂处进入半月板的关节面，从而使半月板的上、下关节面出现高信号，好似半月板"漂浮"在液体之中，称为"漂浮半月板"征（图5-2-13）。

9.半月板挤压（meniscus extrusion）　是指半月板异常突出于胫骨平台最内（外）缘，可通过MRI在膝关节冠状位中部进行测量。半月板挤压分为轻微（＜3mm）和严重（＞3mm）两型，半月板挤压程度与半月板退变程度及半月板撕裂类型相关。复杂撕裂、严重半月板退变、大放射状撕裂和半月板根部撕裂可导致严重半月板挤压（图5-2-14）。

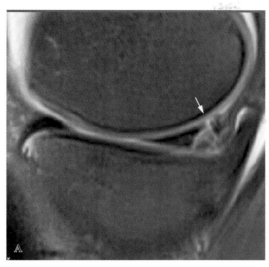
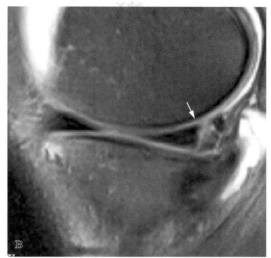
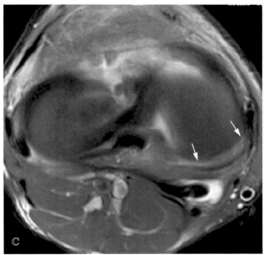

图 5-2-13　半月板关节囊分离 MRI 表现

女性，41 岁。右膝外伤后疼痛活动障碍 2 年。A、B.矢状位 FS PDWI 显示内侧半月板后角与关节囊之间裂隙状高信号影（箭）；C.横断位显示内侧半月板体部和后角沿半月板边缘纵向走行高信号影（箭）

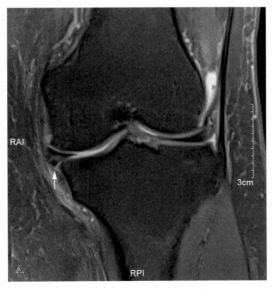
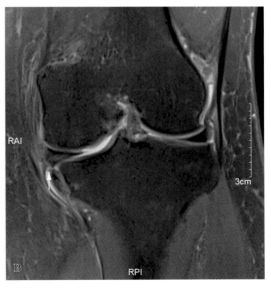

图 5-2-14　半月板挤压 MRI 表现

女性，55 岁。反复左膝关节疼痛 1 年余，活动受限。A、B.冠状位 FS PDWI 显示内侧半月板体部突出于胫骨平台外缘（箭）

10.复合撕裂（complex tear）　是指有多个主要破裂面的撕裂。MRI显示半月板结构畸变，并且有多条异常信号线从不同方向通过，严重破坏了半月板的负重能力和抗环向应变能力。

【治疗】

半月板具有承重、传力、减震、关节稳定、关节润滑和关节协调等功能。治疗原则是应尽可能保留半月板组织。

（一）全半月板切除术

全半月板切除术曾经是一种流行的方法，具有极好的短期治疗效果。1948年，Fairbank首先描述了全半月板切除术的潜在危害，该方法长期疗效不佳，现在已不是一种常见的手术了。

（二）半月板部分切除术

半月板部分切除术指征是不能修复的半月板撕裂。关节镜下半月板部分切除术后的短期随访临床结果令人满意，但长期随访，接受半月板部分切除术的膝关节发生骨关节炎的概率明显增高。

（三）半月板修补术

半月板修补术从开放式发展到关节镜技术，包括内外缝合修复和全内固定技术。从内到外和从外到内的技术包括一个小切口，并用缝合线将半月板固定到关节囊上。全内固定技术包括多种选择，包括关节镜缝合捆绑和可吸收固定装置。

（四）半月板移植

半月板移植可作为有症状且已经接受过完全或接近完全半月板切除患者的一种治疗选择。

（明　帅　龚向阳）

第三节　半月板周围结构损伤

本章第一节中详细叙述了半月板的附着结构，除了前后根部附着以外，内侧半月板与关节囊（包括冠状韧带）、内侧副韧带深层结构紧密连接，使其具有较小的活动度。外侧副韧带与关节囊连接较为松弛，尤其是在半月板后角，主要依靠筋膜和腱膜与关节囊、腘肌腱、腓骨等结构连接，具有较高的活动度。

关于半月板周围结构损伤，并没有明确的定义。半月板与关节囊分离作为一种特殊、少见的半月板损伤，已经在本章第二节中详细阐述，本节主要针对外侧半月板后角的稳定结构腘肌-半月板筋膜和半月板腓骨韧带进行叙述。

【相关解剖】

（一）腘肌半月板筋膜（popliteomeniscal fascicule，PMF）

1895年，Higgin报道外侧半月板的后角与腘肌腱紧密相连，在屈膝时将软骨从膝关节之间牵拉出来保护了软骨。1950年，Last报道了腘肌腱和半月板的附着结构。腘肌腱通过外侧半月板后角，附着于股骨外侧上髁、外侧副韧带的近端附着点的正前方，腘肌腱是一个关节囊内、关节外和滑膜外的结构。腘肌-半月板筋膜也称为腘肌半月板纤维束，是外侧半月板后外方结构，从外侧半月板体部和后角向下连接到腘肌和腘肌腱，形成前下和后上两束，构成腘裂孔的顶壁和底壁。前下束又分为前内侧PMF和前外侧PMF，前内侧PMF起源于外侧半月板体，沿后下方向走行形成腘窝裂孔底，然后与腘窝肌腱融合；前外侧PMF与腘腓韧带融合，形成与腓骨的连接。后上PMF束起源于外侧半月板后角后上缘，位于腘肌腱内侧，与后囊和腘肌腱融合，形成腘裂孔的顶部。PMF是膝关节的重要稳定结构，在膝关节屈伸过程中发挥作用，避免外侧半月板的不稳定（图5-3-1）。

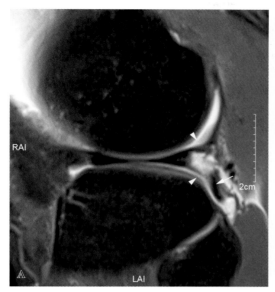
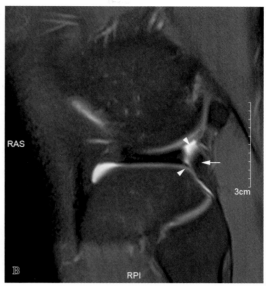
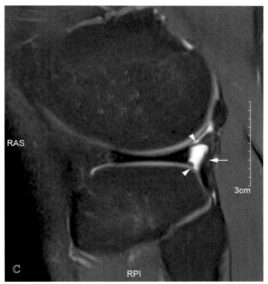

图 5-3-1 腘肌半月板筋膜正常 MRI 表现

A. 男性，38岁。B、C. 男性，20岁。矢状位 FS PDWI 显示腘肌半月板筋膜（PMF）（箭头），构成了腘肌孔的上下壁，孔内可见腘肌腱通过（箭）及少量关节液集聚

（二）半月板腓骨韧带（meniscofibular ligament，MFibL）

Zivanovic 等在 1964 年对 MFibL 的形态特征和潜在的功能特性进行了全面的阐述，MFibL 是增厚的关节囊，位于腘肌腱的前面，从外侧半月板的后 2/3 向后、向外、向下固定在同侧腓骨头的顶端上，附着点位于膝关节囊腓骨头附着点的近端，是膝关节后外侧角的稳定性结构之一，MFibL 在膝关节伸展和胫骨外旋时紧张，而在反向运动时松弛。解剖学研究发现，MFibL 的发生率为 80%，但 MRI 的显示率仅为 42% ～ 44%。MFibL 及其包膜层的平均宽度 8 ～ 13mm，平均长度 13 ～ 22mm，平均厚度为 2.6 ～ 6.1mm，因此矢状位图像厚度＜3mm 的韧带很可能会被遗漏（图 5-3-2）。

【病因】

（一）腘肌 - 半月板筋膜

可以先天性缺损或创伤性撕裂，PMF 先天性缺损的发生率约为 3%，是外侧半月板 Wrisberg 变异的预

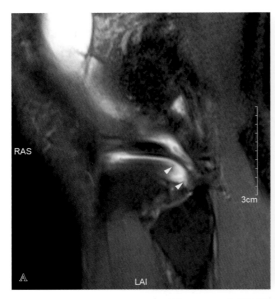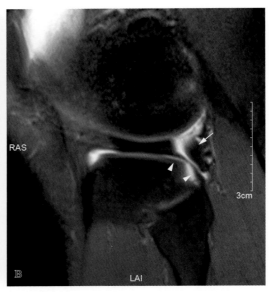

图 5-3-2　半月板腓骨韧带正常 MRI 表现

A、B.男性，39岁。矢状位 FS PDWI 显示半月板腓骨韧带（MFibL）（箭头），连接外侧半月板后角和腓骨，构成了膝关节外后侧的稳定结构，腘肌腱（箭）在 MfibL 后上方

设原因，所谓的"Wrisberg变异"渡边和武田膝关节盘状韧带分型中的第三型，它的特征是没有PMF和半月板冠状韧带，Wrisberg韧带和（或）Humphrey韧带成为外侧半月板后角的唯一稳定结构。这种解剖条件容易导致外侧半月板后角过度活动，发生半月板交锁、复发性半脱位或撕裂。PMS创伤性撕裂是一种少见的损伤，可以是急性损伤，也可以是累积性慢性损伤。PMF的撕裂可能是创伤的一个单一后果，也可能是前交叉韧带撕裂相关的后外侧复合体损伤的一部分。好发于年轻运动员，如足球、摔跤运动员，这些运动通常需要反复扭转膝关节，导致损伤。

（二）半月板腓骨韧带

目前关于MFibL损伤的报道较少，Unay等报道了1例无明确外伤和风湿病病史的MFibL撕裂患者，可能是慢性累积性损伤所致。

【临床表现】

PMF的损伤没有特异性的临床症状和体征，部分患者仅表现为膝关节交锁或膝关节外侧疼痛，有些患者可表现为"4"字征阳性。在正常情况下，PMF可以防止外侧半月板过度内移，当PMF发生损伤时，外侧半月板的外周张力减弱，稳定性降低。MFibL撕裂缺乏特征性的临床表现，Unay等报道了1例表现为膝关节外侧疼痛，下蹲或和下跪时明显，有时疼痛较为剧烈，迫使患者采取脚踝背屈、膝内翻和胫骨外旋的姿势。触诊时腓骨头部和外侧半月板周围压痛是左膝体格检查中唯一的阳性发现。

【分类和分级】

PMF在MRI上可以分为三型：Ⅰ型表现为1条带有张力的低信号从外侧半月板上、下极发出，连接到腘肌腱的上、下极；Ⅱ型表现为韧带信号模糊，或者未见其连接到腘肌腱；Ⅲ型完全看不到低信号的韧带。Ⅱ型和Ⅲ型提示存在PMF撕裂。Sakai等简单地分为三型：A型筋膜束连续性清晰显示，呈现为低信号带；B型筋膜束连续，但信号增强，边界模糊；C型筋膜束不连续，在任何层面均未显示。

有学者用视觉评分法评估MRI显示MFibL的程度，韧带长度超过一半者为2，长度小于一半者为1，未显示者为0。

【影像学表现】

（一）腘肌-半月板筋膜

诊断PMF损伤关键在于识别PMF，45°倾斜冠状位质子密度加权像显示PMF最为清晰，层厚约3.0mm或

4.0mm。MRI表现为2条低信号带从外侧半月板后角上、下极发出，连接到腘肌腱上，矢状位图像上显示为前上纤维和后下纤维，形如"8"字。文献报道，PMF前下束的显示率为94.1%；后上束的显示率为88.2%。

PMF的损伤在MRI上主要表现为外侧半月板后角与关节囊之间缺乏与PMF相关的连续线性线样低信号，并有液体信号充填。急性前交叉韧带损伤伴随着关节腔的积液应当注意PMF是否有损伤。当一侧观察到PMF时，在对侧膝关节出现PMF异常的发生率非常高，应予以关注。另外，当腘肌-半月板筋膜撕裂时，外侧半月板的正常外周环张力丧失，因此外侧半月板可以向关节内侧移位（图5-3-3）。

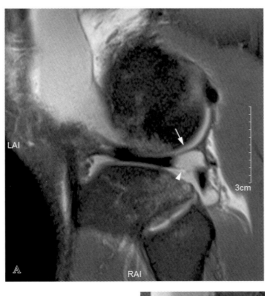
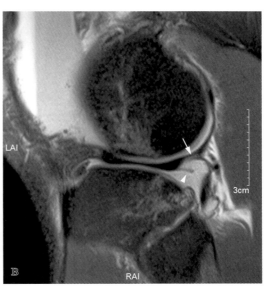
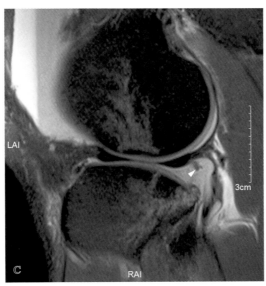

图5-3-3 腘肌半月板筋膜撕裂MRI表现

A～C男性，39岁。车祸致左膝疼痛活动受限1小时。矢状位FS PDWI连续层面显示腘肌半月板筋膜后下纤维撕裂（箭头），后上纤维仍完整连续（箭）。另可见胫骨外侧平台骨折、腘肌腱周围大量积液、髌上囊积血积脂

（二）半月板腓骨韧带

连接外侧半月板后1/3的下缘和腓骨头之间的低信号带，可以是曲线或直行的。韩国作者Lee YH等使用3D GRE T_1FS MR关节造影可100%显示MFibL。

【治疗】

关节镜能够在腘窝裂孔处直接观察到腘肌-半月板筋膜，在怀疑半月板不稳定的情况下，关节镜下探

查本筋膜非常关键。对于有症状的PMF损伤患者，可通过手术治疗。而对于MFibL损伤的治疗缺乏足够多的病例报道，文献中病例通过非手术治疗后疼痛缓解。

（黄　帅　龚向阳）

第四节　盘状半月板

盘状半月板（Discoid meniscus）是一个较广泛的概念，用来描述一系列的半月板形状和稳定性的改变。通常是指半月板较正常大而厚，尤其是半月板体部，但形态正常而稳定性下降的Wrisberg韧带型半月板，也归类在盘状半月板。盘状半月板好发于亚洲人群，其中以日本人群发病率最高（约13%），但因许多盘状半月板无症状或偶然发现，无法统计真实发病率或患病率。

【病因】

关于盘状半月板的成因，目前有先天发育停滞、后天获得、胫骨髁形态决定论等学说。最初，半月板的异常形态被认为是由于胎儿发育过程中半月板中央部分吸收障碍所致，然而在胚胎标本中从未发现盘状结构。虽然对双胞胎研究提示有家族性倾向，但还没有证据表明盘状半月板有遗传风险。迄今为止盘状半月板的确切病因仍不清楚，多数学者同意其形成与多种因素有关。

【临床表现】

盘状半月板主要发生在青壮年，盘状半月板的临床表现因半月板形状和年龄不同而异，多数患者无明显临床症状。但盘状半月板的超微结构和应力负荷与正常半月板不同，容易撕裂。疼痛是最常见的症状，通常与撕裂有关。其他症状包括关节肿胀、交锁、关节弹响。Wrisberg韧带型常隐性发病，而没有明确的外伤史，由于半月板活动度过大导致弹性症状（弹响膝综合征），颇有特异性，对诊断有决定性意义。一般卧床屈伸关节出现清晰的响声，伸膝比屈膝更明显，并可见关节跳动。这种症状常在较年轻的年龄（3～5岁）出现，而较大的儿童和青少年更可能出现与撕裂有关的症状。持续性关节交锁多发生在恒定的方位，且能自行解锁。部分患者有踩空和不稳定感、股四头肌萎缩和McMurray征阳性等。

【分类和分级】

盘状半月板根据形态可分为完全型和不完全型；根据稳定性可分为稳定型和不稳定型。1978年渡边根据关节镜表现提出盘状半月板的三分类：Ⅰ型盘状半月板（完全盘状半月板）呈块状，覆盖整个胫骨外侧平台；Ⅱ型盘状半月板（不完全盘状半月板）呈半月形，覆盖胫骨平台小于80%；Ⅲ型盘状半月板（Wrisberg韧带型）可呈盘状或形态正常，但缺乏半月板后角附着物（即腘肌半月板筋膜），仅由Wrisberg韧带固定，导致半月板过度活动。

环状半月板是盘状半月板的一个罕见变异，它类似于一个薄膜状的盘状半月板，其中央缺乏，可能被误认为是中央移位的桶柄样撕裂（图5-4-1）。

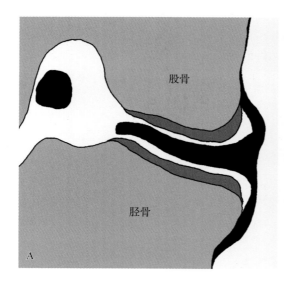
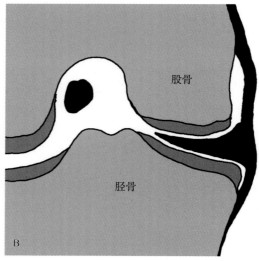

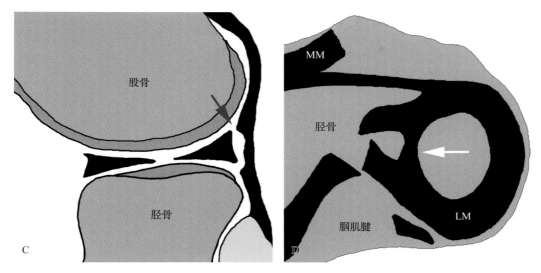

图5-4-1 盘状半月板分型示意图

A. Ⅰ型盘状半月板（完全盘状半月板）呈块状，覆盖整个胫骨外侧平台；B. Ⅱ型盘状半月板（不完全盘状半月板）呈半月形，覆盖胫骨平台小于80%；C. Ⅲ型盘状半月板（Wrisberg韧带型），外侧半月板形态正常，后缘腘肌半月板筋膜缺如（箭）；D. 环状半月板，半月板前后根部之间存在半月板组织，形成"垫片样"改变（箭）

Klingele等描述了盘状半月板周缘不稳定的模式。他们将不稳定性定义为在关节镜检查中观察到残余半月板过度活动或周缘分离的证据，并进一步根据不稳定的部位（前、中、后角）进行区分，无论是完全型和不完全型半月板。

Ahn提出了一种基于半月板移位的MRI分型：无移位、前中央移位、后中央移位和中央移位。他们报告说，移位型比不移位型有更多的周边撕裂。他们还根据关节镜下周缘稳定性和撕裂部位，将外侧盘状半月板撕裂分为：①半月板关节囊连接处，前角型；②半月板关节囊连接处，后角型；③后外侧角消失型。这些MRI和关节镜分类为外科医师提供了更多关于盘状半月板治疗的信息。

【影像学表现】

半月板撕裂通常发生在异常的应力负荷作用于正常的半月板，或正常的应力作用于异常的半月板，盘状半月板的损伤和撕裂属于后者。MRI在诊断和评价盘状半月板中起着重要的作用，尤其是对于体检难度大、可靠性差的低龄儿童中。MRI可以确认盘状半月板的存在并评估类型，识别不稳定的征象，评估半月板的完整性，这些信息对手术计划都很重要。

盘状半月板的MRI诊断标准：①以3mm层厚扫描，矢状位上有4层或以上显示半月板前后角呈"领结样"或"板状"改变，而正常半月板一般不超过两层；②冠状位髁间嵴层面及半月板体部最窄处宽度＞15mm，或同层半月板宽径与胫骨平台比值（板面比）＞20%；③冠状位上盘状半月板外侧缘的最大高度高于对侧2mm以上。上述征象可同时或单独出现，其中以标准①和②的敏感性最高（图5-4-2，图5-4-3）。

在没有外伤的情况下，内侧半月板更容易发生退变性撕裂，对于外侧半月板的撕裂，尤其是水平撕裂，需要考虑盘状半月板的存在的可能。

不稳定的Wrisberg韧带型不能通过半月板形态进行诊断，需要结合临床症状，并仔细观察半月板后角附着结构进行判断。

环形半月板需要与桶柄样撕裂进行鉴别，前者半月板体部两个相对的角轮廓清晰规整，无累及关节面的线性高信号，半月板前后角（即环的边缘部分）无缝连接。相比之下，桶柄样撕裂半月板的体积减小，并且在移位碎片的"供体位置"处至少有一个不明确的表面，前角和桶柄之间的接合处是突出的，移位的碎片被折叠起来。

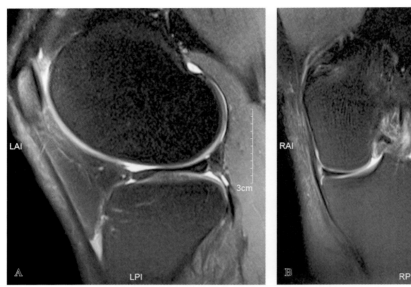
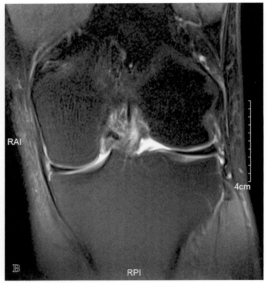

图5-4-2　盘状半月板MRI表现

男性，36岁。A、B.矢状位和冠状位FS PDWI序列显示外侧完全型盘状半月板，信号正常

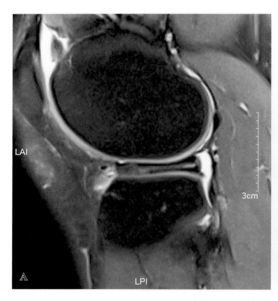
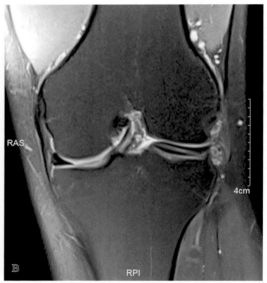

图5-4-3　盘状半月板MRI表现

男性，38岁。A、B.矢状位和冠状位FS PDWI序列显示外侧完全型盘状半月板伴纵向水平撕裂

【治疗】

对无症状性盘状半月板的外科治疗目前仍有争议，但对于有症状的盘状半月板，一般采取外科治疗。撕裂盘状半月板的主要治疗目标包括恢复半月板形状和稳定性，与全半月板切除术相比，半月板修复术和部分切除术更能保留重要的半月板功能，阻止退行性疾病的发生。

（黄　帅　龚向阳）

第五节　半月板囊肿

半月板囊肿（meniscal cyst）于1883年首次在文献中报道，1904年，Ebner首次对半月板囊肿和半月板旁囊肿（parameniscal cyst）进行详细地描述，认为是纤维软骨黏液样变性的结果。以往较早的文献报道"症状性半月板囊肿"通常位于膝关节的外侧，随着MRI广泛应用，越来越多的半月板囊肿被发现，根据

MRI发现统计，更多半月板囊肿发生在膝关节的内侧。许多病例是MRI检查偶然发现，缺乏明确的症状，也可能被其他症状所掩盖。

【流行病学】

早期的流行病学研究报告半月板囊肿的发病率为1%～20%。Barrie等通过大体和显微镜检查普通人群手术切除的半月板标本，发现7.1%的病例至少含一个半月板囊肿。国内王成报道的半月板囊肿发病率为1.7%。由于早期报告大多是基于关节切开术中切除的病理标本、开放性或关节镜手术，而不是MRI检查，发病率偏低。而且，早期几乎只报道有症状的外侧半月板囊肿，当时认为外侧半月板囊肿远多于内侧半月板囊肿。

随着MRI在关节病中的应用，对无症状半月板囊肿有了全新的认识，相关的文献逐步增多。MRI报道半月板囊肿的发病率为4%～7.9%。Tschirch等回顾了201例无症状膝关节的MRI检查，发现半月板囊肿的发病率为4%。然而，所有这些无症状的半月板囊肿大都位于内侧。

多数临床医师认为外侧半月板囊肿比内侧半月板囊肿更常见，国内王成等分析了5986例半月板手术，其中内、外侧半月板囊肿的发生比为1:12。但基于MRI的研究结果正好相反，2001年Campbell等对2572个膝关节MRI进行回顾性研究，发现109个半月板囊肿，其中66%为内侧半月板囊肿，34%为外侧半月板囊肿，目前多数MRI研究显示59%～66%的半月板囊肿发生在内侧，而34%～41%发生在外侧。

关于半月板囊肿的发生位置，Tasker和Ostlere等发现内侧半月板囊肿最常见于半月板后内侧1/3，外侧半月板囊肿最常见于外侧半月板的中间1/3。而王成等报道内侧半月板囊肿多见于半月板体后部和后角（62.5%），外侧半月板囊肿多见于前角至体部（91.7%）。

【病因】

20世纪上半叶，Smillie等注意到半月板囊肿和半月板撕裂之间存在对应关系，但究竟是半月板撕裂造成了囊肿，还是在囊肿基础上形成半月板撕裂，病理机制并不清楚。1979年Barrie等的研究强调了水平半月板撕裂与半月板囊肿之间的关系，囊肿的形成过程包括以下步骤：①半月板黏液变性或"泡沫状改变"区域的微囊形成；②出现半月板水平撕裂；③关节液通过完整或不完整的撕裂通道，从撕裂的半月板表面延伸至囊肿；④囊肿被黏多糖间质填充并扩大，形成一个大的、通常为多房性的囊肿结构；⑤囊肿向半月板-关节囊交界处或关节囊外扩展。

也有学者认为，先天性异常或创伤性事件可能造成滑膜细胞移位至半月板内，随后产生滑液产生半月板囊肿。此外，文献报道CPPD关节炎、类风湿关节炎、退行性变、关节镜手术也可以成为半月板囊肿的病因。

半月板囊肿内含清亮液体，组织化学成分类似于滑膜囊内的滑液。若继发出血、感染，可形成血性或胶冻状的高蛋白含量的液体。

内侧半月板囊肿倾向于发生在内后侧，穿透关节囊和内侧副韧带深层，在内侧副韧带浅层与深层之间扩展。而外侧半月板囊肿的生长方式更多样，外侧半月板囊肿多出现在外侧半月板的边缘，并穿透关节囊结构，扩展至深筋膜或较浅筋膜下。外侧囊肿比内侧囊肿更容易发生在膝关节前方，也不太可能隐藏在脂肪等浅表结构下。而内侧囊肿发生在膝关节后内侧，更容易被上覆结构所隐藏，症状较轻，甚至无症状。

【临床表现】

半月板囊肿可发生于5～80岁，但以年轻男性（平均年龄30岁）多见。

临床表现主要为疼痛和局部肿块，患者可自述疼痛、关节活动受限，但这些症状有可能是由于半月板撕裂引起的。也有患者无疼痛症状，MRI检查偶然发现。查体可及关节间隙压痛和突起，可伴半月板损伤的体征。在一个队列研究中，16%的人在体检时可以触及内侧和外侧囊肿，20%～60%的外侧囊肿可触及，但只有6%的内侧囊肿可触及。外侧半月板囊肿通常较小，位于外侧副韧带的前方或者后方，可以在股二头肌肌腱或者髂胫束的后方或腘肌腱的前方。对于内侧囊肿，可以突出于关节囊、内侧副韧带，形成较大的、可活动的囊性肿块。有时肿块与关节腔形成一段距离。半月板囊肿大小在0.1～8.0cm，平均1～2cm。

半月板囊肿临床表现为可触及的囊性肿块，但囊肿的尺寸会变化，甚至因皮下组织的覆盖而摸不到。

Pisani发现外侧可触及的半月板囊肿随着膝关节的急性屈曲而消失，并在膝关节伸展时再次出现。这个Pisani命名的征象是外侧半月板囊肿的病理征。当膝关节保持45°屈曲时，外侧半月板囊肿随着膝关节的外旋而变得更加明显，随着内旋而完全消失。

外侧半月板囊肿可引起腓总神经的相关症状，Jowett等报道了一例患者，其膝外侧可见肿块，同侧胫骨前肌、拇长伸肌、腓骨长肌和腓骨短肌无力；沿腓骨深神经和浅神经的过程感觉减弱，影像学显示外侧半月板囊肿压迫腓总神经。

半月板囊肿很难与膝关节附近的其他充液软组织肿块区分开来。这种鉴别诊断包括腘窝囊肿、膝关节周围炎症性滑膜囊肿、腱鞘囊肿、腘窝和外侧半月板之间的正常囊袋状变异，以及胫骨前隐窝内的积液。

【分类和分级】

半月板囊肿无明确的分型和分级。有文献将半月板囊肿分为三型：

（1）半月板内型（intrameniscal cyst）：囊肿局限在半月板内。

（2）半月板旁型（parameniscal cyst）：半月板囊肿扩展至半月板-关节囊。

（3）滑膜囊肿型：在膝关节周围形成类似滑膜囊肿样的囊性结构，可以单房性，也可以多房性。

半月板囊肿以半月板旁型最多；国内有作者将同时含有上述2种或3种表现的半月板囊肿称为混合型。

【影像学表现】

虽然半月板囊肿通常是临床诊断，影像学检查能提供更加准确的定位和定性诊断。超声对半月板囊肿的诊断具有较高的敏感度和特异度，阳性和阴性预测值分别为100%和94%，加上超声具有无创性、易于检查、成本低，以及能够利用膝关节活动度进行动态成像的特点，因此成为半月板囊肿常用的检查方式。

MRI除了观察囊肿本身，还可以观察囊肿与半月板撕裂的交通情况，可以同时对膝关节内、外损伤进行全面评估，目前仍然是半月板囊肿术前评估的金标准，但其真正的敏感度和特异度尚缺乏相关资料。

半月板囊肿的典型MRI表现是有明确边界的（单房性或多房性）、具有液体信号特征的囊性结构，囊肿通常是圆形或卵圆形，但也可呈非常不规则形态。部分囊肿周围软组织可见水肿，导致边界模糊不清。MRI通常呈长T_1长T_2信号液体影，但也存在例外，囊肿信号取决于囊液的成分。囊肿内出血时，可呈现变化多端的各种信号。囊肿可向前或向后突出，如内侧半月板后角水平撕裂，囊肿可向关节中央突出。半月板水平撕裂的存在是诊断半月板囊肿的有力依据（图5-5-1，图5-5-2）。

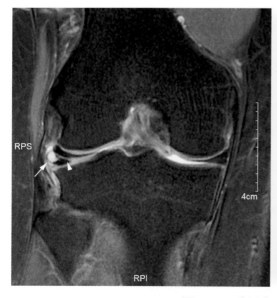
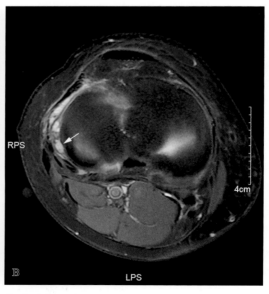

图5-5-1　外侧半月板囊肿MRI表现

男性，39岁。反复右膝疼痛活动受限19年。A.冠状位FS PDWI显示外侧半月板体部水平撕裂（箭头）伴半月板囊肿形成（箭）；B.横断位FS PDWI显示外侧半月板体部后方旁小囊肿（箭）

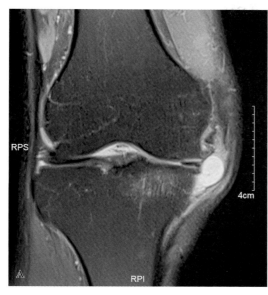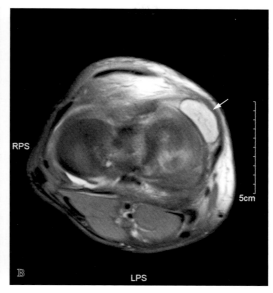

图5-5-2 内侧半月板囊肿MRI表现

男性，52岁。双膝反复疼痛1年。A.冠状位FS PDWI显示内侧半月板体部旁囊肿，边界清；B.横断位FS PDWI显示内侧半月板体前部旁囊肿（箭）

半月板囊肿主要与关节腔积液、关节内腱鞘囊肿、关节囊囊肿等相鉴别。①腘窝囊肿：典型者位于腘窝后内侧、邻近腓肠肌内侧头处，由膝关节滑膜袋状疝出或腓肠肌半膜肌滑液囊异常扩张所形成，根据其形态较容易鉴别。②滑膜囊肿：多由于炎症所致，滑囊内积液，可见滑膜增厚，也可根据其增厚的滑膜及解剖位置做出鉴别，但发生在关节腔内滑囊囊肿，与半月板囊肿鉴别困难，有学者认为关节腔内滑囊囊肿是半月板囊肿的一个类型。③膝关节积液：膝关节积液时关节囊扩张，关节腔增宽，腔内充满液体出现无回声区，积液量较多时髌上囊扩张，伴有滑膜炎时可见滑膜增厚，结合多体位观察，易与半月板囊肿相鉴别。④腱鞘囊肿：关节内腱鞘囊肿与半月板囊肿形态和信号相似，半月板囊肿常伴有半月撕裂，而腱鞘囊肿则罕有半月板撕裂；半月板囊肿常有与关节相连的通道，而腱鞘囊肿罕见与关节连通；半月板囊肿中位置常位于交叉韧带旁，而腱鞘囊肿则位置多变，常位于交叉韧带的股骨或胫骨端；半月板囊肿常可包绕交叉韧带，而腱鞘囊肿则很少有此征象。

作为鉴别诊断，还需要考虑正常的关节隐窝和关节囊的变异可能类似于半月板囊肿，主要的鉴别点是上述囊性结构在关节囊内延展，不伴半月板撕裂或与撕裂的半月板不交通。如果半月板囊肿邻近鹅足腱或半膜肌腱，有可能误诊为是上述肌腱滑囊炎。同样的，胫侧副韧带滑囊炎也容易误诊为半月板囊肿，两者的临床意义不同，应注意区分。有文献报道内侧半月板分离的前角，可类似于半月板旁囊肿。

【治疗】

不管临床采用哪种治疗方法，必须确定适当的治疗目标并与患者讨论。例如，一个无痛半月板囊肿的患者可能只想要一个美容的结果，但囊肿疼痛且常有交锁症状的患者可能需要手术治疗。历史上，半月板囊肿的治疗方法是单纯囊肿切除术或完全性半月板切除术。必须认识到半月板囊肿常伴随相关半月板撕裂的可能性，特别是纵向水平撕裂，半月板撕裂必须与囊肿一起治疗，因此，目前一般采用关节镜下半月板部分切除联合囊肿减压术或开放性囊肿切除术治疗。

（崔思嘉 龚向阳）

第六节 半月板术后影像学表现

半月板撕裂是膝关节疼痛最常见的原因之一。关节镜手术可能不能为退行性关节炎患者半月板撕裂提供长期的益处。然而，对于非手术治疗不能改善的症状性撕裂伤，通常需要关节镜手术，半月板切除术

（meniscectomy）和半月板修复术（meniscal repairs）目前已成为临床常规开展的手术。人工半月板移植术（meniscal allograft transplant procedures）也逐步开展。半月板切除术和半月板修补术具有很高的成功率，但如果仍然沿用术前MRI诊断半月板撕裂的标准，如T_1加权或质子密度（PD）加权信号显示半月板内高信号影，则可能对术后半月板做出错误的判读。因此，放射科医师需要了解手术的方式、术后半月板的正常和异常MRI表现，为临床提供准确的影像学评价。

【病因】

1.半月板治疗的原则　位于半月板周围富血供区域的撕裂通常可修复，与半月板周围血管丛沟通是修复和恢复半月板形态所必需的，通过半月板修补可促进半月板撕裂处的纤维血管修复和愈合，并恢复正常的生物力学功能。与半月板修复相比，半月板切除术或部分半月板切除术通常用于治疗不可修复的复杂撕裂、退行性半月板撕裂和远离有效血管供应的撕裂。半月板切除术的目标是切除任何不稳定或潜在不稳定的半月板组织，并尽可能多地保存稳定、轮廓平滑的残余半月板组织。随着半月板组织丢失的增加，软骨损伤和关节破坏的程度也增加。因此，半月板撕裂的手术治疗原则是尽量选择半月板修复或减少半月板切除程度，维持半月板的稳定性，最大数量的保存半月板组织，特别是半月板周围负责环向强度的胶原纤维。

2.半月板切除术和部分切除术　20世纪70年代早期，完整半月板切除术是半月板损伤矫形治疗的主要手段，它包括彻底切除半月板和根部附着物，现在除了极为严重损坏的半月板，半月板全切手术已经不常用了。半月板部分切除术于20世纪60年代开始应用，旨在保护半月板的功能和稳定性，并保护关节软骨不受过度的应力。它包括清除游离碎片和半月板的修整以防止进一步撕裂的发生，需要了解的是，修整半月板边缘并不需要过分光滑，因为半月板术后6～9个月可进行重塑。根据术前半月板撕裂类型不同，部分切除技术可能会有所不同，但最终都会残存一个小而边缘圆钝的半月板。

3.半月板修复术　半月板修复可分为以下几类：内-外、外-内和全-内。80年代末和90年代初，开发了由内向外的技术，关节镜下内-外缝合技术由双端连接有可弯曲针的不可吸收线及套管来完成，由内而外的方法临床成功率在73%～91%。由外而内的技术提供了一种替代性的修复技术，其目的是在修复外侧半月板时防止腓神经损伤。这种技术可用于半月板撕裂的大多数部位，但最适合前角撕裂。而关节镜下全-内缝合修复技术是目前修复半月板的主流技术。它避免的由内向外和由外向内缝合带需副切口的麻烦，也降低了损伤神经血管的概率。具有减少额外切口、减少神经血管损伤风险、缩短手术时间及能够处理后根损伤等优点。

【临床表现】

半月板部分切除或半月板修补术后，临床通常很难区分半月板再撕裂引起的膝关节疼痛和其他膝关节疼痛，明确诊断需要可靠的影像学方法。

【分类和分级】

半月板术后改变因术前半月板损伤部位和程度、手术方式而表现不同。

【影像学表现】

（一）术后半月板MRI检查方案

在评估半月板术后复发或新的撕裂时，检查方案须考虑半月板手术切除程度。如果半月板切除＜25%，建议用短回波时间（TE）序列进行评估，如同术前半月板，评估撕裂的标准也相同。如果切除量大于半月板体积的25%，诊断的准确性就会降低，术前诊断半月板撕裂的标准不适用了。虽然常规MR T_2加权序列可显示撕裂半月板内的液体信号，但MR关节造影能较好地显示撕裂的存在。

术后半月板MRI检查方案：① 半月板切除史：推荐非造影MRI，包括矢状位和冠状位T_2加权FS序列、矢状位PD，冠状位T_1加权FS，横断位PD FS；② 半月板修复史：推荐MR关节造影，半月板切除＞25%时也可考虑，矢状位T_1加权FS，矢状位T_2加权FS，矢状位PD，冠状位T_1加权FS，冠状位T_2加权FS，横断位PD FS。

（二）正常术后半月板形态

如果半月板只是进行修复而未切除时，术后半月板的形态基本保持正常。在评价术后半月板前，最重要的出发点是认识到半月板已经进行了手术，不要将预期的术后改变描述为撕裂。如果病史提供不全，Hoffa脂肪垫瘢痕化的线样低信号、髌韧带局灶性增厚、以及金属碎片产生的磁化率伪影，可以作为之前手术的MRI诊断线索。

（三）半月板部分切除术后表现

半月板切除术后，半月板形态可能不同于非手术半月板，其术后表现取决于切除半月板组织的数量和解剖位置，以及术前半月板撕裂的形态。在MRI上，半月板形状的术后变化通常包括半月板体部或半月板角总体尺寸减小、半月板游离缘边缘变钝或半月板不同程度截短。评估部分切除半月板，需要对照前片并详细了解与切除的确切位置和范围。

MRI T_2 加权像高信号并延展至半月板关节面，这是半月板切除术后再撕裂（re-tear）的最主要表现，基于术后半月板形态改变和 T_2 加权像高信号，MRI对再撕裂的诊断特异度较高（67% ～ 96%），但敏感度较低（40% ～ 86%）。而短TE序列（ T_1 加权序列和PDWI序列）在评价术后半月板再撕裂中价值较小，因为50%左右的未撕裂半月板也同样表现为高信号（图5-6-1，图5-6-2）。

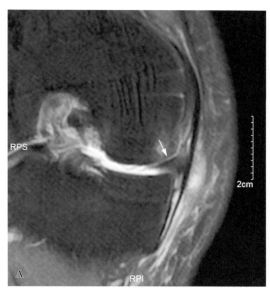
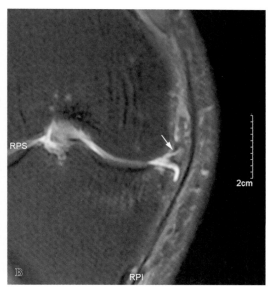
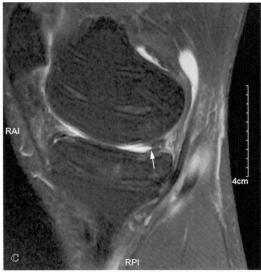

图5-6-1　内侧半月板术后MRI表现

男性，61岁。右膝外伤后关节活动受限1个月，关节镜检查见右膝内侧半月板后角分层撕裂，刨削清理成形半月板，Fast-Fix缝合。4个月后复查MRI，A、B.冠状位FS PDWI显示内侧半月板体部形态不规则，边界模糊（箭）；C.矢状位FS PDWI显示内侧半月板后角裂隙，充填关节液（箭），提示半月板再撕裂

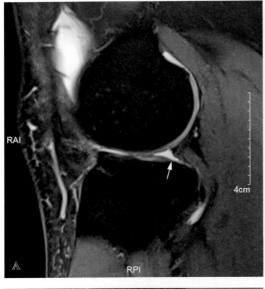

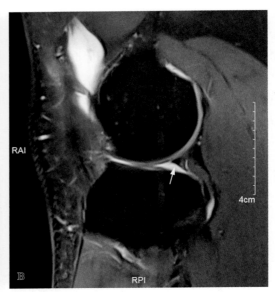

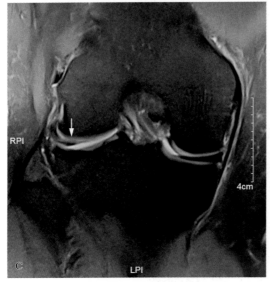

图5-6-2　外侧半月板术后MRI表现

男性，40岁。右膝外伤半月板部分切除术后。A、B.矢状位FS PDWI显示外侧半月板后角形态不规则，游离缘侧部分半月板组织缺损（箭），残余半月板组织呈低信号；C.冠状位FS PDWI显示外侧半月板后角形态不规则（箭）

半月板切除程度影响MRI的诊断准确性，在低级别（＜25%）半月板切除术后，MRI对半月板再撕裂有很高的诊断准确率，但对于高级别（＞25%）半月板组织切除，诊断准确率下降，低级别和高级别半月板切除术后MRI的准确率分别为89%～100%和65%～78%。造成这种差异的原因尚不清楚，可能是因为更大程度的组织切除，使残余组织不规则性增加，造成MRI判断困难。

（四）半月板修补术后表现

半月板修补术后，在短TE成像序列可见与半月板关节面相连的高信号，这反映了未成熟的纤维血管肉芽组织和成熟的纤维软骨瘢痕组织，可在半月板修复成功后6个月至12年内持续存在。如果仅是T_1加权像或者PDWI像显示与关节面交通的高信号影，并不意味着半月板再撕裂。而T_2加权像高信号的存在（信号高于透明软骨或等于液体信号），可提示半月板修复后再撕裂。当术后超过3个月，MRI显示半月板表面明确的T_2加权液体样高信号，是修复后半月板撕裂的特征，但这一征象的敏感度有限。Farley和Miao等报道T_2加权半月板表面高信号对再撕裂的诊断敏感度和特异度分别为60%和90%。在阅片时，还应该注意半月板形态异常与手术部位和方式是否匹配；是否存在半月板移位碎片；以及通过比较前片了解是否出现新的撕裂。

（五）MR关节造影

在常规MRI不能得到明确的诊断时，可进行MR关节造影对先前半月板修复病例的半月板撕裂进行诊断。MR在判断25%以上半月板切除时存在困难，MR关节造影（MR arthrography）被认为是25%以上半月板切除术患者MRI的替代方法。

直接法MRI关节造影（direct MR arthrography）是在影像引导下，向膝关节腔注射20～40ml稀释（1:200）钆对比剂，然后行T_1加权FS序列检查。尽管钆对比剂仍然未经食品药品监督管理局批准用于关节内注射，但这种做法已经被广泛接受。文献报道的并发症发生率极低，且基本与钆对比剂的使用无关。MR关节造影对半月板再撕裂主要表现是与半月板表面或与表面连通的T_1加权线样高信号影，需要注意的是，撕裂部位的信号取决于对比剂的充填情况，其信号有可能并不像关节腔内高信号这样明显。使用MR关节造影使关节囊扩张，低黏度的对比剂容易进入撕裂间隙，使用短TE图像可获得更好的信噪比，因此能更加敏感和准确地检查再撕裂的半月板。

由于直接法MR关节造影存在侵入性，在检查中还存在患者穿刺和设备使用协调方面的困难，限制了MR关节造影的普及推广。间接法MR关节造影（Indirect MR arthrography）被认为是MR关节造影的替代方法。静脉注射钆类对比剂后，对比剂通过滑膜组织弥散，但在充血的病理组织弥散增强。文献报道MRI、直接MR关节造影和间接MR关节造影对半月板再撕裂的准确率分别为63%～80%、85%～93%和81%～94%；另外文献报道常规非造影MR对术后半月板评估的敏感度、特异度和准确率分别为86%、67%和80%。加入直接法MRI关节造影，诊断率提高到90%，特异度78%，准确率85%。如果常规MR解决模棱两可，静脉造影（间接关节造影）用于术后半月板检查敏感度83%，特异度78%，准确率83%。需要注意的是，在愈合稳定的肉芽组织中出现一定程度的增强是术后半月板的正常表现，这可能导致检查的假阳性。

（六）半月板术后再撕裂的诊断标准

1.半月板邻近关节面信号增高。

（1）非关节造影MRI T_2加权像；关节造影MRI T_1加权像。

（2）常规PD或T_1加权图像的"两个连续层面原则"（2-touch rule）适用于25%以下的半月板切除术。

2.半月板形态异常与手术记录不符，半月板切除术前应该是边缘光滑、轮廓规则。

3.半月板移位堆叠。

4.半月板另外部位撕裂。

（七）其他MRI表现

除了半月板术后复发或产生新的撕裂，也要关注非半月板原因的膝关节疼痛，以及半月板手术的并发症。包括软骨损伤、无菌性滑膜炎、异物反应、深静脉血栓形成、神经血管损伤、关节炎、血管炎等。

【治疗】

多数患者半月板术后效果良好，但由于潜在的半月板退变，多随时间推移而恶化。较大范围的半月板切除会导致骨-骨接触增加，进而加速骨关节炎进展；术后软骨下衰竭性骨折，此前被称为"半月板切除术后骨坏死"；偶有急性软骨骨折；术后滑膜炎，可见关节边缘厚且不规则的滑膜组织，特别是靠近手术部位，当静脉注入钆对比剂后可见强化；术后关节纤维化，可见结节状或弥漫性低信号，PDWI显示滑膜增厚伴或不伴髌下脂肪线性或团状纤维化；同种异体半月板移植后可发生严重的移植物半脱位、移植物脱落、移植物撕裂等。

（崔思嘉　龚向阳）

参 考 文 献

［1］戴祝，黎洲，雷运亮，等，2018．腘半月板纤维束损伤诊治的研究进展．中国骨伤，031（012）：1180-1182.

［2］高元桂，张爱莲，程流泉，2013．肌肉骨骼磁共振成像诊断．北京：人民军医出版社.

［3］王成，胡跃林，2009．膝关节半月板囊肿104例临床特点分析．中国微创外科杂志，11：1032-1034，1041.

［4］钟镜联，邓军，梁碧玲，等，2009．腘肌半月板纤维束各向同性三维快速自旋回波MRI的应用．中华放射学杂志，43（10）：1096-1099.

［5］Baker JC，Friedman MV，Rubin DA，2018．Imaging the postoperative knee meniscus：An evidence-based review．AJR Am J Roentgenol，211（3）：519-527.

［6］Barber BR，McNally EG，2013．Meniscal injuries and imaging the postoperative meniscus．Radiol Clin North Am，51（3）：371-391.

［7］Blake MH，Lattermann C，Johnson DL，2017．MRI and arthroscopic evaluation of meniscal injuries．Sports Med Arthrosc Rev，25（4）：219-226．Review.

［8］Bozkurt M，Elhan A，Tekdemir I，et al，2004．An anatomical study of the meniscofibular ligament．Knee Surg Sports Traumatol Arthrosc，12（5）：429-433.

［9］Chapin R，2018．Imaging of the postoperative meniscus．Radiol Clin North Am，56（6）：953-964.

［10］Cordle AC，Williams DD，Andrews CL，2018．The postoperative meniscus：anatomical，operative，and imaging considerations．Semin Musculoskelet Radiol，22（4）：398-412.

［11］Cowden CH 3rd，Barber FA，2014．Meniscal cysts：treatment options and algorithm．J Knee Surg，27（2）：105-111.

［12］Crowell MS，Westrick RB，Fogarty BT．Cysts of the lateral meniscus．Int J Sports Phys Ther，8（3）：340-348.

［13］David W．Stoller，2007．Magnetic resonance imaging in orthopaedics and sports medicine．3rd ed．Philadelphia：Lippincott Williams & Wilkins.

［14］Davis KW，Rosas HG，Graf BK，2013．Magnetic resonance imaging and arthroscopic appearance of the menisci of the knee．Clin Sports Med，32（3）：449-475.

［15］Kim JG，Han SW，Lee DH，2016．Diagnosis and treatment of discoid meniscus．Knee Surg Relat Res，28（4）：255-262．Review.

［16］Kushare I，Klingele K，Samora W，2015．Discoid meniscus：diagnosis and management．Orthop Clin North Am，46（4）：533-540．Review.

［17］Lee YH，Song HT，Kim S，et al，2012．Magnetic resonance arthrographic dissection of posterolateral corner of the knee：revealing the meniscofibular ligament．Yonsei Med J，53（4）：820-824.

［18］Lefevre N，Naouri JF，Herman S，et al，2016．A current review of the meniscus imaging：proposition of a useful tool for its radiologic analysis．Radiol Res Pract，2016：8329296.

［19］Maffulli N，Longo UG，Campi S，et al，2010．Meniscal tears．Open Access J Sports Med，1：45-54．Review.

［20］Mark D．Miller，Stephen R．Thompson，2019．Orthopaedic sports medicine．5th ed．Philadelphia：Elsevier.

［21］Markes AR，Hodax JD，Ma CB，2020．Meniscus form and function．Clin Sports Med，39（1）：1-12．Review.

［22］Natsis K，Paraskevas G，Anastasopoulos N，et al，2012．Meniscofibular ligament：morphology and functional significance of a relatively unknown anatomical structure．Anat Res Int，2012：214784.

［23］Nishino K，Hashimoto Y，Nishida Y，et al，2019．Incidence and risk factors for meniscal cyst after meniscal repair．Arthroscopy，35（4）：1222-1229.

［24］Obaid H，Gartner L，Haydar AA，et al，2010．The meniscofibular ligament：an MRI study．Eur J Radiol，73（1）：159-161.

［25］Resnick D．Diagnosis of bone and joint disorders．Fourth Edition．WB Saunders，Philadelphia，.

［26］Restrepo R，Weisberg MD，Pevsner R，et al，2019．Discoid meniscus in the pediatric population：emphasis on MR imaging signs of instability．Magn Reson Imaging Clin N Am，27（2）：323-339.

［27］Rosas HG，2014．Magnetic resonance imaging of the meniscus．Magn Reson Imaging Clin N Am，22（4）：493-516.

［28］Russo A，Capasso R，Varelli C，et al，2017．MR imaging evaluation of the postoperative meniscus．Musculoskelet Surg．101（Suppl 1）：37-42.

［29］Sakai H，Sasho T，Wada Y，et al，2006．MRI of the popliteomeniscal fasciculi．Am J Roentgenol，186（2）：460-466.

［30］Stein D，Cantlon M，Mackay B，et al，2013．Cysts about the knee：evaluation and management．J Am Acad Orthop Surg，

21（8）：469-479. 8253.

[31] Suganuma J，Mochizuki R，Inoue Y，et al，2012. Magnetic resonance imaging and arthroscopic findings of the popliteo-meniscal fascicles with and without recurrent subluxation of the lateral meniscus. Arthroscopy；28（4）：507-516.

[32] Swamy N，Wadhwa V，Bajaj G，et al，2018. Medial meniscal extrusion：detection，evaluation and clinical implications. Eur J Radiol，102：115-124.

[33] Tan K，Yoong P，Toms AP，2014. Normal anatomical variants of the menisci and cruciate ligaments that may mimic disease. Clin Radiol，69（11）：1178-1185.

[34] Tsujii A，Nakamura N，Horibe S，2017. Age-related changes in the knee meniscus. Knee，24（6）：1262-1270.

[35] Tyler P，Datir A，Saifuddin A，2010. Magnetic resonance imaging of anatomical variations in the knee. Part 2：miscellaneous. Skeletal Radiol，39（12）：1175-1186. Review.

[36] Unay K，Ozkan K，Esenkaya I，et al，2010. Rupture of the meniscofibular ligament. J Orthop Surg Res，5：35.

[37] Viala P，Marchand P，Lecouvet F，et al，2016. Imaging of the postoperative knee. Diagn Interv Imaging，97（7-8）：823-37. r 24. Review.

[38] Watanabe M，1974. Arthrography of the knee joint. Philadelphia Lippincott.

[39] Zappia M，Reginelli A，Chianca V，et al，2018. MRI of popliteo-meniscal fasciculi of the knee：A pictorial review. Acta bio-medica：Atenei Parmensis，89（1-S）：7-17.

第六章

关节囊及附属结构病变

膝关节囊分为内外两层，外层为纤维膜，是厚而坚韧的致密结缔组织；内层为滑膜层，由1～3层滑膜细胞及其滑膜下疏松结缔组织构成。本章主要叙述关节囊附属结构即滑囊、滑膜皱襞、脂肪垫等的常见病变。

膝关节周围有12～15个滑囊，滑囊的解剖生理与腱鞘和关节滑膜类似，正常有少许滑液，可以减少骨突、肌腱、韧带等结构间的摩擦。滑囊可因持续、反复、集中的摩擦和压迫而产生炎性反应，表现为渗出增多，出现肿胀、疼痛。记住各个滑囊的特定部位是诊断滑囊炎的要点。

滑膜皱襞属于膝关节的正常组织结构，按照滑膜皱襞与髌骨的关系分为髌上滑膜皱襞、髌内侧滑膜皱襞、髌下滑膜皱襞、髌外侧滑膜皱襞。正常滑膜皱襞薄而柔软，不产生疼痛等症状。滑膜皱襞在创伤、慢性刺激、炎症等因素刺激下出现异常增生、肥厚，膝关节活动时与关节内其他组织碰撞、挤压，引起疼痛、弹响等症状时，称为滑膜皱襞综合征。髌内侧皱襞是导致滑膜皱襞综合征的主要原因。

膝关节脂肪垫包括髌上脂肪垫、髌下脂肪垫、股骨前脂肪垫、交叉韧带旁脂肪垫等，功能上以髌下脂肪垫最重要，又称Hoffa脂肪垫。剧烈运动等原因可使关节内压升高，引起脂肪垫水肿、增生，刺激脂肪垫内血管神经丛，可引起疼痛和活动受限。

第一节 髌前滑囊炎

髌前滑囊由浅而深分为皮下囊、筋膜下囊、腱膜下囊，镶嵌于皮肤、浅筋膜、腱膜筋膜和来自股直肌的深部纤维之间，囊与囊之间有不同程度的交通。

【病因】

急慢性损伤是髌前滑囊炎最重要的致病因素，以慢性损伤较为常见，如长期、反复、持续的压迫摩擦。髌前滑囊炎多见于长期跪姿的人群，如煤矿工人、跪着擦地的女仆及摔跤、排球等职业运动员，临床上又称为"女仆膝""矿工膝"等。初期由于血性渗出液导致滑囊膨胀，随后出现滑囊充血水肿，滑膜面绒毛样增生。病程较长时出现囊壁增厚、纤维化，有大量纤维蛋白凝聚物附着。急性损伤滑囊可以迅速出现血性滑囊积液，处理不当可以转归为慢性滑囊炎。

髌前滑囊炎的其他病因有急慢性感染、炎症、痛风等。

【临床表现】

髌前滑囊炎表现为髌前区肿胀、疼痛，下蹲或屈膝时症状加重，运动障碍。局部可以有红肿和皮温升高。合并感染时可以有发热等全身症状。

【影像学表现】

X线平片表现为髌前软组织肿胀、增厚，慢性病例可见钙化斑点。CT表现为髌骨前方软组织内液体密度囊性占位。

MRI是显示髌前滑囊炎的最佳影像学检查方法。正常年轻人髌前组织内没有或几乎没有可见液体，老年人常可见少量边界不清的液体，但无症状。

髌前滑囊炎的MRI诊断较容易，表现为髌前区边界较清晰的囊性结构，常为单囊，有时可见分隔，T_1WI常为低信号或中等信号，FS T_2WI/PDWI为高信号，信号通常较均匀（图6-1-1），当合并感染或囊内出血时，信号可以不均匀。慢性滑囊炎有时可以很大，明显超出髌骨区域，并常伴有囊壁增厚、分房、内部碎屑，囊壁可以有强化，常与感染性滑囊炎鉴别困难。滑囊内出血可以表现为液-液平面。

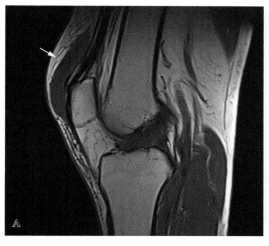
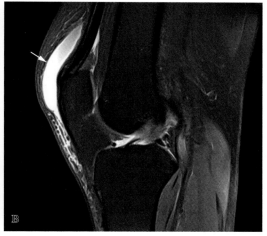
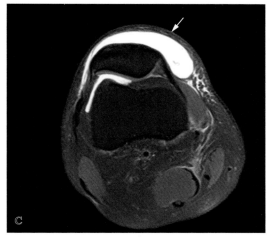

图6-1-1　髌前滑囊炎

A.矢状位T₁WI示髌骨前缘皮下均匀中等信号囊状影（箭）向上覆盖股四头肌腱；B.矢状位 FS PDWI 示髌骨前缘皮下均匀高信号囊状影（箭），髌韧带前方皮下少许渗出；C.横轴位 FS PDWI 示髌骨前缘皮下均匀高信号囊状影（箭）覆盖髌骨并向内外侧延伸超过髌骨横径

【治疗】

1.非手术治疗　常用囊腔穿刺，抽尽囊液，腔内注射曲安奈德2.5ml，弹力绷带加压包扎，将滑囊与基底密切接触，膝关节制动。缺点是复发率高。

2.常规手术治疗　非手术治疗无效的患者，病程长，滑囊增厚者，应手术切除滑囊组织。缺点是创伤大、痛苦大、感染率高，容易引起皮神经损伤，瘢痕影响美观。

3.关节镜手术　创口小、对周围组织损伤小、手术彻底无残留等优点。放置引流管，持续负压引流可以促进创面愈合并使皮肤与髌前筋膜紧密贴合，不留无效腔，避免囊肿复发。

（张峭巍　张联合）

第二节　髌下滑囊炎

髌下滑囊解剖上可以分为髌下浅滑囊（又称髌下皮下囊）和髌下深滑囊（又称髌韧带下囊），前者位于髌韧带前方（约45%可缺如），后者恒定存在于髌韧带深面与胫骨上端前面之间，起到衬垫和减少摩擦作用，使膝关节屈曲时，髌韧带能够自由滑动。髌下滑囊炎又称髌下黏液囊炎，是引起膝前疼痛的常见原因之一。

【病因】

长期跪地、爬行等对髌下滑囊产生机械性摩擦刺激，导致滑囊产生炎性改变。因为牧师长期跪地而发病率较高，所以髌下滑囊炎又称为"牧师膝"。

膝关节半屈曲位时髌下滑囊所受压力最大，频繁屈伸膝关节运动如反复跳跃运动均可引起髌下滑囊炎。髌下滑囊炎常并发于跳跃者膝（髌腱炎）和 Osgood Schlatters 病。

　　膝前区外伤直接损伤髌下囊，软组织内水肿、出血可以渗入髌下滑囊。细菌也可以经过皮肤破口进入髌下滑囊引起髌下化脓性滑囊炎。滑囊炎时滑囊积液，囊壁充血、水肿、增生、肥厚，并与周围组织发生粘连。慢性者囊液变稀呈淡黄色或棕褐色，囊壁钙化。

【临床表现】

　　早期膝前髌下区酸胀不适，继而出现持续性钝痛，受凉时加重，活动后减轻。半蹲位症状加重，上下楼梯、爬山较困难，可以出现疼痛加剧，有时疼痛会影响睡眠。肿胀疼痛会导致膝关节运动受限。体检发现髌韧带止点附近隆起，有压痛，有时局部有波动感。

【影像学表现】

　　X线平片表现为髌下软组织肿胀、增厚，有时隐约可见囊性占位。CT表现为髌骨下方软组织内液体密度囊性占位。慢性者可见滑囊壁钙化。

　　MRI是显示髌下滑囊炎的最佳影像学检查方法。髌下浅滑囊炎时表现为髌韧带表面边界较清楚囊状占位，髌下深滑囊表现为位于髌韧带深部髌下脂肪垫下方的三角形囊性占位。T_1WI常显示为低信号，T_2WI/PDWI为高信号，信号均匀，也可以不均匀（图6-2-1）。慢性滑囊炎时常有囊壁增厚、内部碎屑，囊壁可以有钙化。滑囊内出血可以表现为液－液平面。增强扫描时囊壁有强化。

　　髌下滑囊炎时可以同时发现跳跃者膝（髌腱炎）和（或）Osgood Schlatters病的MRI表现（图6-2-2）。

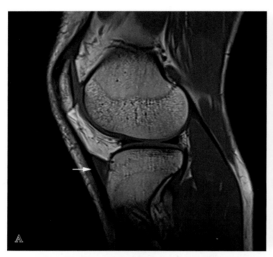

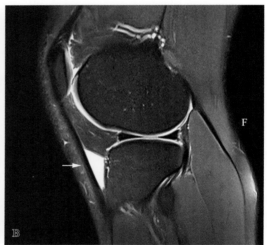

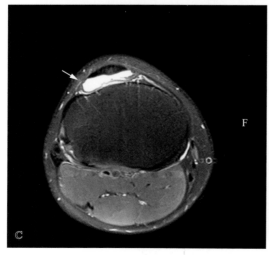

图6-2-1　髌下深滑囊炎

A.矢状位T_1WI示髌韧带下段深部与胫骨前缘皮质间低信号三角形囊状影（箭），髌下脂肪垫下缘被推移；B.矢状位FS PDWI示髌韧带下段深部与胫骨前缘皮质间高信号囊状影（箭），髌下脂肪垫被推移；C.横轴位FS PDWI示髌韧带下段深部与胫骨前缘皮质间高信号囊状影（箭），位于髌韧带和胫骨前缘皮质之间

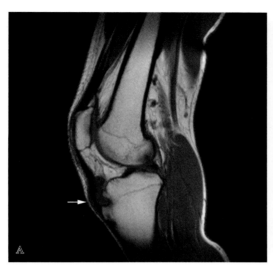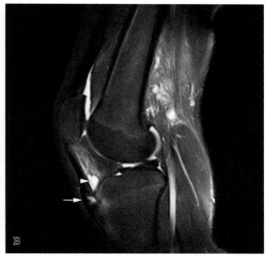

图6-2-2 Osgood Schlatters病合并髌下深滑囊炎

A.矢状位T₁WI示胫骨结节不规则隆起，髌韧带胫骨结节附着处增厚、信号不均匀（箭），髌下深滑囊扩张、内见低信号；B.矢状位脂肪抑制T₂WI示胫骨结节不规则隆起，髌韧带附着处增厚伴信号不均匀增高（箭），髌下深滑囊扩张积液（箭头），液体高信号中见少许点条状低信号，髌下脂肪垫局部斑片状水肿样信号增高

【治疗】

1.非手术治疗 休息可以减轻滑囊炎的症状，可以改变运动方式或者完全休息数天，避免跪地等直接压迫膝关节。急性期可以用局部冷敷减轻症状，需要时可以用布洛芬等抗炎药物。

2.手术治疗 可以对滑囊穿刺引流，吸尽囊液后向滑囊注入皮质激素，必要时可以手术切除滑囊。

（张峭巍　张联合）

第三节　鹅足滑囊炎

鹅足滑囊位于鹅足腱深面与内侧副韧带之间，鹅足腱由缝匠肌、股薄肌、半腱肌三块肌肉的腱性部分共同附着于胫骨近端前内侧皮质而成，三个肌腱之间有致密纤维膜而形似鹅足。该处结构紧密，鹅足滑囊由于长期挤压、磨损或损伤而导致无菌性炎症，可影响膝关节的内旋或外旋，是膝关节内侧疼痛的常见原因。

【病因】

鹅足滑囊炎的常见原因有反复或过度运动，摩擦和挤压鹅足滑囊，如跑步、骑行、蛙泳、左右摆动、突然增加跑步距离和强度等；性别和生物力学因素，如女性骨盆更宽和膝关节角度特点与鹅足腱滑囊炎有关；扁平足或外翻足使鹅足腱区域也承受更大应力；髋、膝部肌肉无力或紧张使鹅足滑囊压力增大，如腘绳肌紧张常导致鹅足滑囊炎；关节病变如膝关节骨关节炎患者中约20%伴有鹅足滑囊炎；Osgood Schlatters也更容易罹患鹅足滑囊炎；糖尿病、肥胖也与鹅足腱滑囊炎有相关性。

【临床表现】

鹅足滑囊炎最常见的表现是膝关节内侧疼痛，运动或爬楼梯时明显；局部肿胀、皮温轻度升高；睡眠障碍，侧卧时鹅足滑囊受压，夜间可能因屈伸膝关节而被痛醒；因为疼痛使膝关节运动减少、受限，从而肌力减退。

【影像学表现】

X线平片、CT可以表现为胫骨近端内侧软组织肿胀、囊状液体密度影。

MRI能够清晰显示鹅足滑囊炎，表现为鹅足腱与胫侧副韧带之间囊状异常信号影，T₁WI常显示为低信号，T₂WI/PDWI为高信号，信号可以不均匀，常呈分叶状囊性结构（图6-3-1）。慢性滑囊炎时常有囊壁滑膜增生、增厚，囊内有时可见碎屑。增强扫描时囊壁有强化。

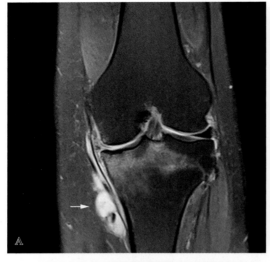

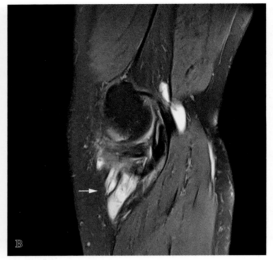

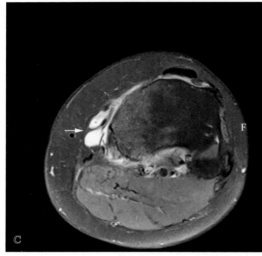

图6-3-1　鹅足滑囊炎

A.冠状位FS PDWI示内侧副韧带与鹅足腱之间见分叶状高信号影（箭），可见鹅足腱嵌入其中，内部信号欠均匀，同时见内侧半月板撕裂及胫骨近端骨髓水肿；B.矢状位FS PDWI示胫骨近端内侧见分叶状高信号影与鹅足腱呈镶嵌状（箭），内部信号欠均匀，同时见腘窝囊肿；C.横轴位脂肪抑制PDWI示胫骨内侧高信号囊状影，可见鹅足腱（箭）嵌入

【治疗】

1.非手术治疗　①休息或改变运动方式；锻炼以增强臀肌和股四头肌的力量，对腘绳肌进行拉伸训练，以此减轻鹅足滑囊的压力；②膝关节内侧用冰袋冷敷10～15分钟，数小时后重复，可以减轻疼痛和肿胀；③使用抗炎药物布洛芬和镇痛药对乙酰氨基酚等；④物理疗法，如超声波等。

2.手术治疗　如果非手术治疗无效，可以手术切除滑囊。

（张建军　张联合）

第四节　腘窝囊肿

腘窝囊肿又称为Baker's囊肿，最早由Baker在1877年详细描述，是临床上最常见的滑膜囊肿之一。通常认为是由于膝关节内压力增高，关节液经关节囊后部薄弱区进入腓肠肌内侧头与半膜肌肌腱滑囊而形成囊肿。

【病因】

腘窝囊肿的病因不明，一般分为原发性和继发性。原发性常见于青少年，多与连续轻微外伤或运动相关。继发性多见于成人，以50岁以上女性较多见，常与类风湿关节炎、半月板损伤、骨性关节炎及非特异性滑膜炎等有关。

腓肠肌-半膜肌滑囊与关节囊之间存在4～24mm的水平裂隙样结构，幼儿期不明显，随着年龄增长而渐渐增长，当关节内压力增高，关节内液体自此进入腓肠肌-半膜肌滑囊并使其膨胀扩大，这个裂隙的单向流通机制使囊肿不断增大，很少自行消失。

【临床表现】

腘窝囊肿可以没有任何症状，有症状时主要表现为站立伸膝时腘窝处肿胀，屈膝时腘窝内有压迫感，膝关节过伸时疼痛僵硬。查体发现腘窝有圆形、光滑、有弹性的肿块，可有波动感。过伸时囊肿紧张，屈曲时变柔软，这个体征被称为Foucher征。腘窝囊肿破裂时，囊液外漏、出血及周围组织继发炎性改变，会出现相应部位肿胀、疼痛、皮肤颜色改变等症状，与急性下肢深静脉血栓相似。

【影像学表现】

X线平片对诊断腘窝囊肿本身价值不大，CT表现为腘窝软组织内液体密度囊性占位。

超声能够清楚地显示囊肿的位置、大小、形态及内部回声，而且能够了解囊肿与关节腔、毗邻结构关系。超声简单方便，可以清楚地评价囊肿的大小、分隔及囊内游离体等。

MRI是显示腘窝囊肿的最佳影像学检查方法。腘窝囊肿的特征性部位是腓肠肌内侧头与半膜肌之间，常能见到细颈与关节腔相通。囊肿常为圆形、卵圆形，边缘清楚，T$_1$WI常显示为中等或低信号，T$_2$WI/PDWI为高信号，信号通常较均匀（图6-4-1），当合并感染或囊内出血时，信号可以不均匀。慢性滑囊炎时并常伴有囊壁增厚、分房、内部碎屑，静脉注射Gd-DTPA增强时囊壁有强化。

腘窝囊肿破裂时，囊肿张力减低，边缘欠清晰，周围间隙出现积液，可以向上下延伸，积液常见于半膜肌、腓肠肌、比目鱼肌周围间隙，也可见于腓肠肌与皮下脂肪层之间，表现为不规则斑片状异常信号，T$_1$WI为低信号，T$_2$WI/PDWI为高信号（图6-4-2）。

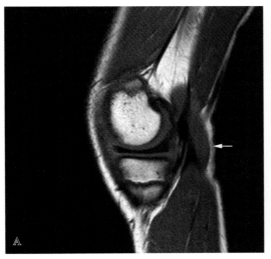
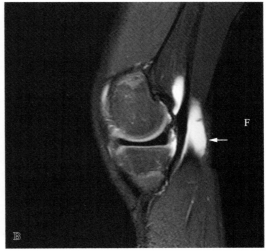
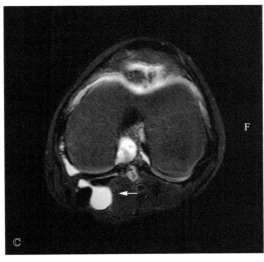

图6-4-1 腘窝囊肿

A.矢状位T$_1$WI示腘窝内后方稍低信号囊状影（箭），与腓肠肌内侧头和半膜肌肌腱关系密切；B.矢状位FS PDWI腘窝内后方高信号囊状影（箭），与腓肠肌内侧头和半膜肌肌腱关系密切；C.横轴位脂肪抑制PDWI示腘窝内后方高信号囊状影（箭），位于腓肠肌内侧头和半膜肌肌腱之间，并可见一细尾状高信号影与关节腔相连

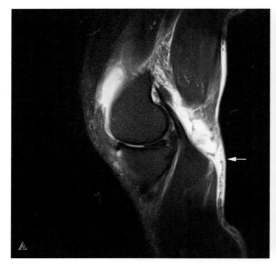
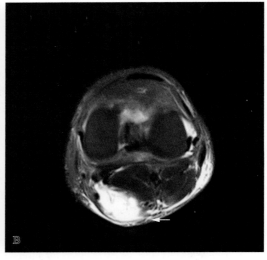

图6-4-2　腘窝囊肿破裂

A.矢状位FS T₂WI示腘窝囊肿部分境界欠清晰，囊内信号不均匀，囊周围肌间隙及皮下脂肪层内见广泛斑片状高信号影（箭）；B.横轴位FS T₂WI示腘窝囊肿张力较低，囊内信号不均匀，腘窝皮下脂肪层内见广泛斑片状高信号（箭）

【治疗】

1.非手术治疗　Degreef等认为儿童原发性腘窝囊肿18岁之前通常可以消失，通常不做处理。成人无症状的继发性囊肿也可以不做处理。有疼痛时可以服用非甾体消炎药，也可以采用冰袋冷敷10～30分钟。积液量多时可以用抽吸引流并注入皮质激素。

2.手术治疗　手术成功的关键是膝关节囊相关病变的处理和重建滑囊与关节腔的双向引流，囊肿本身不应是外科治疗的主要目标。应用关节镜做关节清理、半月板修整、扩大囊肿和关节的交通口，并不切除囊肿，绝大多数有满意的效果。

（张建军　张联合）

第五节　髌内侧皱襞综合征

滑膜皱襞属于膝关节的正常组织结构，正常时薄而柔软，不产生疼痛等症状。滑膜皱襞在多种因素刺激下出现异常增生、肥厚，关节活动时与关节内其他组织碰撞、挤压，引起疼痛、弹响等症状时，称为滑膜皱襞综合征。髌内侧皱襞是导致滑膜皱襞综合征的主要原因，占20%～60%。

【病因】

按照髌内侧皱襞的形态和大小，Sakakibara将其分为4型：A型，在内侧支持带下方可见薄层滑膜皱襞；B型，滑膜皱襞呈狭窄棚架状，不覆盖股骨内侧髁前表面；C型，滑膜皱襞呈宽大棚架状，部分覆盖股骨内侧髁前表面；D型，与C型相似，滑膜皱襞中央有裂孔。C、D型更容易出现临床症状。

临床上引起内侧滑膜皱襞综合征原因包括外伤、长时间屈膝、反复膝关节屈伸运动、运动强度短时间内加大、关节内软骨病变、半月板损伤等。髌内侧滑膜皱襞局限性出血，进而纤维化、滑膜组织增厚，改变了髌股关节的正常生物力学分布，髌股关节慢性撞击导致软骨损伤和软骨下应力增高，出现相应的临床表现。

有学者发现，分布在病理性髌内侧皱襞中的神经纤维数量增多是导致疼痛的重要病理生理基础，含有P物质的伤害性感觉神经数量与疼痛水平密切相关。

【临床表现】

髌内侧皱襞综合征较常见于青少年，主要表现：①髌股关节慢性间断性疼痛，屈伸膝运动及久坐后加重；②膝关节屈伸时有弹响；③膝关节假性交锁；④膝关节不稳、运动受限等。

【影像学表现】

MRI上正常滑膜皱襞显示为细线状低信号影，有关节积液时显示清楚。

髌内侧皱襞综合征时T$_2$WI/PDWI上表现为髌内侧皱襞增厚、延长伴内部信号增高，超过髌骨内缘进入髌股关节（图6-5-1），覆盖于股骨滑车关节面（相当于C型）、有的伴穿孔（相当于D型）。Monabang等分析了9例髌内侧皱襞综合征，显示内侧皱襞嵌入髌股关节的横轴位层数比对照组更多，并有局部关节积液。

Hayashi等分析了342个膝关节发现C型髌内侧皱襞更可能伴发髌骨内侧软骨面损伤。髌骨软骨损伤偏下方，股骨内侧髁软骨损伤一般是非承重面。

Jee等报道了55例内侧滑膜皱襞综合征，MRI诊断的敏感度为95%，特异度为72%。Boles等却认为，诊断皱襞综合征主要依据是临床表现，而不是影像学征象。

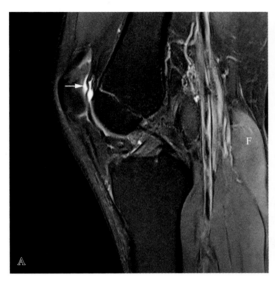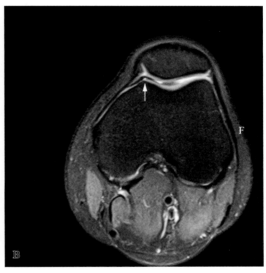

图6-5-1　髌内侧皱襞综合征

A.矢状位FS PDWI示髌骨和股骨内侧髁之间见纤曲增厚的低信号内侧皱襞（箭），局部见少量积液；B.横轴位FS PDWI示髌内侧皱襞位于股骨内侧髁与髌骨之间（箭），覆盖股骨滑车关节面软骨

【治疗】

1.非手术治疗　包括休息、应用非甾体类药物、理疗、封闭治疗等。早期较轻的病例，股四头肌功能锻炼后，大部分症状可以缓解。锻炼方法是膝关节伸直后快速抬腿，可以改善股四头肌力量，髌内侧皱襞与股骨髁摩擦减少，疼痛缓解。

2.手术治疗　非手术治疗无效时经关节镜切除滑膜皱襞全长，有时甚至可将滑膜皱襞连同脂肪垫增生的滑膜一起切除，术后早期主动进行伸膝装置练习及持续被动运动（Continuous Passive Motion，CRM）锻炼对预防粘连、建立新的髌股运动轨迹十分重要。

（傅颖颖　张联合）

第六节　髌下脂肪垫撞击

正常髌下脂肪垫是膝关节囊内、滑膜外的三角形纤维脂肪组织，充填于髌骨、股骨髁下部和胫骨平台前上缘之间，起到衬垫、润滑和稳定关节的作用，当股四头肌收缩时，髌下脂肪垫作为衬垫来缓解髌韧带和股骨、胫骨之间的摩擦，同时可以限制关节过度运动来保护关节。剧烈运动等原因可使关节内压升高，引起脂肪垫水肿、增生，屈伸膝活动时被挤压于胫股关节前方和髌股关节下方，刺激脂肪垫内血管神经丛，引起膝前疼痛和伸膝受限。

【病因】

①解剖和生物力学因素：髌下脂肪垫内部弹性纤维形成网状支架，与半月板类似，膝关节屈伸运动有向胫股关节内部突入的趋势。髌骨位置异常也与髌下脂肪垫撞击有关。②直接损伤：膝关节突然过伸或扭转，脂肪垫向上移动前被夹于胫股关节之间，引起急性嵌顿性损伤。③慢性反复微小损伤：过度运动导致股四头肌疲劳时，脂肪垫在膝关节屈伸运动中上移不足，易受胫股关节面挤压。④其他膝关节病变：膝关节骨性关节炎、滑膜炎、半月板损伤、前交叉韧带重建术后等均可以导致髌下脂肪垫损伤。

【临床表现】

患者主要表现为膝前区疼痛，多见于内外侧膝眼或髌韧带深部，劳累、上下楼梯、深蹲时加重。髌下区域两侧饱满，脂肪肥厚，压痛点明确。

Hoffa征阳性是常见表现，即压迫脂肪垫情况下嘱患者主动由屈膝位伸展至终末，压迫区域出现明显疼痛，偶有交锁、弹响。

髌下脂肪垫内丰富的P物质阳性神经受伤害性刺激后产生疼痛可能是疼痛机制之一。

【影像学表现】

X线平片、CT检查对髌下脂肪垫撞击的诊断不敏感，严重者可表现为局部脂肪混浊、钙化斑点。

正常髌下脂肪垫在T_1WI和T_2WI上表现为均匀高信号，与皮下脂肪类似。内部纤维分隔在T_1WI上表现为低信号，在脂肪饱和T_2WI和STIR图像上亦呈低信号。

髌下脂肪垫撞击早期的典型部位是该脂肪垫的外上部，该部位于外侧髌股韧带和股骨滑车外侧关节面之间被反复挤压。MRI可以清晰显示髌下脂肪垫外上部（图6-6-1）、后部或弥漫性急性水肿，脂肪抑制$T_2WI/PDWI$上表现为高信号区域，注入对比剂后有强化，髌韧带被向前推移，可以伴关节少量积液。亚急性和慢性期时的纤维素、含铁血黄素在T_1WI和T_2WI上均表现为低信号，纤维组织可以化生为纤维软骨组织，偶可见骨化，MRI上也表现为低信号灶。慢性期也可以出现髌骨软骨变薄、局部糜烂。髌下脂肪垫撞击可以与骨性关节炎、半月板损伤等其他膝关节病变合并，MRI检查可以全面显示（图6-6-2）。

髌下脂肪垫水肿也可见于无外伤或撞击症状的膝关节，所以诊断髌下脂肪垫撞击应该密切结合临床。

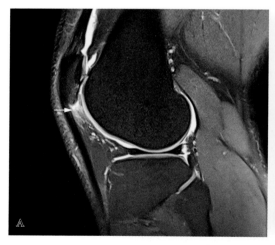
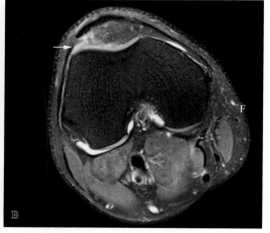

图6-6-1　髌下脂肪垫撞击

A.矢状位FSPDWI髌下脂肪垫外上部局部信号增高（箭），髌骨关节面软骨局部变薄；B横轴位FSPDWI髌下脂肪垫外上部局部信号不均匀增高、轻度肿胀（箭）

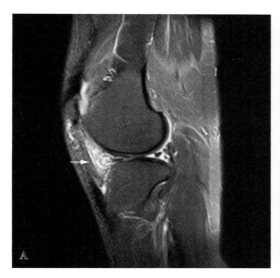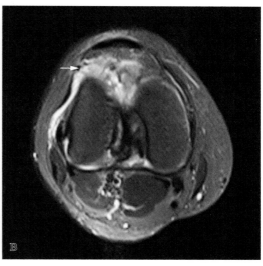

图6-6-2 髌下脂肪垫撞击合并外侧半月板损伤

A.矢状位FS T$_2$WI示髌下脂肪垫信号明显不均匀增高（箭），外侧半月板撕裂；B.横轴位FS T$_2$WI示髌下脂肪垫弥漫性信号不均匀增高、轻度肿胀（箭）

【治疗】

1.非手术治疗 ①休息及合理运动，早期应避免容易引发疼痛症状的剧烈运动；②贴扎治疗，用运动贴布或肌内效贴布对髌骨上缘进行压迫和固定，使髌骨下缘相对翘起，脂肪垫区域使用贴布收拢周边软组织；③物理治疗，使用声、光、电、磁、热等改善血液循环、促进代谢、加快清除炎性产物及致痛物质，舒缓疼痛，减轻粘连；④药物治疗，可以外用涂抹扶他林或中药，也可以局部封闭治疗。

2.手术治疗 膝关节镜可在直视下并动态观察增生的脂肪垫及卡压部位，针对性强、损伤小、恢复快。研究证明，尽早切除病变脂肪垫，可以阻断病变组织中神经末梢对无菌性炎症化学物质刺激的传导，消除膝前疼痛的刺激点，疗效显著，并发症少。

（傅颖颖 张联合）

参 考 文 献

[1] 蔡彬，张长虹，陈庚，等，2018. 关节镜下手术结合持续负压吸引治疗膝关节髌前滑囊炎. 实用骨科杂志，24（5）：473-474.

[2] 蔡彬，张长虹，陈庚，等，2018. 关节镜下手术结合持续负压吸引治疗膝关节髌前滑囊炎. 实用骨科杂志，24（5）：473-474.

[3] 邓宾，吴宇峰，伍中庆，2006. 腘窝囊肿的发病机制及其针对性治疗. 中国临床康复，10（36）：146-148.

[4] 高元桂，张爱莲，程流泉，2013. 肌肉骨骼磁共振成像诊断. 北京：人民军医出版社.

[5] 韩长年，屈辉，2018. 膝关节囊性病变的磁共振影像诊断探讨. 中华临床医师杂志（电子版），12（10）：576-579.

[6] 何锐，杨柳，郭林，等，2009. 髌内侧滑膜皱襞中表达P物质的神经分布与髌股关节痛的相关性. 中华骨科杂志，29（6）：567-571.

[7] 叶俊强，杨柳，史玉鹏，等，2008. 髌内侧滑膜皱襞综合征的诊断和治疗. 中国骨与关节损伤杂志，23（8）：646-648.

[8] Boles CA，Butler J，Lee JA，et al，2004. Magnetic resonance characteristics of medial plica of the knee：correlation with arthroscopic resection. J Comput Assist Tomogr，28（3）：397-401.

[9] David W. Stoller，2007. Magnetic resonance imaging in orthopaedics and sports medicine. 3rd ed. Philadelphia：Lippincott Williams & Wilkins.

[10] De Smet AA，Davis KW，Dahab KS，et al，2012. Is there an association between superolateral Hoffa fat pad edema on MRI and clinical evidence of fat pad impingement?AJR Am J Roentgenol，199（5）：1099-1104.

[11] Dye SF，Campagna-Pinto D，Dye CC，et al，2003. Soft-tissue anatomy anterior to the human patella，J Bone Joint Surg

Am，85-A（6）：1012-1017.

［12］Flores DV，Gómez CM，Pathria MN，2018. Layered approach to the anterior Knee：normal anatomy and disorders associated with anterior knee pain. RadioGraphics，38（7）：2069-2101.

［13］Fritschy D，Fasel J，Imbert JC，et al，2006. The popliteal cyst. Knee Surg Sports Traumatol Arthrosc，14（7）：623-628.

［14］Hirji Z，Hunjun JS，Choudur HN，2011. Imaging of the Bursae. J Clin Imaging Sci，1（1）：1-9.

［15］Jee WH，Choe BY，Kim JM，et al，1998. The plica syndrome：diagnostic value of MRI with arthroscopic correlation. J Comput Assist Tomogr，22（5）：814-818.

［16］Larib A，Cyteval C，Hamoui M，et al，2014. Hoffa's disease：A report on 5 cases. Diagn Interv Imaging，22（14）：200-209.

［17］LLopis E，Padrón M，2007. Anterior knee pain. Eur J Radiol，62（1）：27-43.

［18］Manaster BJ，Roberts CC，Petersilge CA，et al，2018. 创伤性骨肌诊断影像学. 赵斌，王光彬，译. 山东：山东科学技术出版社.

［19］Mark D. Miller，Stephen R. Thompson，2019. Orthopaedic sports medicine. 5th ed. Philadelphia：Elsevier.

［20］McCarthy CL，McNally EG，2004. The MRI appearance of cystic lesions around the knee. Skeletal Radiol，33（4）：187-209.

［21］Monabang CZ，De Maeseneer M，Shahabpour M，et al，2007. MR imaging findings in patients with a surgically significantmediopatellar plica. JBR-BTR，90（5）：384-387.

［22］Rennie WJ，Saifuddin A，2005. Pes anserine bursitis：incidence in symptomatic knees and clinical presentation，Skeletal Radiol，34（7）：395-398.

第七章

肌腱与周围肌肉病变

第一节 股四头肌腱损伤

股四头肌腱是由股直肌、股外肌、股内肌、股中间肌各部分组成，在髌骨处形成一个共同的三层肌腱止点。浅层由股直肌肌腱构成，中间层由股内侧肌和股外侧肌构成，深层由股中间肌构成。股内侧肌和股外侧肌肌纤维与内侧和外侧支持带混合。

【病因】

股四头肌腱病常指的是肌腱变性，是一种肌腱非炎性的、慢性退变的病理过程，常见于反复进行剧烈跳跃动作的运动员（如排球、篮球、跳高等）。由于长期超负荷、过载运动，导致骨与肌腱结合部的微撕裂，进而产生退行性炎症和替代肌腱的瘢痕组织。股四头肌腱的部分撕裂常见于运动或跌倒时。股四头肌腱全层撕裂通常与患者迅速收缩股四头肌并使其膝关节屈曲或受外力直接打击有关，也有自发性断裂的报道。结缔组织疾病、系统性红斑狼疮、类风湿关节炎、肾脏损害、皮质类固醇疾病等系统性疾病能慢性地使肌腱弱化，是股四头肌腱自发性断裂的诱因。

【临床表现】

股四头肌腱病的患者通常在髌骨近端出现隐匿性疼痛，常与体育活动的运动量和运动时间有关，直接触诊髌骨近端时远端股四头肌可发现局限性压痛，疼痛可引起膝关节伸展阻力。部分股四头肌腱撕裂的患者通常在运动或跌倒时出现急性疼痛，但与完全性股四头肌腱断裂不同，他们能够在重力作用下主动伸展膝盖。有时，疼痛的严重程度可能会在一开始限制患者完全收缩股四头肌的能力，从而导致与肌腱全层撕裂难以鉴别。股四头肌腱全层撕裂的患者临床表现通常包括急性疼痛，不能主动伸展膝关节，可触及股四头肌腱在髌骨上方空虚。部分撕裂和肌腱病可以非手术治疗，但是股四头肌腱全层撕裂需要手术修复才能达到最佳效果。

【分类和分级】

股四头肌腱损伤包括肌腱病、肌腱部分撕裂、肌腱全层撕裂。

Ⅰ级：肌腱纤维无局灶性断裂。

Ⅱ级：一个或多个肌腱局灶性纤维非完全中断。

Ⅲ级：一个或多个肌腱纤维完全中断。

【影像学表现】

MRI能清楚地显示各种类型股四头肌腱损伤，损伤可发生在大腿远端前部的任何地方，最常累及中间层的肌腱。正常股四头肌腱在矢状位上表现为分层样外观，可显示2～4个肌腱，肌腱层之间为脂肪层。

1. 股四头肌腱病　肌腱病在MRI上常表现为一个或多个肌腱在髌骨附着处信号增高，伴或不伴有肌腱的增粗（图7-1-1）。

2. 股四头肌腱部分撕裂　肌腱部分撕裂在MRI上常表现为一个或多个肌腱部分纤维束断裂、不连续，可伴有肌腱增厚，可见局灶性液体信号，T_2WI及PDWI上信号增高（图7-1-2）。撕裂最常累及股四头肌中间的肌腱，一般从中间开始向外周扩展。

3. 股四头肌肌腱完全撕裂　肌腱完全撕裂在MRI上常表现为肌腱纤维束完全断裂、不连续，肌腱正常低信号完全消失，可伴有肌腱增厚、断端回缩，断裂区被水肿、出血所占据，T_2WI、PDWI上信号增高（图7-1-3）。三大血管网（内侧、外侧和髌周）为股四头肌腱提供血液供应，在髌骨上方1～2cm处存在一个相对低血管区，这使得该区域更容易断裂。

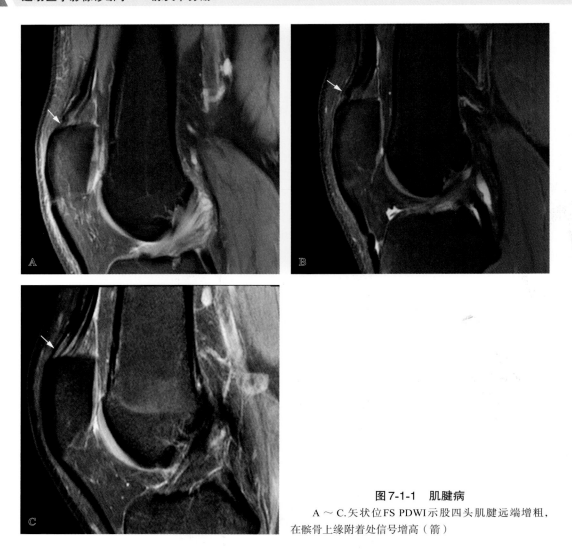

图 7-1-1　肌腱病

A～C.矢状位 FS PDWI 示股四头肌肌腱远端增粗，在髌骨上缘附着处信号增高（箭）

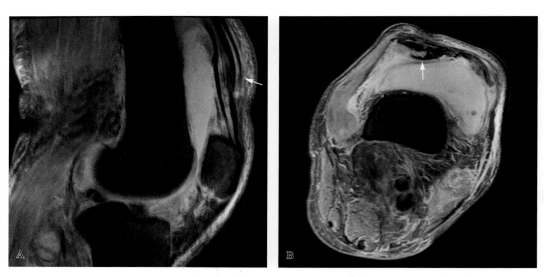

图 7-1-2　股四头肌肌腱部分撕裂

A.矢状位 FS PDWI 示股四头肌肌腱远端信号不均，肌腱浅层部分纤维连续性中断（箭）；B.横断位 T₂WI 示股四头肌肌腱部分肌纤维连续性中断（箭）

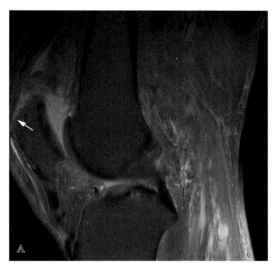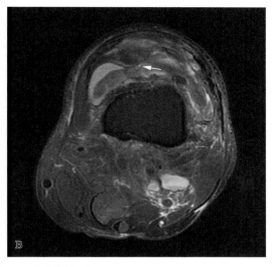

图7-1-3　股四头肌肌腱完全撕裂

A.矢状位FS PDWI示股四头肌肌腱远端未附着在髌骨上缘，肌腱纤维连续性中断（箭）；B.横断位FS T$_2$WI示股四头肌腱正常结构消失，纤维连续性中断（箭）

【治疗】

股四头肌肌腱病和肌腱变性通常采取非手术治疗。急性股四头肌肌腱完全撕裂主要采用手术治疗。①股四头肌腱近髌骨附着处断裂，可采用髌骨钻孔，缝合髌骨与股四头肌腱断端，并使用肌筋膜加强；②直接缝合股四头肌或肌腱断端；③采用髌骨冠状面钻孔，双10号线Bennell缝合，穿过髌骨骨孔结扎，可吸收线缝合扩张部；④股四头肌腱完全撕裂伴皮肤缺损的，直接缝合股四头肌腱断端，两周后二期植皮。对于陈旧性股四头肌肌腱断裂，需先去除瘢痕组织，直接或紧缩缝合股四头肌或肌腱断端。

（蒋元明　何　波）

第二节　髌腱损伤

髌腱，也被称为髌韧带，连接髌骨和胫骨，是伸膝结构的一部分。髌腱起于髌尖，止于胫骨粗隆。有学者认为髌腱是股四头肌腱在髌骨上的延伸，髌骨本身是嵌在股四头肌腱中的籽骨，其后方被髌下脂肪垫（Hoffa脂肪垫）包围。髌腱损伤包括髌腱炎、肌腱撕裂、Osgood-Schlatter病（OSD）、Sinding-Larsen-Johnsson病（SLJ）。

【病因】

髌腱炎又称为跳跃者膝，在从事经常需要起跳（如篮球、足球、排球等）的运动员中最为常见，最常影响髌腱近端止点，主要由于长期超负荷、过载运动，导致骨与肌腱结合部的微撕裂，进而产生退行性炎症和替代肌腱的瘢痕组织。肌腱撕裂常是由于潜在的肌腱病或慢性疾病使肌腱强度变弱所导致的结果，如肌腱炎会增加肌腱完全撕裂的可能性。系统性红斑狼疮、类风湿关节炎、慢性肾脏疾病等系统性疾病增加了肌腱完全撕裂的风险。当膝关节弯曲大于60°时，此时的髌韧带具有最大的拉伸力，因此，大多数髌腱发生急性完全撕裂时，膝关节处于弯曲状态。Osgood-Schlatter病、Sinding-Larsen-Johnsson病影响髌骨完全骨化前和胫骨结节骨骺融合前的青少年。

【临床表现】

髌腱炎的临床表现为蹲跳痛、上下楼梯痛、下蹲时腿打软，但行走平路不受影响。查体可及髌尖或髌腱部有压痛，髌腱变粗。单脚蹲起试验阳性（患者单腿下蹲，逐渐下蹲到90°～135°时出现疼痛、发软，蹲下后单腿不能起立）、抗阻伸膝试验阳性（90°左右最痛）。髌腱完全撕裂常表现为膝关节无力而不能站立；或暴力导致膝关节疼痛不适、伸膝无力；体格检查均显示髌腱处空虚，主动伸膝不能，抗阻力伸膝时髌腱无张力。Osgood-Schlatter病和Sinding-Larsen-Johnsson病患者常出现受累部位的慢性疼痛和触痛。

【分类和分级】

髌腱损伤包括髌腱炎、髌腱撕裂、Osgood-Schlatter病、Sinding-Larsen-Johnsson病。

【影像学表现】

MRI能清晰显示各种类型髌腱损伤。正常髌腱在T_1WI、T_2WI及PDWI上均为低信号。

1.髌腱炎　在MRI上常表现为肌腱在髌骨下方附着处信号增高，伴或不伴有肌腱的增粗（图7-2-1）。

2.髌腱部分撕裂　髌腱部分撕裂在MRI上常表现为肌腱部分纤维束断裂、不连续，常伴有肌腱增厚，T_2WI及PDWI上信号增高。可出现髌腱前方皮下软组织和邻近髌下脂肪垫水肿（图7-2-2）。

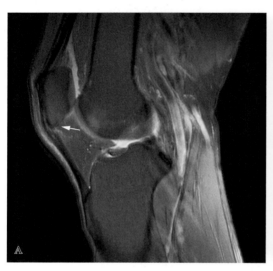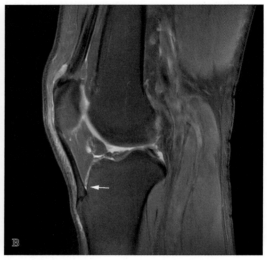

图7-2-1　髌腱炎

A.矢状位FS PDWI示髌腱近端增粗，在髌骨下缘附着处信号增高，后方脂肪垫轻度水肿（箭）；B.矢状位FS PDWI示髌腱远端增粗，在胫骨粗隆附着处信号增高（箭）

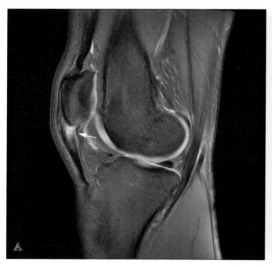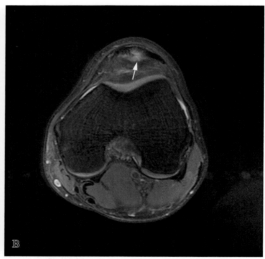

图7-2-2　髌腱部分撕裂

A.矢状位FS PDWI示髌腱近端增粗，在髌骨下缘附着处局部信号增高（箭）；B.横断位FS T_2WI示髌腱局部纤维连续性中断，呈高信号表现（箭）

3.髌腱完全撕裂　在MRI上常表现为肌腱纤维束完全断裂、不连续，肌腱正常低信号完全消失，常伴有肌腱增厚、断端回缩，T_2WI、PDWI上信号增高，还可伴有髌骨高位。髌腱完全撕裂通常是髌骨下缘撕脱，其次是远端的胫骨结节撕脱，少见于髌腱中份断裂。髌骨骨折、胫骨粗隆撕脱骨折可合并髌腱损伤撕裂（图7-2-3）。

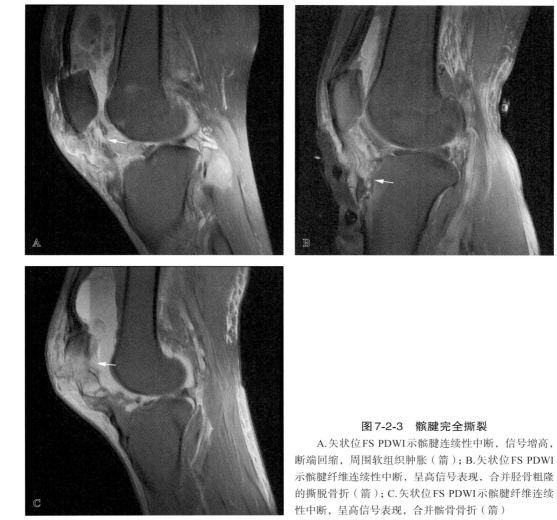

图7-2-3　髌腱完全撕裂

A.矢状位FS PDWI示髌腱连续性中断，信号增高，断端回缩，周围软组织肿胀（箭）；B.矢状位FS PDWI示髌腱纤维连续性中断，呈高信号表现，合并胫骨粗隆的撕脱骨折（箭）；C.矢状位FS PDWI示髌腱纤维连续性中断，呈高信号表现，合并髌骨骨折（箭）

4. Osgood-Schlatter病　在MRI上常表现为肌腱远端增厚，T_2WI、PDWI上肌腱信号增高（图7-2-4），可见增大和不规则的胫骨结节，骨髓信号增高，可伴有髌腱内异位骨化和周围软组织肿胀。

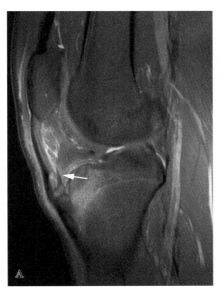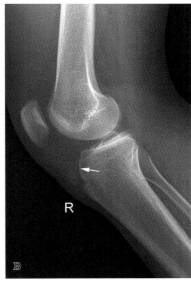

图7-2-4　Osgood-Schlatter病

A.矢状位FS PDWI示髌腱增厚和其内的异位骨化影（箭）；B.DR侧位示胫骨结节前方小骨化影（箭）

5. Sinding-Larsen-Johnsson病　在MRI上常表现为髌腱近端增厚，T_2WI、PDWI上肌腱信号增高，髌骨下极形态不规则，骨髓信号增高，可伴有髌腱内异位骨化和周围软组织肿胀（图7-2-5）。

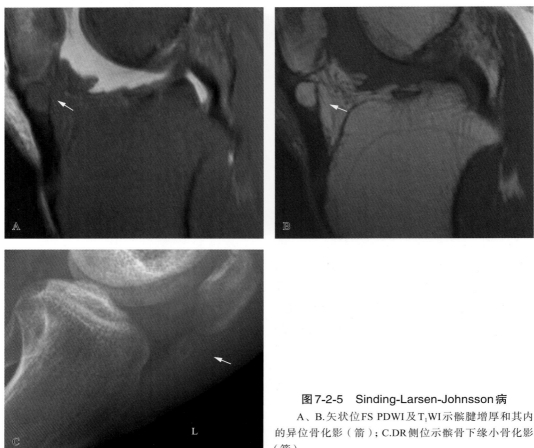

图7-2-5　Sinding-Larsen-Johnsson病

A、B.矢状位FS PDWI及T_1WI示髌腱增厚和其内的异位骨化影（箭）；C.DR侧位示髌骨下缘小骨化影（箭）

【治疗】

髌腱炎、髌腱撕裂、Osgood-Schlatter病、Sinding-Larsen-Johnsson病通常采用非手术治疗，休息、冰敷、停止剧烈运动及物理疗法。急性髌腱断裂主要采用以下几种手术方法：①直接缝合髌腱断端；②近髌骨附着缘断裂的患者，于髌骨下极钻孔，双10号线缝合髌腱（或Kessler缝合），4号线间断缝合扩张部；③直接缝合髌腱断端，钢丝减张。对于近髌骨的髌腱附着处陈旧性断裂，取髌前正中切口，显露髌腱，切除瘢痕肉芽组织，取阔筋膜呈管形缝合，于髌骨下极做隧道，将取好的阔筋膜通过隧道与髌腱残端缝合。髌腱实质体部陈旧断裂的，取髌前外侧切口，显露髌腱，切除瘢痕肉芽组织，取阔筋膜呈管形缝合，修补髌腱，于髌骨体部和胫骨结节打孔钢丝减张。对近胫骨结节附着处陈旧断裂，取髌前内侧切口，显露髌腱，切除瘢痕肉芽组织，在胫骨结节掀起舌形骨瓣，将髌腱残端插入骨块下，使髌腱长度与髌骨等长，螺钉固定，钢丝减张。

（蒋元明　何　波）

第三节　髌腱-股骨外侧髁摩擦综合征

髌腱-股骨外侧髁摩擦综合征是指由于髌腱近端外侧与股骨外侧髁之间的摩擦、撞击引起髌下脂肪垫外上部的水肿所致，是膝关节前方和前外侧方疼痛的常见原因。

【病因】

可能是由于髌骨的错位或股内侧肌和股外侧肌之间的力量不平衡，导致髌骨下缘和股骨外侧髁之间的Hoffa脂肪垫上外侧相互撞击。

【临床表现】

患者通常表现为膝关节疼痛，其由于过度伸展而加剧，伴随着髌骨下极处的局灶性压痛。通常见于年轻人，发病年龄范围为13～56岁，大多数是不经常运动的人，疼痛可能由慢性重复性应力引起。

【影像学表现】

在MRI的STIR或FS T₂WI/PDWI上可见髌股关节外下方、髌下脂肪垫的外上部分呈局灶性高信号，具体位于髌骨的下缘和股骨滑车外侧的前方，可伴有髌骨外侧面及股骨外侧髁的骨髓水肿（图7-3-1）。

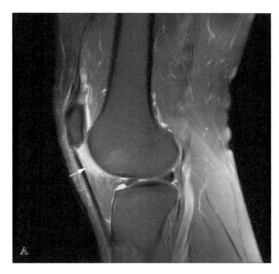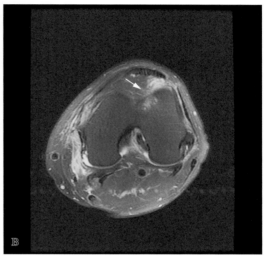

图7-3-1　髌腱-股外侧髁摩擦综合征

A.矢状位FS PDWI示髌下脂肪垫外上份水肿，呈小斑片高信号（箭）；B.横断FS T₂WI示脂肪垫外上份、股骨外侧髁骨髓水肿（箭）

【治疗】

髌腱-股骨外侧髁摩擦综合征患者通常采取非手术治疗，休息、避免剧烈运动及物理疗法。

（蒋元明　何　波）

第四节　髂胫束综合征

髂胫束综合征（iliotibial band syndrome，ITBS）是指由于各种原因造成髂胫束（iliotibial band，ITB）及其周围结构异常而引发的综合征。髂胫束是大腿深筋膜的结构，位于阔筋膜的外侧增厚部。起自髂嵴前份的外侧缘，分为上下两层包裹阔筋膜张肌，并与之紧密结合不易分离；后缘与臀大肌肌腱相延续；下部为两层愈合的腱性结构，呈扁带状，走行于大腿外侧；下端附着于胫骨外侧髁、腓骨头、膝关节囊。

【病因】

发病的主要原因是过度使用、下肢生物力线的改变等。本病的发病机制尚不明确，主要有以下两种机制：①摩擦机制，由于正常解剖结构股骨外侧髁较为隆突，当膝关节过度屈伸运动时，髂胫束在股骨外侧髁表面反复摩擦，导致炎症；②压力机制，有学者通过尸检发现，髂胫束被肌间隔牢牢固定于膝关节的侧方、不易滑动，故反复摩擦的可能性较小，而髂胫束与股骨外侧髁之间的脂肪组织内富含神经、血管，在反复被压缩期间可引发疼痛部位的炎症反应。不论是摩擦机制还是压力机制，都可引起髂胫束与股骨外侧髁之间的炎性改变。

【临床表现】

髂胫束综合征好发者主要集中在过度运动或错误的运动方式人群，如长跑、橄榄球、自行车及其他运动员。此外，下肢生物力线改变也会引起本病，如足内翻、双下肢长短不等、弓形腿等。本病的典型临床表现为膝关节外侧伸屈时，股骨外侧髁部疼痛，在膝关节屈曲30°时疼痛最剧烈，伴或不伴有膝关节打软等症状。多数患者就诊时描述大腿外侧及膝关节有疼痛、憋胀感，影响正常生活。体格检查：①伸屈膝关节，髌骨外侧疼痛并可闻及摩擦音；②患侧臀部及胫骨外侧疼痛可放射至膝部；③触诊髂胫束明显紧张，严重者可出现结节；④Ober征阳性。

【影像学表现】

MRI是显示髂胫束综合征的常用影像学检查方法，FS T₂WI冠状位及横断位图像显示病灶最佳。

髂胫束综合征为髂胫束、股骨外侧髁及二者之间的炎症反应，故主要包括以下特征表现：①髂胫束增厚或异常信号；②股骨外侧髁的近或远侧边界不清的异常信号；③ITB与股骨外侧髁之间脂肪组织异常信号或积液，积液边缘多模糊，且信号较关节腔积液低。以上3个影像学表现具有特征性（图7-4-1，图7-4-2），该综合征还可致ITB位于股骨外侧髁或Gerdy结节的部分增厚或波浪形中断，胫骨结节的撕脱性骨折和ITB附着处水肿，偶尔可伴有关节腔积液。

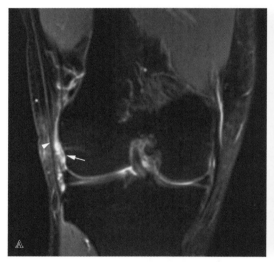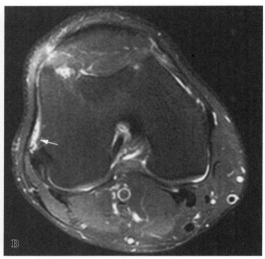

图7-4-1　髂胫束周围水肿

A、B.冠状位、横断位FS T₂WI示髂胫束周围脂肪间隙信号增高（箭头），髂胫束与股骨外侧髁之间液性高信号，边缘模糊（箭）

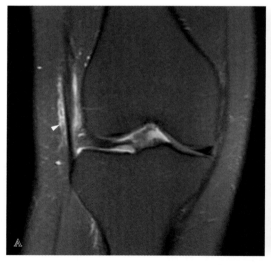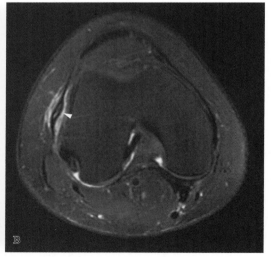

图7-4-2　髂胫束损伤并周围肿胀

A、B.冠状位、横断位FS T₂WI示髂胫束增粗、信号增高（箭头），周围脂肪间隙信号增高

【治疗】

非手术治疗主要以手法、肌肉锻炼、药物及理疗等方法为主，国内外学者公认以局部药物注射联合肌肉锻炼能达到较好的预期疗效。对于非手术治疗无效、顽固性ITBS患者，可采用手术治疗，主要方法包括

关节镜、髂胫束松解等，关节镜无绝对禁忌证，适用于各类患者群，对患者早期活动有很大帮助。

（赵 雯 何 波）

第五节 膝关节其他肌腱损伤

膝关节肌腱较多且容易损伤，除了前面四节较为常见的肌腱损伤外，本节将介绍另外两种肌腱损伤，腘肌、腘绳肌群（股二头肌长头、半腱肌和半膜肌）损伤。

【病因】

腘肌斜行位于腘窝底，起自股骨外侧髁的外侧面上缘，移行为肌腱后穿过腘肌腱裂孔，止于胫骨的比目鱼肌线以上的骨面（胫骨后侧的三角区域）。其通过腘腓韧带与腓骨小头后方相连接，并共同组成腘肌腱复合体。腘肌是膝关节后外侧复合体的组成部分，起到屈膝及小腿旋内的作用，防止胫骨外旋，在对抗胫骨后移、内翻上也有辅助作用。当膝关节处于半屈位，小腿固定并大腿外旋时，腘肌负荷最大，此时其损伤的概率较大。其损伤机制是由于胫骨近端前内侧撞击致膝关节过度伸展，或膝关节外旋时使腘肌非接触性过度伸展，腘肌腱的股骨附着处和肌-腱结合部较薄弱，易发生撕裂伤。

腘绳肌为大腿后侧的肌群，包括半腱肌、半膜肌、股二头肌长头，均起自坐骨结节。半腱肌、半膜肌止于胫骨内侧，股二头肌长头肌腱止于腓骨头，该肌群跨越髋膝，起到伸髋屈膝的作用。腘绳肌损伤主要与快速奔跑和髋关节、膝关节的过度活动有关，高速奔跑或高踢腿运动导致损伤较为常见。运动员在快速冲刺阶段，腘绳肌通过收缩来限制膝关节的过度伸展，当冲刺速度过大时就会引起损伤，其中股二头肌最先被激活且发挥主导作用，故冲刺阶段股二头肌更易损伤。在快速高踢腿时，髋关节屈曲的同时膝关节快速伸展，腘绳肌被过度拉伸，半膜肌最易发生损伤。

【临床表现】

腘肌腱与腘绳肌的急性损伤，均多见于运动员，尤其是足球运动员、滑雪等。腘肌腱急性损伤表现为膝关节后外侧剧烈的撕裂样疼痛，屈膝功能受或不受影响，并周围软组织肿胀。腘绳肌损伤表现为大腿后侧的疼痛，体格检查降落试验（slump test）阳性。

【分类和分级】

肌肉肌腱损伤分为3级：

Ⅰ级：牵拉伤，肌肉肌腱形态正常，但周围出现积液。

Ⅱ级：部分撕裂，局部肌纤维连续性破坏、变细，甚至缺如，周围可伴有积液、出血。

Ⅲ级：完全撕裂，肌肉或肌腱的连续性完全中断，周围伴有更大范围的出血。

【影像学表现】

MRI是显示肌腱肌肉损伤的最直观的检查方法，尤其是FS T_2WI序列。

1.腘肌腱损伤 腘肌肌肉与肌腱结合处较为薄弱，容易损伤，表现为T_2WI羽毛状高信号、肌肉肿胀及肌纤维断裂（图7-5-1）。腘肌腱损伤好发于股骨附着处，表现为肌腱形态不连续，断端不同程度的回缩，

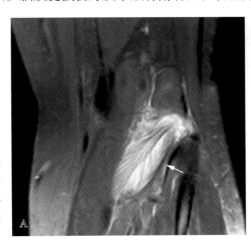
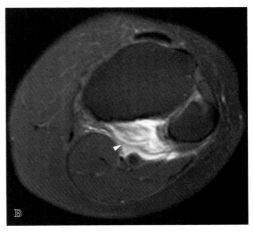

图7-5-1 腘肌Ⅱ级损伤

A、B.冠状位、横断位FS T_2WI示腘肌部分断裂、肌束不连续（箭头），周围积液，肌间筋膜广泛积液呈明显"羽毛状"（箭）

伴或不伴股骨外侧髁附着处的撕脱骨折（图7-5-2）。腘肌腱单独损伤较少见，通常伴有前后交叉韧带、外侧副韧带及弓状韧带复合体损伤。

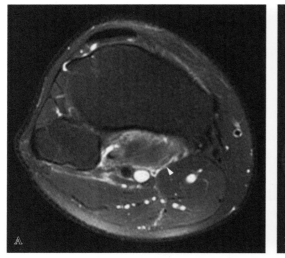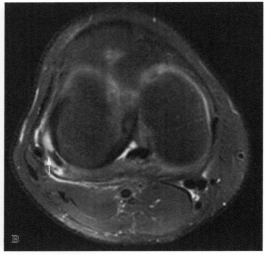

图7-5-2　腘肌及腘肌腱Ⅲ级损伤

A、B.横断位FS T$_2$WI示腘肌肿胀（箭头），周围少许积液，腘肌腱连续性中断（箭）

　　2.腘绳肌群损伤　牵拉伤（Ⅰ级损伤）T$_2$WI上表现为沿着肌肉表面、肌腱中央（肌-腱结合处）、肌内筋膜的羽毛状高信号水肿或出血（图7-5-3）。部分撕裂（Ⅱ级损伤）表现为部分肌纤维断裂、不连续，伴有周围软组织水肿。完全撕裂（Ⅲ级损伤）为肌肉或肌腱的完全断裂，肌腱断端可见回缩，周围伴积液或积血。

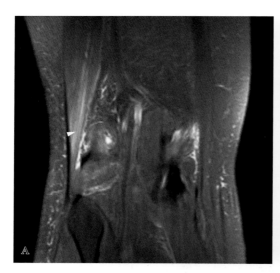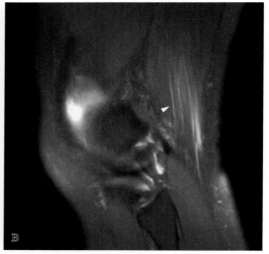

图7-5-3　股二头肌Ⅰ级损伤

A、B.冠状位、矢状位FS T$_2$WI示股二头肌肿胀，肌内筋膜及周围高信号积液呈轻度"羽毛状"（箭头），肌束均连续

【治疗】

　　无论腘肌还是腘绳肌群损伤，患者均应注意休息，减少体育活动，避免外伤。若损伤程度较重或合并其他结构损伤时，需手术治疗。急性期常选择原位缝合修复法。当损伤超过三周时，依据损伤程度选择不同手术缝合治疗方案。当完全撕裂时，可进行韧带重建，可选择自体或异体移植物。

（赵　雯　何　波）

第六节　网　球　腿

网球腿属于一种肌肉损伤疾病，因常见于网球运动而得名。1883年Powell首次提出并命名，认为是由于跖肌断裂引起。随着医学的发展，发现单纯跖肌损伤较少见，而小腿三头肌的损伤较为常见，现将跖肌和（或）小腿三头肌损伤所致的临床表现统称为网球腿。

【病因】

跖肌为人体一条退化的肌肉，肌腹短小，肌腱细长，起自股骨外上髁，腓肠肌外侧头的内侧，斜跨膝关节，走行于腓肠肌与比目鱼肌之间，向下内顺着跟腱附着于跟骨，少数正常人可单侧或双侧跖肌缺失。腓肠肌内外侧头与比目鱼肌统称为小腿三头肌，与跖肌一同完成屈膝屈踝的动作，是网球腿的解剖基础。当突然踏地向上跳跃时，膝部伸直并足踝跖屈，此时小腿后方肌肉受力较大，当超过三头肌或跖肌的承受能力时，易于发生肌肉或肌腱的撕裂。其中腓肠肌内侧头产生的张力大于外侧头，但外侧头缩短速度的潜力高于内侧头，多数情况下肌肉产生偏心性收缩，导致内侧头更易损伤。

【临床表现】

网球腿分为急性和慢性损伤。急性损伤的严重程度依赖于应力的速度、幅度和作用时间的长短，多见于网球、跳高等运动。慢性损伤多发生在已经有慢性退变或炎症的肌肉、肌腱，因肌力有所减弱，相对小的应力即可使其受伤，中老年男性较多见。该病表现为运动过程中当足踝起跳时，突然出现小腿后侧剧烈的疼痛，类似该部位被石头或木棒击打，有时听到响声，伸膝跖屈时疼痛加剧。

【分类和分级】

肌肉损伤分级与本章第五节一致。

【影像学表现】

影像学检查方法主要包括超声和MRI。超声由于简便、价格低廉，为临床初步诊断的首选检查，表现为高回声的肌肉肌腱纤维不连续或中断，周围伴有低回声积液、出血。但超声较依赖操作者的手法及水平，且对较轻的损伤敏感度低，故临床医师更依赖于应用MRI对该病进行诊断分级。

Ⅰ级损伤：肌肉肌腱形态完整，周围可见液体信号。FS T_2WI 序列上损伤区域呈高信号，并可沿肌筋膜面向邻近肌肉组织扩展，呈轻度"羽毛状"、雾状高信号区（图7-6-1）。T_1WI 上呈低信号，当积液较少时，T_1WI 可表现为阴性。

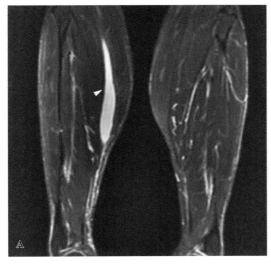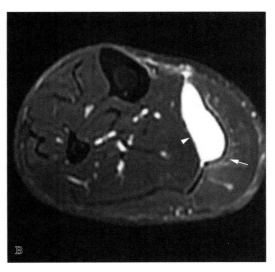

图7-6-1　腓肠肌Ⅰ级损伤

A、B.冠状位、横断位FS T_2WI 示腓肠肌与比目鱼肌之间积液（箭头），腓肠肌纤维筋膜之间少量液性高信号，呈"羽毛状"（箭）

Ⅱ级损伤：肌肉肌腱局部连续性中断，周围出血和水肿较Ⅰ级损伤更明显，并且在肌肉间、肌肉组间的筋膜面或肌腱周围聚集（图7-6-2）。通常都有腓肠肌和比目鱼肌间隙增宽，可见条形或梭形T$_2$WI高信号、T$_1$WI低信号，其内不规则T$_1$WI高信号出血灶。

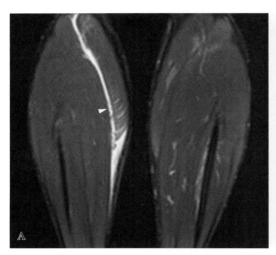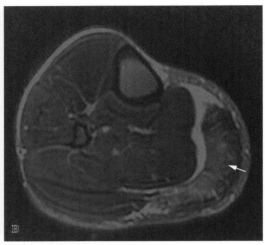

图7-6-2　腓肠肌Ⅱ级损伤

A、B.冠状位FS T$_2$WI、横断位T$_2$WI示腓肠肌与比目鱼肌之间积液（箭头），腓肠肌内筋膜之间液性高信号呈明显"羽毛状"，腓肠肌内肌纤维部分撕裂、显示不清（箭）

Ⅲ级损伤：肌肉或肌腱的连续性完全中断，断端回缩、增粗、挛缩呈团块状，T$_2$WI及FS T$_2$WI序列可以明确显示完全撕裂肌肉及肌腱的部位，断端增粗、挛缩的情况。周围积液、出血范围较Ⅱ级损伤更大，多表现为腓肠肌与比目鱼肌间隙内条形或梭形积液并积血，表现为不均匀T$_2$WI高信号内伴不规则T$_1$WI高信号（图7-6-3）。跖肌由于较纤细，T$_2$WI及FS T$_2$WI序列仅可见近端肌肉走行区异常信号，完全撕裂的肌腱残端纤细、回缩，漂浮于比目鱼肌及腓肠肌间隙内的大量积液内。由于损伤较重，常伴有周围软组织及皮下水肿。

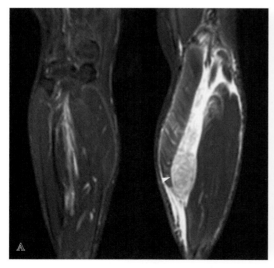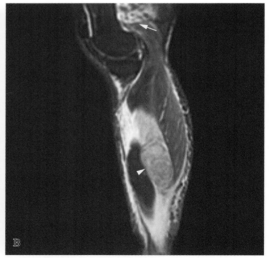

图7-6-3　腓肠肌Ⅲ级损伤

A、B.冠状位、矢状位FS T$_2$WI示腓肠肌与比目鱼肌之间积液、积血（箭头），腓肠肌及比目鱼肌损伤，腓肠肌内侧头近段完全撕裂，断端挛缩（箭）

【治疗】

非手术治疗对于多数网球腿患者可取得很好的效果。网球腿急性期（两周内）需休息、冷敷、局部加压包扎、抬高患肢，必要时口服非甾体抗炎药物，配合伸膝、背屈踝关节锻炼，逐渐部分负重直至完全负重行走。由于肌肉撕裂程度不一，愈合缓慢，患者伤后1～3个月运动时疼痛感才会消失，临床建议6～7周后逐渐恢复伤前的运动。当巨大血肿无法吸收、急性筋膜室综合征或者非手术治疗失败的情况下，才提倡进行手术干预。

（赵　雯　何　波）

第七节　Morel-Lavallée损伤

【病因】

Morel-Lavallée损伤常见于车祸、重物砸伤等高能量损伤，近年来也有报道见于摔跤、橄榄球等运动损伤中，当快速切向的剪切力作用于身体局部，导致皮下脂肪组织与肌肉组织之间的深部筋膜发生快速剥脱，同时通向皮下组织的血管、神经和淋巴管在剥脱过程中发生断裂，导致血液、淋巴液不断渗出并积聚于剥脱的间隙里，淋巴管的损伤又将限制因血管损伤而漏出的血浆白蛋白的回收，形成血性、淋巴性和（或）脂肪坏死的混合液体积聚在一起不断扩大，由于深部筋膜的完整性，混合液体很难从内部进行引流，病程后期病灶周围发生炎性反应形成纤维假包膜和囊性包块，部分文献中也将这些病变称为创伤后外渗、Morel-Lavallée血肿、创伤后软组织囊肿或Morel-Lavallée积液。

【临床表现】

Morel-Lavallée损伤常与潜在的骨折相关，但实际工作中由于损伤发生与症状出现之间相隔时间较长，患者很难主动提及损伤病史，导致临床判断困难，多达1/3的患者在创伤后数月或数年才出现病变，存在较高的隐匿性。Morel-Lavallée损伤易发生在四肢骨凸起部位，如大腿、膝、小腿、肩胛区及骨盆等，男女发病比例大约为2∶1，临床表现为病变部位肿胀、瘀斑、显著的皮下波动感及皮肤感觉减退等。

【分类和分级】

1. 分类　为方便指导临床治疗及预后，临床上一般将Morel-Lavallée损伤简单地分为急性及慢性，即病变一旦出现纤维囊就视为慢性期。

2. 分级　MRI在判断Morel-Lavallée损伤的特征及定位方面具有特殊的作用，Mellado依据病变的MRI表现将其分为六型（表7-7-1）。

表7-7-1　Mellado关于Morel-Lavallée损伤的MRI分型及各型特点

分型	内容物	T$_1$WI信号	T$_2$WI信号	MRI形态特点
Ⅰ型	血清	低	高	条片状，偶有包膜，无强化
Ⅱ型	亚急性期血肿	高	高	椭圆或梭形，薄包膜，不均质强化
Ⅲ型	慢性期血肿	混杂	混杂	椭圆或梭形，厚包膜，边缘强化
Ⅳ型	闭合性撕裂伤	低	高	线状，无包膜，无强化
Ⅴ型	圆形假结节	多种信号	多种信号	圆形，厚或薄包膜，内部或边缘强化
Ⅵ型	合并感染	多种信号	多种信号	厚包膜，可伴窦道形成

【影像学表现】

MRI是确诊Morel-Lavallée损伤的首选检查方法，依据MRI表现将其分为六型。其中以Ⅰ～Ⅲ型为主，均表现为皮下脂肪与深筋膜间囊性包块，大小不一，形态各不相同，但以卵圆形或梭形较为常见，急性期深浅筋膜及周围软组织可见挫伤征象，表现为筋膜与病灶边界模糊，部分可见皮下脂肪层破损，肌肉软组织呈"羽毛状"改变，随着病程的延长，病灶边界逐渐清晰，信号变得混杂、囊壁逐渐增厚甚至钙化。

Ⅰ型Morel-Lavallée损伤在T₂WI上为均匀高信号，在T₁WI上为均匀低信号，偶有包膜形成（图7-7-1）。Ⅱ型Morel-Lavallée损伤为亚急性期血肿，由于脱氧血红蛋白转化为高铁血红蛋白，通常在T₁WI和T₂WI上均为高信号，可伴有脂-液平面或液-液平面。Ⅲ型Morel-Lavallée损伤由于含铁血黄素沉积、肉芽组织、坏死碎片等存在，在T₁WI及T₂WI上表现为稍低及高信号混杂，周围伴有含铁血黄素沉积的低信号环，增强扫描内部间隔及囊壁出现不均质强化。

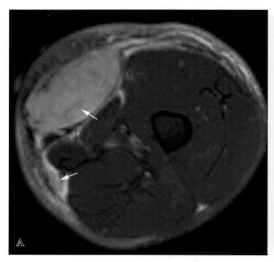
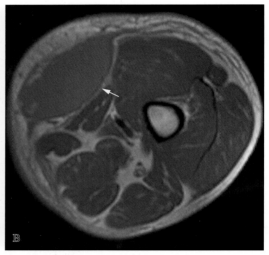

图7-7-1　Ⅰ型Morel-Lavallée 损伤

A.横断位FS T₂WI示皮下脂肪与肌肉深筋膜间椭圆形均匀高信号影（箭）；B.横断位FS T₁WI皮下脂肪与肌肉深筋膜间椭圆形均匀低信号病灶（箭）

Morel-Lavallée损伤Ⅳ～Ⅵ型病变较少见，Ⅳ型病变代表闭合性撕裂伤，尚无囊壁或包膜形成，T₁WI显示为低信号，T₂WI显示为高信号；Ⅴ型病变表现为小圆形假结节，内部和边缘在T₁WI、T₂WI都为高信号；Ⅵ型为纤维囊并感染，囊壁增厚，周围软组织内片状T₂WI呈高信号影，偶尔并发窦道形成。

CT诊断Morel-Lavallée损伤的准确性远不及MRI，仅表现为皮下脂肪及肌肉表面深筋膜间均匀或混杂密度囊性灶，急性损伤时囊性病灶周围肌肉及皮肤软组织肿胀，密度减低，慢性期病灶或感染时可有增厚囊壁（图7-7-2）。

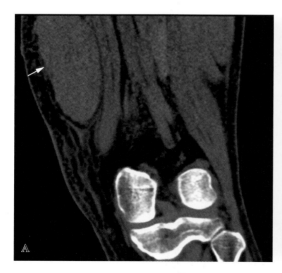
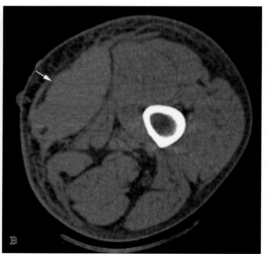

图7-7-2　Morel-Lavallée损伤CT表现

A、B.CT冠状位、横断位示皮下脂肪与肌肉深筋膜间椭圆形囊性病灶（箭）

X线平片不能清晰显示Morel-Lavallée损伤的范围和位置，仅能表现出损伤部位皮下软组织肿胀，密度增高（图7-7-3）。

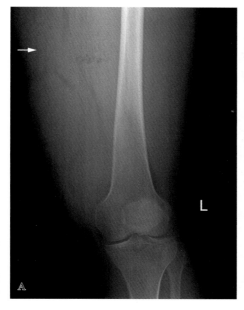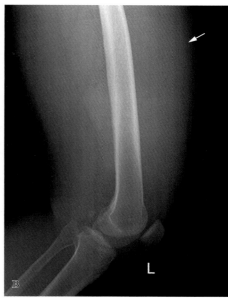

图7-7-3　Morel-Lavallée损伤X线片表现

A、B.股骨中下段正侧位X线片示大腿内侧软组织肿胀并密度增高（箭）

【治疗】

Morel-Lavallée损伤应在患者生命体征稳定情况下根据病变类型、病变阶段和范围选择不同治疗方案，目前常用的有加压包扎、经皮穿刺抽吸、硬化等非手术治疗和开放清创手术。

1.非手术治疗　①加压包扎，尚无囊腔形成的急性小病灶更倾向于加压包扎的方法，用于膝部病变时效果显著；②经皮穿刺引流，一旦Morel-Lavallée损伤确诊，通过经皮穿刺引流进行及时干预，对于避免潜在的并发症至关重要，超过50 ml的病灶需要切开和引流管引流；③如果单独经皮抽吸失败，最常推荐使用硬化剂治疗，对于急性病变或达到400ml的慢性病变硬化作为首选方法，使用的药物包括多西环素、红霉素、博来霉素、万古霉素、无水乙醇、四环素滑石粉和纤维蛋白胶。

2.开放清创　病灶经久难愈则应该采取开放清创手术，尤其是先前治疗后病变未自行吸收、消退或出现感染征象时；在严重的钝挫伤或挤压伤之后，如果病变部位出现皮肤坏死，则需对坏死组织清创，如果覆盖的皮肤尚可，那么可以通过小切口实行开放引流，需要彻底清除假包膜及任何失活组织以诱导纤维化。

（雷立昌　何　波）

第八节　骨化性肌炎

骨化性肌炎是指全身正常易组织之外出现的异位性骨化，病理组织以纤维组织增生为特征，伴有大量的新生骨及软骨形成，可导致邻近关节运动功能障碍。因进行性骨化性肌炎罕见，本节主要讲述创伤性骨化性肌炎，又称局限性骨化性肌炎。

【病因】

创伤性骨化性肌炎的病因尚不明确，一般认为创伤、手术、神经损伤和炎症等因素均可造成多能间叶细胞或成纤维细胞转化为成骨细胞，引起骨化性肌炎。创伤性骨化性肌炎的产生多与以下因素密切相关。①外部创伤：据文献报道大约70%以上的病例曾有过外伤史，轻者仅有少量骨骼肌及胶原纤维层撕裂，重者可导致大面积骨折，肌肉严重受损。②损伤信号：损伤组织或细胞分泌一种信号蛋白。③存在未定型的或基因表达缺陷的间叶细胞：这些细胞接受适当的信号后可生成骨样或软骨样细胞。④环境因素：存在一个适合异位骨化不断形成的环境。其中信号基因最为关键，Urist命名该基因为骨形态发生蛋白（bone morphogenetic protein，BMP）。创伤性骨化性肌炎病理上以骨骼肌纤维变性为特征，成纤维细胞、新生骨偶尔还有软骨在骨骼肌内增殖活跃，导致骨和关节旁出现含骨性包块。

【临床表现】

创伤性骨化性肌炎多见于男性，尤以儿童和青少年为主，以下肢骨周围肌群多见，在诱因下亦可在皮下组织、肌腱、韧带、血管壁、关节旁及腹腔内发生异位骨化。临床上分为四期，即反应期、活跃期、成熟期及恢复期。反应期为外伤后1～2个月肿物增大明显且迅速，活跃期表现为质硬肿块伴持续红肿疼痛，局部皮温增高；成熟期出现蛋壳样骨化，为无痛性肿块，触之坚硬不可推动，位于关节旁可引起邻近关节活动度降低或活动受限；恢复期肿块停止生长并完全骨化，部分肿块体积缩小或消失，具有自限性。

【分类与分级】

创伤性骨化性肌炎的临床、影像学表现与组织病理学演变阶段基本同步，但不同阶段的持续时间因人而异。根据最新的文献报道其病理进程大致可分为三个时期：

早期（＜4周），经历创伤，肌肉组织炎症或坏死出血形成类肿块样病变，主要由成纤维细胞和肌成纤维细胞构成。

中期（4～8周）介于急性水肿和钙化修复之间，肉芽组织从病变边缘开始长入，肿块内成纤维细胞及增生的肉芽组织转化为透明软骨和骨母细胞，钙质从病灶边缘向中心不断沉积，逐渐骨化并出现分层现象，内层为出血、炎性渗出物聚集，中间层含有成纤维细胞、肌纤维、内皮细胞、不完全骨化的骨样组织，外层为成熟致密的板状骨，有排列规则的骨小梁。

成熟期（＞8周）病变完全骨化，沿着肌肉及肌腱走行方向塑形。

【影像学表现】

1.早期（急性水肿期）　MRI诊断较X线片、CT敏感。

X线片主要表现为骨干周围软组织肿胀，软组织内片状、云絮状密度增高影。

CT表现为局部肌肉水肿，无明确骨化成分，邻近骨质出现轻微骨膜反应。

MRI显示病灶以T_2WI高信号为主的区域性水肿，边界模糊，病灶边缘的钙化和出血后的含铁血黄素沉着均表现为低信号环，随着病变发展低信号环越来越清楚可作为骨化性肌炎的典型表现，病变周围软组织水肿明显，肌肉损伤呈特征性羽毛状改变，增强扫描病变区无强化表现，此期容易误诊为感染性病变，有无创伤病史是诊断要点。

2.中期（增殖肿块期）　X线、CT观察骨化较MRI有优势。

X线片和CT可显示病变周围斑点状、絮状、蛋壳样高密度骨化影，随着病变进展，可见到从内到外呈等-稍高-高密度的分层状骨化征象，病变中央为软组织密度（图7-8-1）。

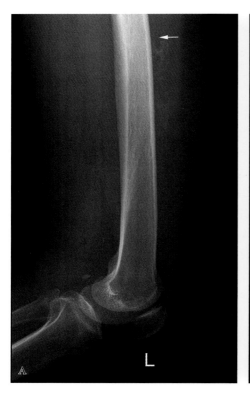
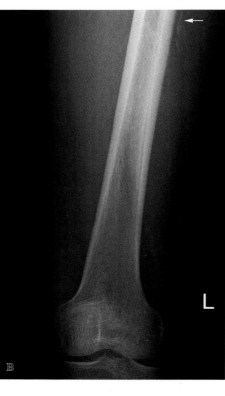

图7-8-1　创伤性骨化性肌炎中期X线表现

A、B.股骨中下段正侧位X线片示股骨前方软组织肿胀并见絮状、片状稍高密度影（箭）

MRI 表现为类肿瘤样的大范围软组织水肿，T₁WI呈等-低信号，在 T₂WI 呈不均匀高信号，典型者在病变周缘见 T₂WI 环形低信号影，增强扫描明显不均匀强化，容易与软组织肿瘤如海绵状血管瘤、骨旁骨肉瘤混淆（图7-8-2）。

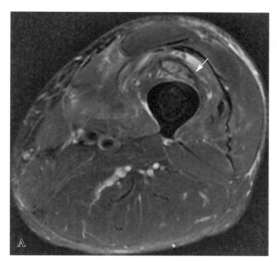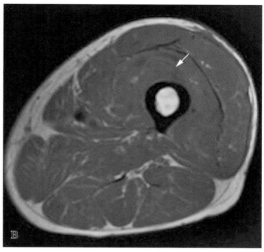

图7-8-2 创伤性骨化性肌炎中期MRI表现

A.横断位 FS T₂WI 示股骨前方软组织内团片状混杂信号，周围低信号环（箭）；B.横断位 T₁WI 示稍低信号病灶，周围低信号环（箭）

3.晚期（成熟期） X线、CT表现为沿肌肉走行方向条状或不规则形的骨块影（图7-8-3）；MRI呈 T₁WI、T₂WI 等信号改变，信号与邻近骨质信号一致，通过无周围肌肉软组织侵蚀、无邻近骨髓腔破坏及无骨膜反应形成的"三无征象"可与皮质旁骨肉瘤进行鉴别。

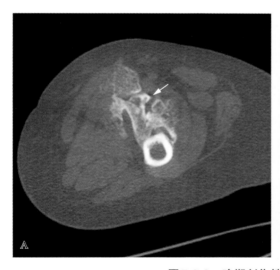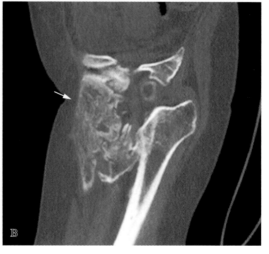

图7-8-3 晚期创伤性骨化性肌炎CT表现

A、B.横断位、冠状位CT重建示大腿前组肌群内不规则片状骨块影，其内见骨小梁（箭）

【治疗】

早期骨化性肌炎多采取对症治疗，如镇痛、抑制炎症等，对外伤患者进行早期复位、止血或血肿穿刺，坚持合理适当的康复训练。晚期病变体积明显缩小或消失且不影响机体功能者，不需要手术，对于病变较大并位于关节旁，影响功能者，在病变成熟期选择手术切除治疗是骨化性肌炎的主要治疗方法，非成熟期手术病变不能完全切除，反而容易复发或加速病变进展。

（雷立昌 何 波）

第九节　筋膜室综合征

筋膜室综合征（compartment syndrome，CS）是指由骨、骨间膜、肌间隔和深筋膜形成的筋膜室内压力（intracompartment pressure，ICP）升高，阻断筋膜室内组织微循环而引发的肌肉和神经急性缺血、缺氧从而产生的一系列症状和体征，常对肢体造成严重的不可逆损伤，又称骨筋膜室综合征、骨筋膜间隔区综合征。

【病因】

任何引起筋膜室内容物增多或容积减小的因素，包括四肢长骨骨干骨折、挤压伤、感染、出血性疾病或腔室大小受限（压迫性敷料和石膏，烧伤，筋膜缺损闭合）等均可导致筋膜室内压力增高，当筋膜室内压力达到一定程度［前臂8.7kPa（65mmHg），小腿7.3kPa（55mmHg）］超过毛细血管灌注压时可使毛细血管塌陷、闭塞，引起肌肉和神经缺血，缺血后肌肉组织内的毛细血管通透性增加，大量渗出液进入筋膜室内，使室内压进一步升高，从而形成缺血—水肿—缺血恶性循环，当肌肉完全缺血达4小时以上，神经干完全缺血达12小时以上可引起肌肉坏死及神经功能障碍，造成不可逆性损伤。

【临床表现】

筋膜室综合征多见于35岁以下中青年男性，除了这类人群从事高危行业比例多外，与其皮肤肌肉组织紧密有关，上肢好发于前臂掌侧及背侧筋膜间室，下肢好发于胫后深筋膜间室及胫前筋膜间室。早期临床症状以局部为主，表现为进行性加重的持续剧烈疼痛，局部肿胀发红及指、趾呈屈曲状态，肌力减退等。缺血继续加重可发展为缺血性肌挛缩和坏疽，主要表现可归纳为"5P"症，即疼痛（pain）、苍白（pallor）、感觉异常（paresthesia）、麻痹（paralysis）和无脉（pulselessness），若长时间完全缺血，大量肌肉坏疽时，伴随出现全身症状，如体温升高、脉率增快、血压下降、白细胞计数增多、红细胞沉降率加快等，还可导致休克和急性肾功能衰竭。

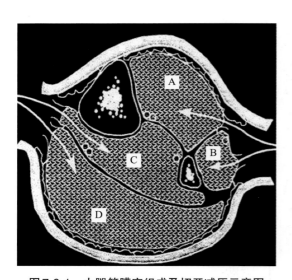

图7-9-1　小腿筋膜室组成及切开减压示意图
A.胫前筋膜间室；B.胫前外侧筋膜间室；C.胫后深筋膜间室；D.胫后浅筋膜间室

【影像学表现】

小腿的筋膜室由骨、骨间膜、肌间隔和深筋膜形成并可分为胫前筋膜间室、胫前外侧筋膜间室、胫后深筋膜间室和胫后浅筋膜间室四个部分（图7-9-1）。由于急性筋膜室综合征发展迅速，一旦确诊需要立即切开筋膜减压防止肌肉和神经发生缺血性坏死，目前主要通过临床表现和局部压力测定来诊断筋膜室综合征。

MRI成像不能明确诊断筋膜室综合征，但可以评估受累的筋膜室位置、范围和筋膜室综合征的后遗改变，典型的筋膜室综合征可表现如下。

（1）肌间隔和筋膜增厚水肿：表现为T_2WI上筋膜室周围的肌间隔和筋膜增厚并信号增高，增强扫描出现均匀强化（图7-9-2）。

（2）受累筋膜室内肌肉水肿和坏死：受累肌群体积增大，正常肌肉纹理消失，T_1WI水肿肌肉信号强度降低，T_2WI信号普遍增高或局限性高信号影（液性坏死），增强扫描强化程度减低（图7-9-2）。

（3）晚期受累筋膜室内肌肉纤维化或脂肪变性：肌肉稍萎缩，T_2WI肌肉信号普遍减低或出现T_1WI及T_2WI均为高信号的脂肪。

CT对筋膜室综合征的诊断价值有限，但通过CT血管造影可反映出受累筋膜室内的血供情况，表现为受累筋膜室内动脉分支纤细，显影浅淡。

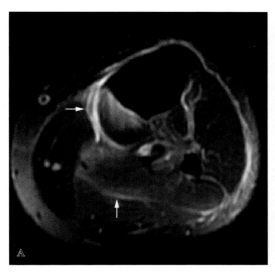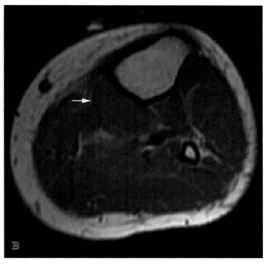

图7-9-2　胫后深筋膜间室的筋膜室综合征MRI表现

A.横断位FS T₂WI示深筋膜及肌肉间隔增厚并信号增高，受累筋膜间室内肌肉信号增高（箭）；B.横断位T₁WI示受累筋膜间室内肌肉信号减低（箭）

【治疗】

1.非手术治疗　对于急性筋膜室综合征的轻重程度主要依靠患肢肿胀、疼痛、麻木程度来判断。对于轻度急性筋膜室综合征采取静脉输入20%甘露醇和七叶皂苷合用进行脱水治疗，早期冷敷及牵引均能有效缓解筋膜室压力。

2.手术治疗　筋膜室综合征发展迅速、后果严重时彻底切开筋膜减压是防止肌肉和神经发生缺血性坏死的唯一有效方法，切开的皮肤一般多因张力过大而不能缝合，以往采用消肿后延期缝合或游离皮片移植闭合伤口。随着医学发展，诸多新的方法被应用和推广，包括：①有限切开负压吸引术；②网状切口治疗：在患肢相应筋膜室周围做数个小而散的纵行皮肤切口充分减压；③微创筋膜刀治疗；④优先选用髓内针固定小腿的闭合性骨折。

（雷立昌　何　波）

参 考 文 献

［1］陈克敏，陆勇，2015. 骨与关节影像学. 上海：上海科学技术出版社.

［2］丁谷渊，史申宇，凌晓宇，等，2018. 髂胫束综合征的临床诊治研究进展. 中国骨伤，31（10）：86-91.

［3］郭振业，段王平，卫小春，等，2013. 骨化性肌炎的研究新进展. 实用骨科学杂志，19（07）：629-632.

［4］胡杏珍，王加伟，陈英，等，2015. Morel-Lavallée损伤：临床和MRI特征分析. 临床放射学志，34（08）：1266-1270.

［5］李江红，杨进军，刘艳，等，2009. 腓肠肌运动性损伤的MR影像诊断及临床意义. 临床放射学杂志，28（5）：680-683.

［6］罗飞，陈运久，王浩东，2014. 低场MR对网球腿的诊断价值. 中国中西医结合影像学杂志，12（1）：53-54.

［7］王磊，李琦，王丰哲，等，2015. 腘肌和腘肌腱损伤的MRI影像特征. 中国医学影像技术，31（1）：118-121.

［8］王学清，张学川，李建良，等，2009. 局限性骨化性肌炎的X线、CT表现. 医学影像学杂志，19（10）：1326-1328.

［9］吴俊华，张德洲，陈君蓉，等，2016. 磁共振成像与超声检查在网球腿诊断中的价值对比研究. 中国运动医学杂志，35（2）：169-172.

［10］谢俊峰，刘俊，2015. 骨筋膜室综合征诊断与治疗的研究进展. 岭南现代临床外科，15（01）：111-114.

［11］闫燃，张雪哲，2012. 髂胫束摩擦综合征及其MRI表现. 医学影像学杂志，22（7）：1213-1215.

［12］张寿雄，林焱斌，余光书，等，2019. Morel-Lavallée损伤的研究进展. 中国骨与关节杂志，8（11）：868-871.

［13］周林，章岚，2018. 足球运动员腘绳肌损伤研究进展. 中国运动医学杂志，037（012）：1038-1044.

［14］Ali Yousef MA，Rosenfeld S，2017. Acute traumatic rupture of the patellar tendon in pediatric population：Case series and review of the literature. Injury，48（11）：2515-2521.

［15］Flecca D，Tomei A，Ravazzolo N，et al，2007. US evaluation and diagnosis of rupture of the medial head of the gastrocnemius（tennis leg）. J Ultrasound，10（4）：194-198.

［16］James S，Michael L Matthew KW，2018. Proliferative myositis. Applied Radiology，47（1）.

［17］Kerr ZY，Simon JE，Grooms DR，et al，2016. Epidemiology of football injuries in the National Collegiate Athletic Association，2004-2005 to 2008-2009. Orthopaedic Journal of Sports Medicine，4（9）：4/9/2325967116664500.

［18］Leal-Blanquet J，Gines-Cespedosa A，Monllau JC，2009. Bifurcated popliteus tendon：A descriptive arthroscopic study. Int Orthop，33（6）：1633-1635.

［19］Lee K R，Park SY，Jin W，2016. MR imaging and ultrasonography findings of early myositis ossificans：a case report. Skeletal radiology，45（10）.

［20］Li J，Sheng B，Liu X，et al，2000. Sharp margin of antero-inferior lateral femoral condyle as a risk factor for patellar tendon-lateral femoral condyle friction syndrome. Eur Radiol，doi：10. 1007/s00330-019-06592-z.

［21］Manaster BJ，Roberts CC，Petersilge CA，et al，2018. 创伤性骨肌诊断影像学. 赵斌，王光彬，译. 济南：山东科学技术出版社.

［22］Mellado José M，Bencardino Jenny T，2005. Morel-Lavallée lesion：review with emphasis on MR imaging. Magnetic resonance imaging clinics of North America，13（4）.

［23］Pope JD，Plexousakis MP，2019. StatPearls [Internet]. StatPearls Publishing；Treasure Island（FL）：Quadriceps Tendon Rupture.

［24］Rominger MB，Lukosch CJ，Bachmann GF，2004. MR imaging of compartment syndrome of the lower leg：a case control study. European radiology，14（8）.

［25］Sievers KW，Högerle S，Olivier LS（1995）MR evaluation of the lower limb after compartment syndrome. Unfallchirurgie，21：64-69.

［26］Singh R，Rymer B，Youssef B，2018. The Morel-Lavallée lesion and its management：A review of the literature. J Orthopaedics.

［27］Strauss EJ，Kim S，Calcei J G，et al，2011. Iliotibial band syndrome：evaluation and management. J Am Acad Orthop Surg，19（12）：728-736.

［28］Thomas L，Pope Hans L，Bloem Javier Beltran，et al. 肌肉骨骼影像学. 第2版. 陆勇，严福华，王绍武，等，译，2018. 济南：山东科学技术出版社.

［29］Tuong B，White J，Louis L，et al，2011. Get a kick out of this：the spectrum of knee extensor mechanism injuries. Br J Sports Med，45（2）：140-146.

［30］Touraine S1，Lagadec M，Petrover D，et al，2013. A ganglion of the patellar tendon in patellar tendon-lateral femoral condyle friction syndrome. Skeletal Radiol，42（9）：1323-1327.

［31］Urist MR，1965. Bone：formation by autoinduction. Science（New York，N. Y.），150（3698）.

［32］Walbron P，Jacquot A，Geoffroy JM，et al，2018. Iliotibial band friction syndrome：An original technique of digastric release of the iliotibial band from Gerdy's tubercle. Orthopaedics & traumatology，surgery & research：OTSR.

［33］Walczak BE，Johnson CN，Howe BM，2015. Myositis ossificans. J Am Acad Orthop Surg，23（10）：612-622.

第八章

血管及神经相关病变

第一节 腓总神经损伤

腓总神经（common peroneal nerve，CPN）在膝关节小腿近端外侧的位置较浅，经腓骨颈时与周围关系密切、活动度较小，故腓总神经损伤常发生在该部位。

【病因】

腓总神经损伤原因很多，常见原因：①直接神经损伤，如机动车事故、裂伤、刀枪伤等；②慢性压迫，包括习惯性腿交叉，虚弱或固定患者的压迫（石膏边缘卡压、小夹板及压垫压迫、下肢被动长时间外旋压伤腓骨颈处等），运动员肌肉肥大等；③继发于骨创伤，如胫骨平台外侧、腓骨近端骨折，膝关节脱位；④医源性损伤，手术误伤（交叉韧带重建、胫骨截骨、全膝关节置换、关节镜等）、穿刺损伤、注射损伤等；⑤神经炎、神经源性肿瘤或外源性肿块压迫（血肿、肿瘤、血管异常）。

【临床表现】

腓总神经损伤成人发病率高于儿童，男女之间发病率没有明显差异。腓总神经自坐骨神经分出后，沿腘窝外侧斜向下，位于股二头肌内侧肌腱和腓肠肌外侧头之间，向外下方沿股二头肌内侧缘绕过腓骨小头，在腓骨头远端1.5～2cm处绕腓骨颈外侧穿入腓骨长肌之间下行，经腓骨颈端、穿行于腓骨长肌之间而分为腓深神经、腓浅神经。腓骨近端这段行程易受牵拉伤，尤其是腓总神经绕过腓骨头处最易受损，腓浅神经和腓深神经可因外伤或牵拉受损。腓总神经损伤多因外伤、体位不当或局部肿物压迫所致，主要表现为足下垂、行走时踝关节不能背伸，足趾不能伸直和背伸、小腿外侧和足背皮肤感觉消失，胫前及小腿外侧肌肉萎缩等；通常因用力提高下肢而髋关节、膝关节过度弯曲，走路呈跨越步态。体格检查时腓骨颈处压痛，Tinel征阳性，足背和小腿外侧面的皮肤感觉减退，严重者踝背伸及外翻无力。若为占位性病变或骨折，局部可触及肿块或骨擦感。

【分类和分级】

在下肢30%的神经损伤发生在腓总神经，腓浅神经是腓总神经的直接延续，负责足背和小腿外侧的感觉及腓骨长肌和腓骨短肌的运动。腓深神经在腓骨颈前方走行，通过肌间隔进入小腿前部肌群，负责小腿前部肌群的神经支配（胫前肌、蹞长伸肌、趾长伸肌和第三腓骨肌），主要负责脚和踝关节背屈及第一趾间隙的感觉神经支配。

在腓总神经损伤的情况下，足背和前外侧腿可能会出现麻木或感觉改变。运动功能的评估应使用医学研究委员会（MRC）的肌力表。

MRC 6级分法：

0级：肌肉无任何收缩。

1级：肌肉能发生震颤或者可触知肌腱收缩，但不能产生关节运动。

2级：有关节运动，但不能克服重力运动。

3级：能克服重力运动，但不能做阻力运动。

4级：能做阻力运动，但比正常肌力弱。

5级：肌力正常。

【影像学表现】

MRI是评价膝关节损伤的首选影像学检查方法，也可提供一些有用的神经学信息。

1.内在神经异常　因撞击、挤压或牵拉伤等造成神经信号异常，腓总神经T_2信号增高（图8-1-1）。

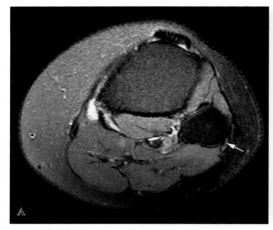
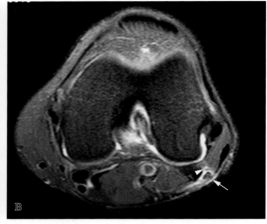

图 8-1-1　腓总神经

A.轴位 FS PDWI 示腓骨小头旁正常的腓总神经（箭）；B.轴位 FS PDWI 示腓总神经及周围信号增高（箭），以及前方游离体（箭头）

2.内源性神经肿瘤

（1）神经纤维瘤或神经鞘瘤表现，常表现为 T_1WI 低到中等信号、T_2WI 高信号病变（图8-1-2）。

（2）增强扫描前后 T_1WI 对于区分是否是肿瘤有所帮助：神经纤维瘤 T_1WI 增强扫描强化以中心区强化明显；神经鞘瘤增强扫描常呈弥漫性强化。血肿强化组织缺乏实性成分；脓肿增强扫描出现脓肿壁强化。

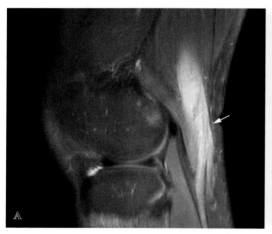
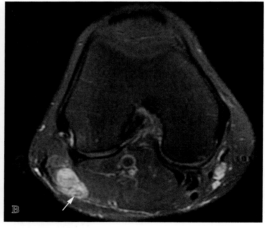

图 8-1-2　腓总神经肿瘤

A、B.矢状位和轴位 FS PDWI 示沿腓总神经走行的 PDWI 高信号占位（箭）

3.周围组织异常损伤或压迫

（1）骨创伤，常见于腓骨小头及胫骨平台外侧骨折，膝关节脱位等（图8-1-3）。

（2）肿块或者肿瘤，腓总神经走行区旁占位压迫。

4.下肢肌肉变化　腓神经支配小腿肌肉萎缩，伴或不伴水肿；与去神经肌肉萎缩相符合（图8-1-4）。

在某些情况下，MRI 可以帮助确定损伤的位置、是否存在压迫性血肿或瘢痕组织，轴索系膜与神经系膜，以及确定神经切断两端的间隙长度。Tran 等在2019年的一项研究中检验了常规序列磁共振成像评估 CPN 和预测膝关节脱位患者预后的能力。研究发现，MRI 对 CPN 损伤的特异度较好（93%），但对 CPN 损伤的敏感度较差（54.5%），对预后的恢复价值不大。最后，作者得出结论，常规的 MRI 序列在评估 CPN 损伤方面是不充分的，相反，建议探索具有完整 CPN 覆盖的神经序列。近年来，扩散加权成像和扩散张量成像技术的创新使得周边神经网络的成像和成像分辨率显著提高，在腓总神经损伤方面的探索值得期待。

X线可以显示相关间接征象：股骨远端、腓骨近端或胫骨外侧平台骨折；膝关节脱位；骨肿瘤；明显

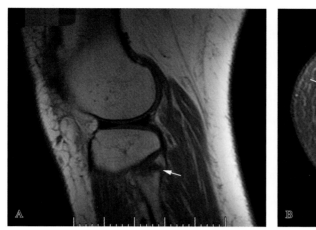
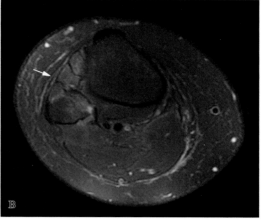

图 8-1-3　腓骨小头骨折后腓神经损伤相关改变
A.矢状位 T₁WI 示腓骨头低信号骨折线（箭）；B.轴位 FS PDWI 示腓骨头骨质水肿，胫骨前肌、腓骨长肌及趾长伸肌水肿信号（箭）

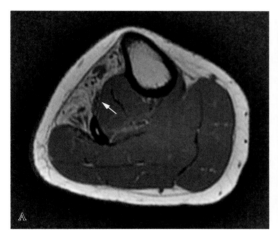
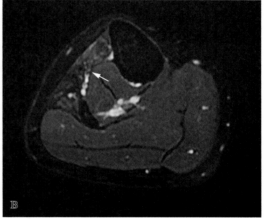

图 8-1-4　腓神经支配的肌群去神经萎缩
A.轴位 T₁WI 示胫骨前肌、趾长伸肌、腓骨长短肌大量脂肪浸润；B.轴位 FS PDWI 示相应肌肉萎缩

的肌肉萎缩。

【治疗】

1.非手术治疗　如有可能尽早诊断和消除病因。口服非甾体抗炎药（NSAID）或皮质类固醇。踝关节范围的运动练习对于预防足底屈肌挛缩和保留未来的踝关节功能非常重要。因 CPN 损伤继发严重脚下垂的患者，应进行夹板、踝足矫形器的固定，以防止挛缩并改善步行。电刺激可辅助促进神经损伤后愈合。

2.手术治疗　去除压迫 CPN 的异常组织结构、肿瘤或腱鞘囊肿。对于计划进行膝关节侧韧带重建的患者，应进行神经松解术。探寻神经连续性，无法直接修复的，选择神经移植。

（杨　磊　何　波）

第二节　复杂性局部疼痛综合征

复杂性局部疼痛综合征（complex regional pain syndrome，CRPS）是通常继发于局部组织损伤后的以慢性肢体疼痛为主要表现，伴有自主神经功能紊乱，有血管运动因素参与，运动功能低下，组织营养异常等症状。可以累及关节、肌肉、骨骼、皮肤等组织的综合征。既往也称为反射性交感神经营养不良（reflex sympathetic dystrophy，RSD）。

【病因】

本病的病理尚不完全清楚，学说很多，主要有神经源性炎症过程，交感神经系统功能损伤，交感传出与伤害性传入之间病理性偶联，长期伤害性传入冲动引起皮质改变等多种学说。目前多认为的常见病因包括：①创伤，40%的CRPS由软组织损伤引发，25%的CRPS由断裂性骨折引起。12%～21%的偏瘫患者出现CRPS。其次还有动脉栓塞、周围神经损伤、术后、脊髓疾病等；②遗传学，与HLA-A3、HLA-B7、LA-DR2（15）、HLA-DQ8和HLA-B62有关；③情感障碍及睡眠障碍等。在一项回顾性研究中，有任何类型精神疾病病史的患者发生CRPS的风险增加了6倍。

【临床表现】

CRPS常见于40～60成年人，平均年龄42岁。男女均可发病，女性发病率稍高，也有文献报道男女患病比率约1∶3。主要临床症状：①疼痛，大部分为持续性自发疼痛，可表现为搏动样、烧灼样、刺痛等，可随情绪因素加重。患者常有痛觉异常和痛觉过敏；②血管舒缩异常，皮肤发亮、干燥、鳞屑、颜色改变；异常交感神经活动，如发热/冷，出汗；皮肤颜色异常；③运动障碍，70%以上患者损伤部位肌力减弱，活动范围减小。后期发展为肌肉挛缩和纤维化，还可出现震颤；④肿胀。

【分类和分级】

传统上未经治疗的CRPS病程按时间分为三个阶段，即急性期（充血期，3～6个月），亚急性期（障碍期或营养不良期，6～12个月）和慢性期（萎缩期，12个月后）。可出现2个期的重叠或反复。

1994年国际疼痛研究学会（International Association for the Study of Pain，IASP）提出CRPS分型：CRPS-Ⅰ型：反射性交感神经营养不良症（reflex sympathetic dystrophy，RSD），不伴有创伤性周围神经损伤；CRPS-Ⅱ型，灼性神经痛（causalgia），通常伴有创伤性周围神经损伤。

但由于IASP标准有不合理之处，如未纳入与其他疾病鉴别有意义的运动或营养改变方面的症状体征等。为此Harden和Bruehl等设立了新的标准：①有持续疼痛与初期伤害程度和时间上不成比例；②有至少以下一种症状，如感觉（如感觉过敏）、血管舒缩［双侧肢体温度不对称和（或）皮肤颜色异常］、汗液分泌/水肿、运动（运动幅度减低、震颤、肌力异常）；③有至少以下两种体征，感觉（痛觉过敏或痛觉异常）、血管舒缩［皮温不对称和（或）皮肤颜色不对称改变］、汗液分泌/水肿（或出汗不对称）、运动功能障碍和（或）营养性改变。新标准不再严格区分Ⅰ型和Ⅱ型。

【影像学表现】

影像学检查有助于CRPS临床诊断，但不能确诊CRPS，即使检查结果阴性也不能排外临床诊断。骨扫描和MRI相对于CRPS为最佳影像学诊断方法，与传统的三期分型有一定关联性，敏感度高，但是特异度较低。

1. MRI

Ⅰ期　急性期：可见皮肤增厚，软组织水肿和关节腔积液；还可发现斑片样骨髓水肿（图8-2-1）。

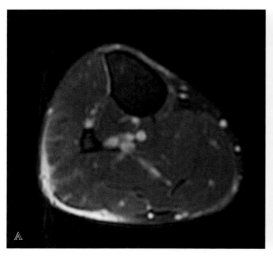
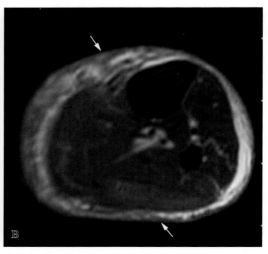

图8-2-1　左下肢皮肤及软组织增厚、水肿

Ⅱ期　亚急性期特定损伤区域的骨髓水肿。T₁WI：病灶区斑片状或弥漫性低信号，但集中在皮质下；T₂WI相应区域高信号骨髓水肿；皮肤增厚/变薄，软组织水肿（图8-2-2）。

Ⅲ期　没有明显特异性：可见肌肉萎缩，皮肤变薄。

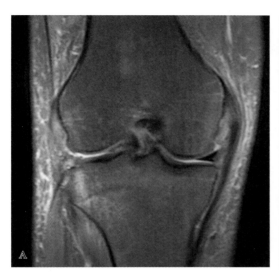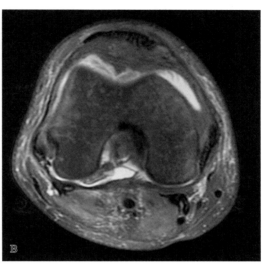

图8-2-2　股骨远端、胫骨近端散在斑片骨质水肿，多沿皮质下分布；周围软组织水肿，关节腔少量积液

有研究表明，CRPS的发生和持续可能与活性氧产物、神经肽和炎症介质（CK）的释放有关，在动脉水平上引起毛细血管痉挛，导致营养物质向骨组织的流动减少和局部骨质疏松症，作用在静脉水平上导致软组织严重水肿。

2.三期骨扫描　三期不对称的摄取，一般在血流、血池及吸收期高摄取，尤其是累及患肢多个关节的关节周围摄取增高。①急性期：不对称灌注，血池相血管分布增加，延迟相中代谢活性增加（图8-2-3）。②亚急性期（障碍期或营养不良期）：总体正常的灌注相和血池相，但延迟相依然代谢活性增加；③慢性期（萎缩期）：血池相血管分布减少，延迟相代谢活性趋于正常。

单纯外伤一般不会出现受累肢体放射性浓聚，而CRPS受累外周关节的摄取明显增多。

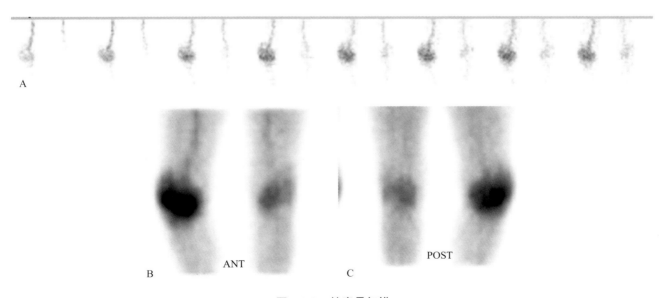

图8-2-3　核素骨扫描

A.三期核素骨扫描可见注药后右膝关节血流相迅速浓集滞留，双膝关节不对称灌注，B.膝关节前、后位延迟相显示右膝关节明显弥漫性浓聚

3.X线及CT表现　　早期多数无异常表现；随后可出现沿神经分布的弥漫性、斑片状骨质疏松，皮质下改变为主，严重者可穿破皮质。软组织肿胀或萎缩变薄（图8-2-4）。

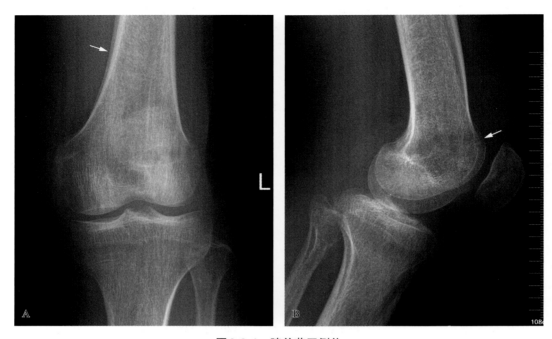

图8-2-4　膝关节正侧位
A.外伤后骨膜反应（箭）；B.膝关节各骨骨质疏松，部分呈斑片状分布（箭）

【治疗】

反射性交感神经营养不良综合征协会（the Reflex Sympathetic Dystrophy Syndrome Association）于2013年出版的第四版《实用诊断和治疗指南》总结了当时可用的治疗选择，主要侧重于药物、物理和职业治疗及心理干预等；必要时行介入或侵入性手术。

1.非手术治疗　　①药物：镇痛药（非甾体抗炎药和扑热息痛），三环类抗抑郁药（如阿米替林）或抗惊厥药（如加巴喷丁）具有一定疗效，亚麻醉剂量的局部和静脉氯胺酮均已用于治疗顽固性疼痛。口服类固醇在初始急性炎症期有效。阿片类药物通常无效。口服硝苯地平的剂量可以解决血管痉挛症状。短期使用西地那非或他达拉非等PDE5抑制剂也可能有益。抑制骨吸收的药物有一定疗效。②物理治疗、水疗法、体外冲击波、经皮电刺激、肌筋膜松解和按摩也有帮助。儿童对物理治疗反应良好（90%急性期无需药物治疗）。③心理干预、脱敏治疗。

2.手术治疗　　①介入治疗：包括交感神经阻滞、药物灌注和植入性镇痛装置；②在神经瘤造成神经损伤的Ⅱ型CRPS中可能需要手术治疗。除顽固性感染危及生命的紧急情况外一般不主张截肢治疗。

（杨　磊　何　波）

第三节　夏科氏关节病

夏科氏关节病（Charcot joint）是一种全身性疾病，它会导致肌肉骨骼系统功能丧失，常发生骨端病理性骨折，关节面塌陷，关节破坏，多见于全身大关节。这种疾病于1868年首次被Jean-Martin Charcot发现，因此以其名字命名，夏科氏关节病与糖尿病、脊髓损伤、梅毒、酒精性周围神经病变、腓骨肌萎缩症、特发性神经病变密切相关，又称神经营养性骨关节病。

【病因】

夏科氏关节病是多种病因引起的中枢或外周神经损害，以致关节结构和功能紊乱的一种关节病，以关节严重破坏但无明显疼痛为特点。夏科氏关节病常累及单关节，多见于上肢关节，尤其是肩关节和肘关节。夏科氏关节病的发病机制尚无定论，常见的有两种学说，一种是神经血管学说，另一种是神经创伤学说。神经创伤学说认为是由于关节的正常保护性反射缺失致使关节过度使用、反复磨损形成创伤性关节炎，最终导致关节塌陷和关节破坏。神经血管学说认为是由于交感神经功能紊乱引起血管反射所致血管充血、血管生成及破骨细胞活跃；2011年美国糖尿病协会提出在现有病因的基础上，任何能引起局部血流量改变的因素，如轻微损伤、早期感染等触发异常的成骨和破骨活动都有可能导致夏科氏关节病的发生。

【临床表现】

夏科氏关节病可发生在任何年龄，好发于承重大关节或活动度大的关节，男女均可发病，不同的病因导致的夏科氏关节发病部位有所差别，脊髓痨患者好发于脊柱关节，脊髓空洞患者好发于上肢的肩、肘和腕关节，糖尿病患者好发于足、踝关节。夏科氏关节病起病隐匿，主要表现为关节肿胀、松弛，活动异常，受累肢体麻木，痛觉减退或消失，出现关节畸形或过度活动，关节破坏的严重程度与患者的自觉症状极不相称为其主要特点。因临床病史无特异性，患肢在很短的时间内发展为关节扭曲、畸形，活动紊乱，且无明显自我感觉时应考虑到本病的存在。夏科氏关节病的诊断主要基于详尽的病史和体格检查，并结合实验室检查和影像学诊断。

【分类和分级】

本病根据X线表现分为三型：即吸收型、增生型及混合型。该分型充分地反映了本病的X线特点，一般认为骨质吸收是本病的原发性改变，而骨质增生、骨膜反应、异位骨化等是继发性改变。所以在同一病例中，骨质吸收是早期表现，增生型和混合型是中晚期的X线表现。

【影像学表现】

典型的影像学改变，包括关节肿胀、骨质疏松，骨质吸收、破坏、关节脱位、关节间隙变窄和周围软组织内骨碎片。

X线是诊断夏科氏关节最常用的影像学方法，CT可更好显示骨质结构、周围软组织的情况，发现早期病变优于X线。MRI具有较高的软组织分辨率，能很好地显示关节结构紊乱、周围软组织的情况。

早期X线表现为关节周围软组织肿胀、关节间隙增宽，这是关节滑膜肿胀、积液所致，若大量积液可致关节半脱位；随病变进一步发展，关节软骨破坏，此刻关节间隙变窄，发生软骨下骨吸收时，可见关节面不规则，关节稳固性丧失，出现关节脱位。在骨质吸收、破坏的同时，出现修复：骨质及骨膜增生、硬化；关节面出现崩解、碎裂，表现为大量不规则骨质碎块沉积于关节内和关节周围软组织中。典型X线表现为：关节软组织肿胀、关节半脱位或脱位、骨质吸收和增生硬化，关节崩解碎裂，关节内和周围软组织内出现形态不一的碎骨块及钙化影（图8-3-1，图8-3-2，图8-3-3）。

CT能显示骨端的骨赘、崩解碎裂的骨块，对骨损伤程度的评价更准确，多方位呈像能在任意角度观察关节的对位关系、关节脱位的方向以及关节创伤产生的"刀削征"（图8-3-4，图8-3-5）。

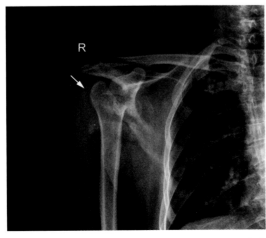

图8-3-1　右肩关节正位X线显示右侧肱骨头骨质吸收，周围软组织内可见碎骨片及钙化

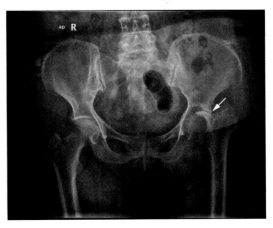

图8-3-2　骨盆正位X线示左侧股骨头吸收呈"刀削征"，左髋关节脱位，周围软组织稍肿胀

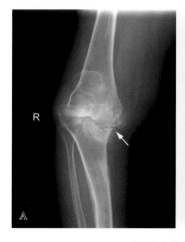
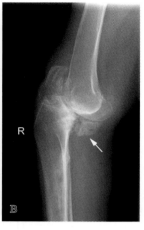

图8-3-3　右膝关节半脱位，右膝关节内翻，右侧胫骨平台骨质吸收、破坏，周围软组织稍肿胀并多发骨化影

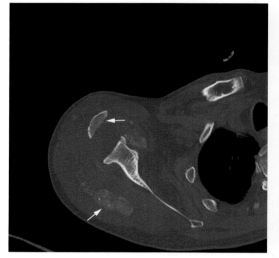

图8-3-4　CT轴位骨窗显示右侧肱骨头骨质吸收呈"刀削征"（箭），周围软组织肿胀并异位钙化（箭）

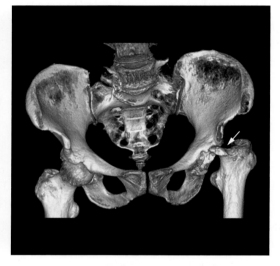

图8-3-5　CT骨盆VR重建左髋关节脱位，左侧股骨头吸收呈"刀削征"

MRI可以清晰地显示出关节周围软组织的情况：关节囊不均匀增厚，关节囊内积液可以表现为关节腔内大量T_1WI低信号、T_2WI高信号（图8-3-6），也可以表现为混杂信号影，这主要与是否合并感染、有无钙盐沉积或纤维肉芽组织增生有关。此外，MRI还能观察关节软骨损伤程度及及分析关节不稳的原因。

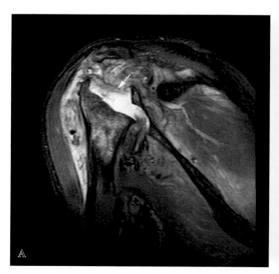
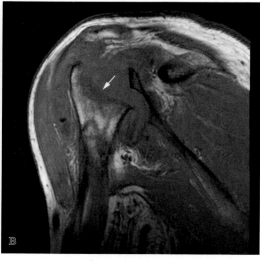

图8-3-6　MR显示右侧肱骨头"刀削"样改变，A、B斜冠状位FS PDWI、T_1WI，周围软组织肿胀并关节腔积液

（张建强　何　波）

第四节　神经源性肌肉肥大

神经对肌肉有营养作用，正常情况下肌肉在失神经支配后出现典型的反应性肌肉萎缩，即肌肉含量减少，并逐渐脂肪浸润替代，但在少数情况下通过神经和生物力学因素共同作用会引起肌肉普遍性的增生肥大，称为神经源性肌肉肥大（neurogenic muscle hypertrophy），也称为失神经支配肥大，最常累及下肢。

【病因】

引起神经源性肌肉肥大的原因包括多灶性运动神经病、慢性炎症性脱髓鞘性多发性神经根病、椎间盘突出造成的神经根病、周围神经疾病等。不同神经源性肌肉肥大的机制各不相同，真性肌肉肥大的机制可见以下方面。①工作负荷：神经源性病变导致部分失神经支配肌肉萎缩、失能，残留肌肉因运动相对过度而导致Ⅱ型纤维肥大；②不受影响的拮抗肌进行被动拉伸：霍夫曼认为，拉伸运动会导致肌细胞膜小而稳定的去极化，通过电表面机制引起对肌细胞的合成代谢刺激，从而导致Ⅰ型纤维肥大，这与重复训练的机制相似；③异常的自发肌肉活动：肌肉自发复杂的生物电活动引起的肌纤维活动过度可导致Ⅰ型纤维肥大。假性肥大主要与肌肉组织中脂肪组织堆积有关，具体机制尚不清楚。

【临床表现】

神经源性肌肉肥大最常累及下肢，其中腓肠肌、阔筋膜张肌及半膜肌的肌肉常受累，缓慢出现的肢体有痛或无痛性肥大为其最常见的症状，与对侧比较，病变侧肢体增粗，有时可有肌无力。神经源性肌肉肥大有时可能被误诊为肿瘤或感染性疾病，所以将神经源性病变作为肌肉肥大的潜在原因，进行肌电图及神经系统检查明确病变非常重要，静息时可见相应肌肉随意的非节律性、自发性、局灶性肌肉收缩，肌电图上束颤电位和短暂的肌纤维颤搐放电，但上述检查均不能提供神经和周围组织的准确空间信息，且二者不能完整反映受损肌纤维的形态结构和功能状态。

【分类和分级】

神经源性肌肉肥大分为两类：

1.真性肥大　肌肉纤维的数量增多或体积增大引起肌肉肥大。

2.假性肥大　肌肉内脂肪、黏多糖量增多或黏液性水肿等基础上发生的肌肉肥大。

【影像学表现】

CT表现：真性肥大肌肉的体积增大，具有正常的肌肉密度及轮廓；假性肥大肌肉密度会有低密度的脂肪浸润改变。

MRI表现：是诊断软组织病变的首选检查方法，其对软组织有非常好的分辨率，能很清晰的显示肌肉或肌群的解剖和形态学特点，可显示肌肉的轮廓、受累、肥大、脂肪浸润等情况，不仅可诊断临床已受累的肌肉，还可显示隐性受累的肌肉，可为肌电图或肌活检选择部位提供帮助。

1.真性肥大：神经肌肉肥大表现为整个肌肉的弥漫受累，而邻近的皮下脂肪和筋膜层不受累，除了形态上较正常肌肉增粗外，肌肉间隙脂肪含量正常或减少，或肌肉与脂肪按比例均增加（图8-4-1）。据报道急性期T_2WI信号增高，是由于细胞外水含量增高所致（图8-4-2）。对于损伤达1年以上慢性期的神经肌肉肥大可逐渐出现脂肪替代，T_1WI可较好地显示慢性期脂肪浸润改变。

2.假性肥大：肌肉假性肥大导致的肌肉被脂肪替代是弥漫或线状的表现，由于脂肪浸润和（或）水肿等原因导致的肌肉体积增大，病灶侧肌肉T_1WI信号增高，或呈羽毛样分布，T_2WI上肌肉水肿信号亦增高（图8-4-3）。研究表明，当靶肌失神经后通常肌肉出现萎缩表现，当肌肉失神经可发生继发性肌炎，从而肌肉出现水肿渗出，在T_2WI上呈高信号，因此失神经后靶肌可肿胀，亦可与萎缩并存。其他原因引起的假性肥大，依其内成分不同，信号显示各异。

3.在临床工作中如见肌肉局限性增粗，无论真性肥大或是假性肥大，重要的是能意识到是否由潜在的神经系统疾病所致，需进一步评价椎间盘、肿瘤压迫或靶肌营养支配的神经损伤等疾病的存在，应考虑到失神经所致的可能。

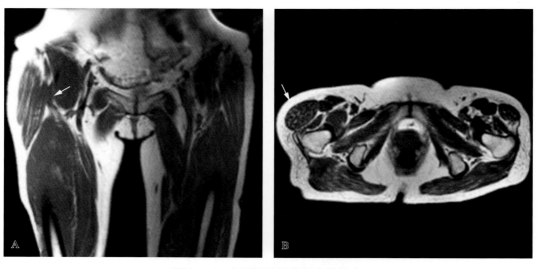

图8-4-1　右侧阔筋膜张肌真性肥大

A、B.冠状位T$_1$WI、横断位T$_1$WI示右侧阔筋膜张肌肌肉纤维较对侧增粗（箭），其内脂肪信号按比例分布（箭）

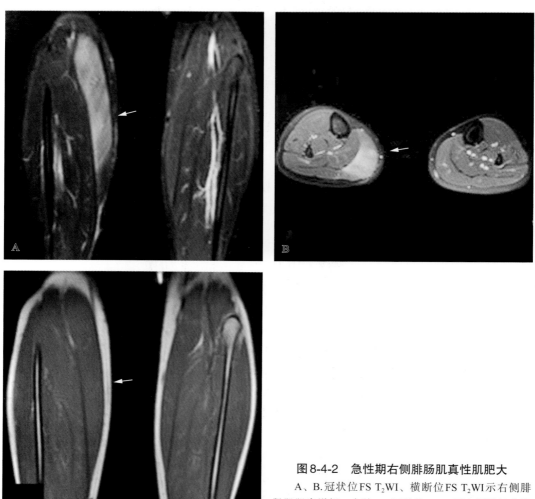

图8-4-2　急性期右侧腓肠肌真性肌肥大

A、B.冠状位FS T$_2$WI、横断位FS T$_2$WI示右侧腓肠肌肌肉增粗、水肿；C.冠状位 T$_1$WI示右侧增粗的腓肠肌未见脂肪浸润信号（箭）

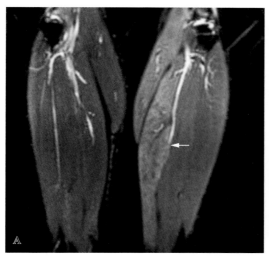
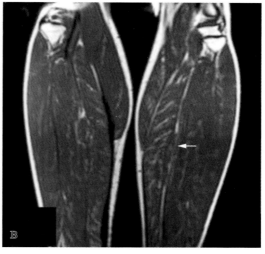
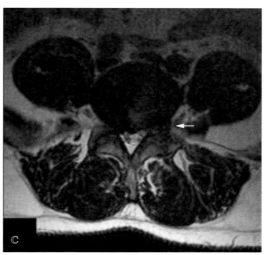

图8-4-3　左侧比目鱼肌假性肥大

A.冠状位FS T₂WI示左侧比目鱼肌较对侧增粗（箭），腓肠肌相对萎缩，均呈稍高水肿信号；B.冠状位T₁WI示左侧比目鱼肌、腓肠肌均可见高信号的羽毛状脂肪信号影（箭）；C.横断位T₂WI示腰椎间盘膨出，并左侧椎间孔术区椎间盘突出术后瘢痕改变（箭）。肌电图提示：左下肢神经元损伤（S₁～S₂）

【治疗】

神经源性肌肉肥大的治疗原则是尽快去除病因，促进神经功能恢复，减缓疾病进展，改善肌肉肥大。针对其常见病因可有以下方法。

1.脊髓前角细胞病变　由感染性病变引起的应积极抗感染，促进神经肌肉功能恢复；由外伤或肿瘤引起的前角细胞病变，建议根据病情，必要时行手术治疗。

2.腰椎间盘突出症　①非手术治疗：对于症状较轻、不能施行手术者及不同意手术者可采取非手术治疗，治疗方法包括卧床休息、营养神经、非甾体抗炎药、牵引疗法、理疗、康复训练等。②手术治疗：对于症状严重，非手术治疗无效者需采取手术治疗。手术方式包括全椎板髓核摘除术、半椎板髓核摘除术、微创腰椎间盘摘除术、以及人工椎间盘置换术。

3.周围神经疾病　①病因治疗：由毒物及药物引起的周围神经病变，应立即采取干预措施，阻止其在体内蓄积，从而进一步加重病情，使患者尽快脱离毒物及药物环境；由维生素缺乏引起者，可通过维生素疗法和改善饮食来治疗；若与糖尿病有关，仔细监测血糖水平，维持血糖正常水平可减缓疾病进展，控制症状；因外伤或神经压迫导致神经受损者，建议酌情采取手术治疗。②一般治疗：各种原因引起的多发性神经炎可使用大剂量B族维生素，有炎性脱髓鞘病变可使用糖皮质激素。

（何媛婷　何　波）

参 考 文 献

［1］程功，杨述华，刘先哲，2017. 全膝关节置换治疗夏科氏关节病的研究进展. 中国骨与关节杂志，（12）.

［2］崔凤珍，王世雷，许灿，2014. 脊髓空洞症合并夏科氏关节病一例. 临床放射学杂志，（03）：35-36.

［3］郭丽，齐心，李玮，等，2016. 糖尿病足的MRI诊断价值. 放射学实践，31（02）：39-43.

［4］季丹，程捷飞，骆磊，等，2019. 3.0T磁共振在正常志愿者腓总神经测量中的应用研究. 放射学实践，34（01）：17-21.

［5］兰国宾，戴士林，郝泽普，2015. 夏科氏关节病的CT及MRI特征表现分析. 中国临床医学影像杂志，（05）：76-79.

［6］李胜光，张江林，黄烽，等，2003. 影像学检查诊断早期反射性交感神经营养不良的意义. 中国医学影像学杂志（3）.

［7］梁碧玲，2006. 骨与关节疾病影像诊断学. 北京：人民卫生出版社：535-539.

［8］凌丽君，张炳熙，2010. 复杂性局部疼痛综合征. 实用疼痛学杂志，（3）.

［9］刘胜全，张付龙，王巧玲，等，2017. 膝关节周围神经多层螺旋CT、磁共振成像对照. 中国矫形外科杂志，025（009）：830-834.

［10］裴凤选，2005. 神经营养性骨关节病的临床与影像分析. 医学影像学杂志，15（7）.

［11］邵硕，齐先龙，郑宁. MRI对脊髓空洞症合并夏科氏关节病的诊断价值. 医学影像学杂志，026（3）：406-408.

［12］舒胜雷，杨帆，孔祥泉，2017. 肌肉失神经改变的MRI表现及研究进展. 国际医学放射学杂志，40（1）：61-63.

［13］宋金国，2003. 神经性关节病1例报告. 医用放射技术杂志，（3）：97.

［14］田光磊，田文，赵俊会，2017. 先天或原（特）发性（真性）肢体肌肥大. 实用手外科杂志，31（1）：3-6.

［15］严广斌，2012. 夏科氏关节病. 中华关节外科杂志（电子版），（3）.

［16］尹建忠，1999. 上肢神经损伤中去神经支配肌肉的MR影像表现与解剖基础. 国外医学：临床放射学分册，（6）：351-352.

［17］张申申，王磊，郭卫中，2018. 超声检查在外伤性腓总神经损伤诊断中的临床应用. 中华手外科杂志，34（6）：421-422.

［18］Birklein F，2005. Complex regional pain syndrome. J Neurol，252（2）：131-138.

［19］Bourque PR，Al-Hajji M，Zwicker J，et al，2017. Teaching video neuroimages：trapezius muscle hypertrophy in multifocal motor neuropathy. Neurology，89（7）：e81-e82.

［20］Cappello ZJ，Kasdan ML，Louis DS，2011. Meta-analysis of imaging techniques for the diagnosis of complex regional pain syndrome type Ⅰ. J Hand Surg，37（2）：288-296.

［21］De Rooij AM，Florencia Gosso M，Haasnoot GW，et al，2009. HLA-B62 and HLADQ8 are associated with complex regional pain syndrome with fixed dystonia. Pain，145：82-85.

［22］Fattorini MZ，Gagro A，Dapic T，et al，2016. Neurogenic muscle hypertrophy in a 12-year-old girl. Official J Japanese Society of Child Neurology.

［23］Gupta RJ，1993. A short history of neuropathic orthropathy. Clin Orthopaedic Related Res，296（11）：43-49.

［24］Harden RN，Oaklander AL，Burton AW，et al，2013. Reflex sympathetic dystrophy syndrome association. Complex regional pain syndrome：practical diagnostic and treatment guidelines，4th edition. Pain Med，14：180-229.

［25］John Souter，Kevin Swong，Matthew McCoyd，et al，2018. Surgical results of common peroneal nerve neuroplasty at lateral fibular neck. World Neurosurgery，112：e465.

［26］Manaster BJ，Roberts CC，Petersilge CA，et al，2018. 创伤性骨肌诊断影像学. 赵斌，王光彬，译. 济南：山东科学技术出版社.

［27］Mark Corriveau，Jacob D. Lescher，Amgad S. Hanna，2018. Peroneal nerve decompression. Neurosurgical Focus，44（VideoSuppl1）：V6.

［28］Niall DM，Nutton RW，Keating JF，2005. Palsy of the common peroneal nerve after traumatic dislocation of the knee. J Bone Joint Surg Br，87（05）：664-667.

［29］Notarnicola A，Moretti L，Tafuri S，et al，2010. Shockwave therapy in the management of complex regional pain syndrome in medial femoral condyle of the knee. Ultrasound in medicine & biology，36（6）：874-879.

［30］Pareyson D，Morandi L，Scaioli R，et al，1989. Neurogenic muscle hypertrophy：Report of two cases. J Neurol，236：292.

［31］Petersilge CA，Pathria MN，Gentili A，et al，1995. Denervation hypertrophy of muscle：MR features. J Comput Assist Tomogr，19：596.

［32］Rand SE，Basu S，Khalid S，2019. Complex Regional Pain Syndrome：Current Diagnostic and Treatment Considerations. Current Sports Medicine Reports，18.

［33］Reddy CG，Amrami KK，Howe BM，et al，2015. Combined common peroneal and tibial nerve injury after knee dislocation：one injury or two? An MRI-clinical correlation. Neurosurgical Focus，39（3）：E8.

［34］Sandroni P，Benrud-Larson LM，McClelland RL，et al，2003. Complex regional pain syndrome type Ⅰ：incidence and prevalence in olmsted county，a population-based study. Pain，103：199-207.

［35］Strauss E，Gonya G，1998. Adjunct low intensity ultrasound in Charcot neuroarthropathy. Clin Orthop，349（4）：132-138.

［36］syndrome association，2013. Complex regional pain syndrome：practical diagnostic and treatment guidelines，4th edition. Pain Med，14：180-229.

［37］Thomas L. Pope，Hans L，Bloem Javier Beltran，et al，2018. 肌肉骨骼影像学. 陆勇，严福华，王绍武，译. 上海：上海科学技术出版社.